路志正医学丛书

总主编　路志正

路志正中医药建言献策

编　　著　路志正

整　　理　路喜善　张华东　杨凤珍

学术秘书　路喜善　杨凤珍　路京华

人民卫生出版社

图书在版编目(CIP)数据

路志正中医药建言献策/路志正编著.—北京:人民卫生出版社,2017

(路志正医学丛书)

ISBN 978-7-117-25774-9

Ⅰ.①路… Ⅱ.①路… Ⅲ.①中医学-文集 Ⅳ.①R2-53

中国版本图书馆CIP数据核字(2017)第312212号

路志正医学丛书

路志正中医药建言献策

编　　著：路志正
出版发行：人民卫生出版社（中继线 010-59780011）
地　　址：北京市朝阳区潘家园南里19号
邮　　编：100021
E - mail：pmph @ pmph.com
购书热线：010-59787592　010-59787584　010-65264830
印　　刷：北京画中画印刷有限公司
经　　销：新华书店
开　　本：710×1000　1/16　　印张：19　　插页：16
字　　数：331千字
版　　次：2017年12月第1版　2017年12月第1版第1次印刷
标准书号：ISBN 978-7-117-25774-9/R · 25775
定　　价：75.00元

《路志正医学丛书》

编委会

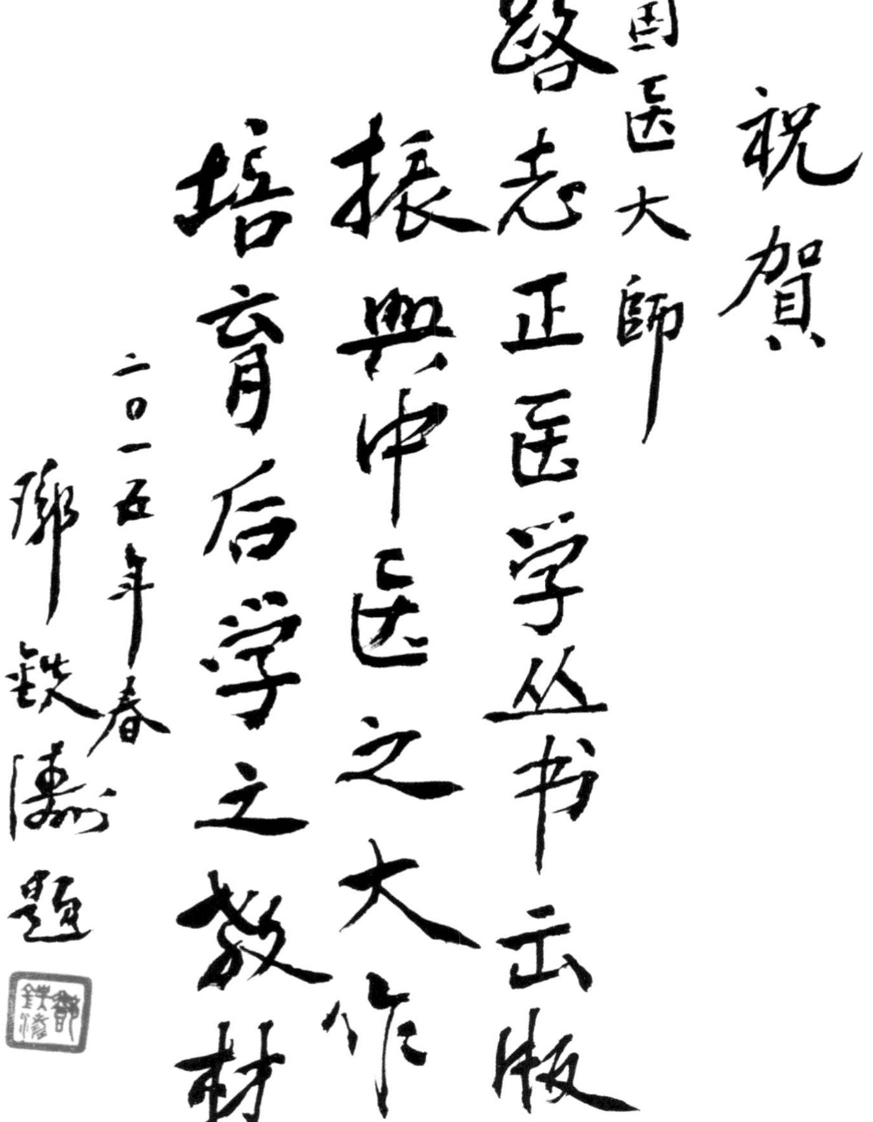
祝賀
国医大師
路志正医学丛书出版
振興中医之大作
培育后学之教材
二〇一五年春
鄧鐵濤題

图 1

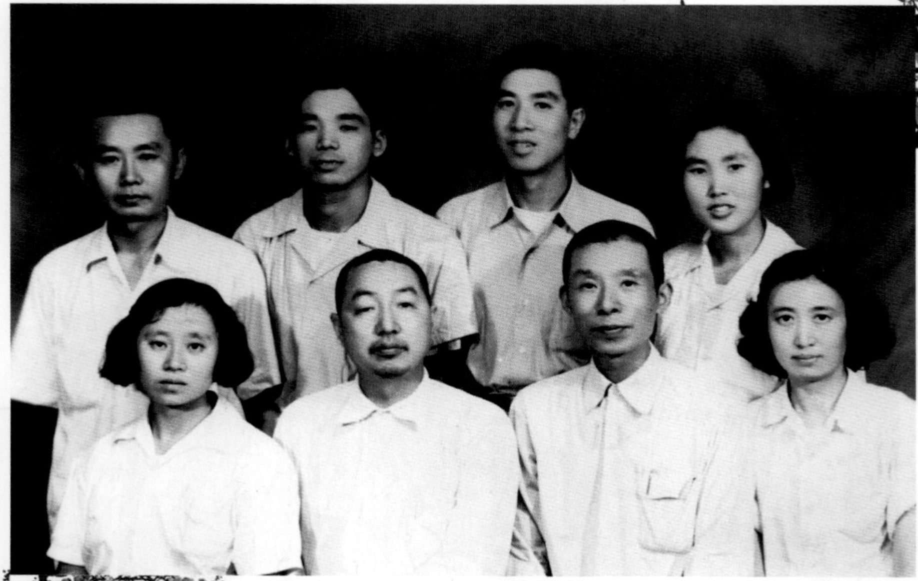

图 2　1955 年卫生部中医司成立之初部分同志合影前排左二为第一任司长薛和昉,后排左二为路志正

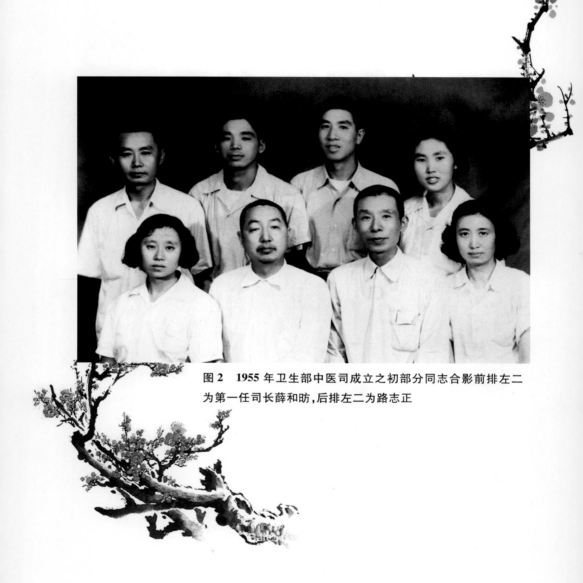

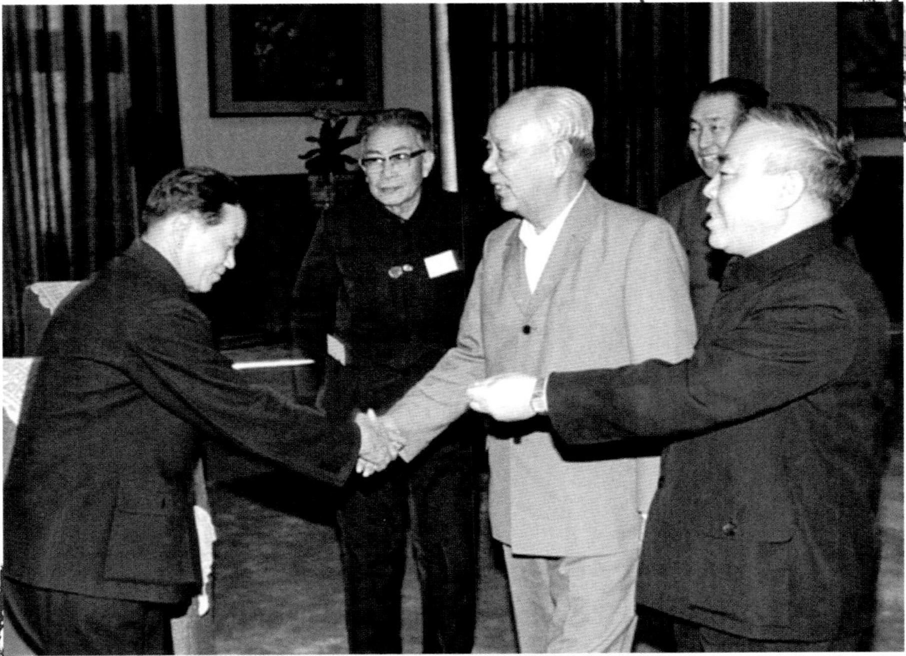

图 3　1988 年 3 月 8 日，在人民大会堂召开全国中医药厅局长会议上，受到中央领导及有关领导的接见

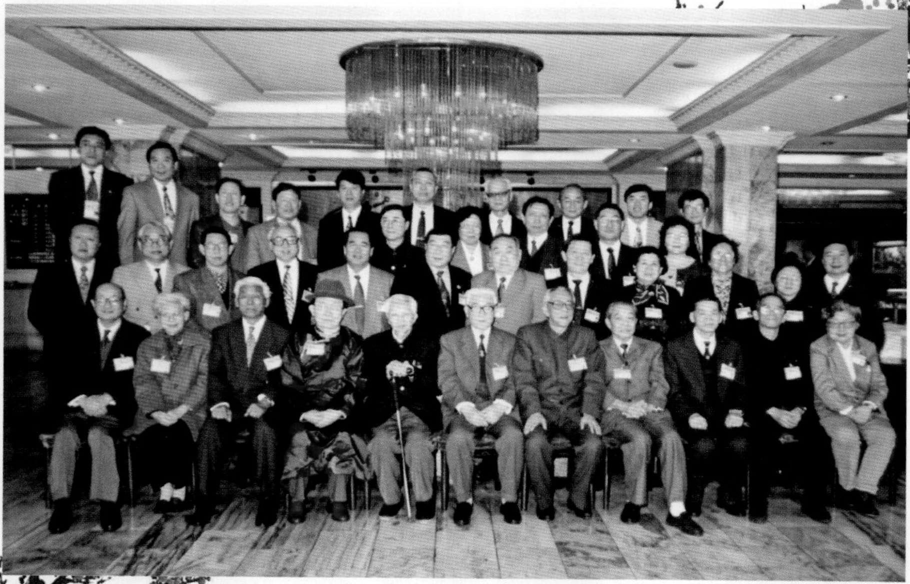

图 4　1997 年 3 月全国政协八届五次会议医药卫生界 35 组委员的合影

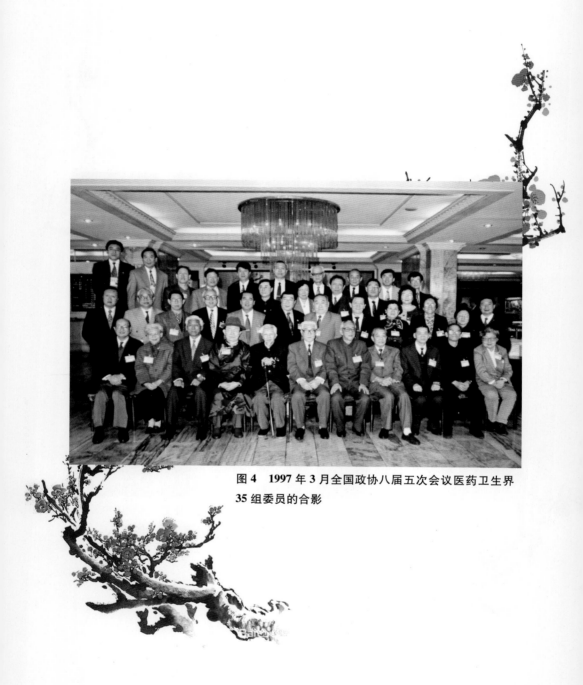

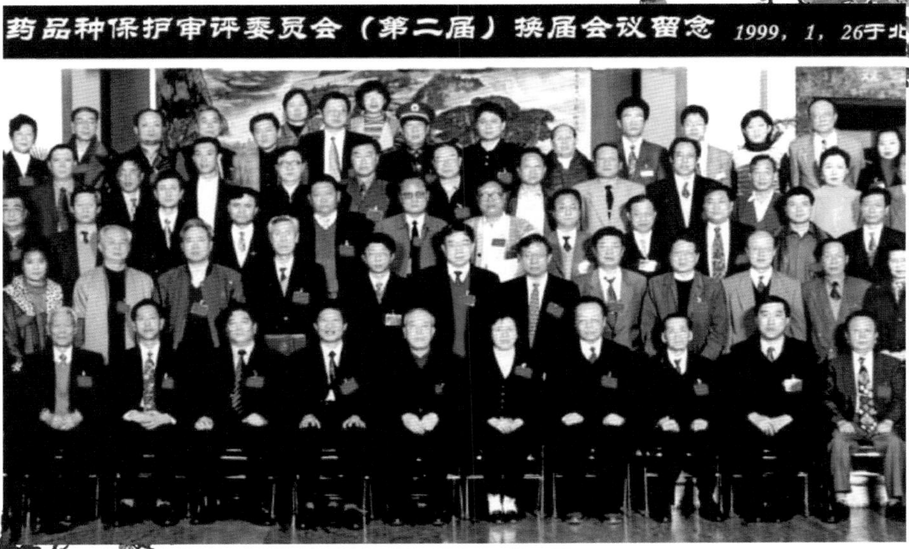

图 5　1999 年国家中药品种保护审评委员会（第二届）换届会议留念

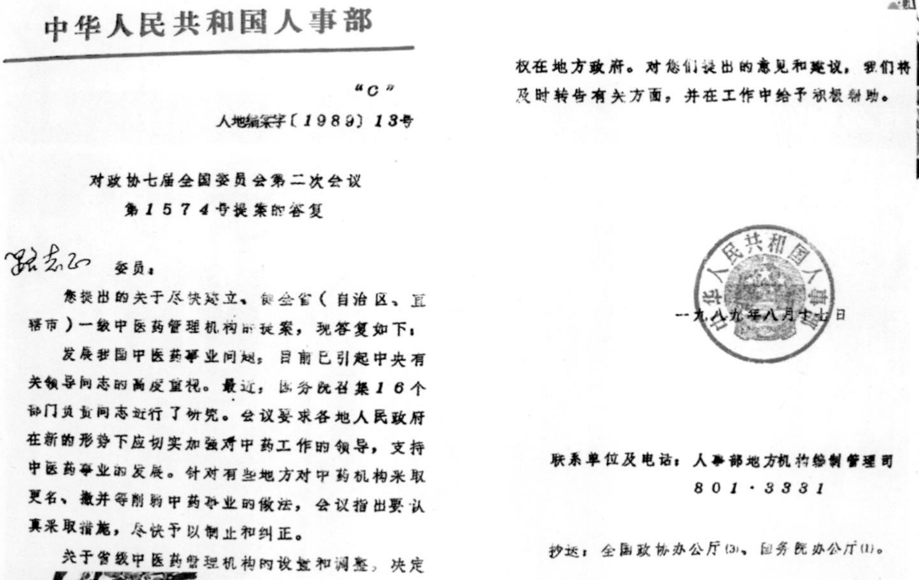

中华人民共和国人事部

"C"

人地编案字〔1989〕13号

对政协七届全国委员会第二次会议

第1574号提案的答复

路志正委员：

您提出的关于尽快建立、健全省（自治区、直辖市）一级中医药管理机构的提案，现答复如下：

发展我国中医药事业问题，目前已引起中央有关领导同志的高度重视。最近，国务院召集16个部门负责同志进行了研究。会议要求各地人民政府在新的形势下应切实加强对中药工作的领导，支持中医药事业的发展。针对有些地方对中药机构采取更名、撤并等削弱中药事业的做法，会议指出要认真采取措施，尽快予以制止和纠正。

关于省级中医药管理机构的设置和调整，决定权在地方政府。对您们提出的意见和建议，我们将及时转告有关方面，并在工作中给予积极帮助。

中华人民共和国人事部

一九八九年八月十七日

联系单位及电话：人事部地方机构编制管理司

801·3331

抄送：全国政协办公厅(3)、国务院办公厅(1)。

图6　1989年国家人事部给路志正关于“健全省一级中医管理机构“提案的回函

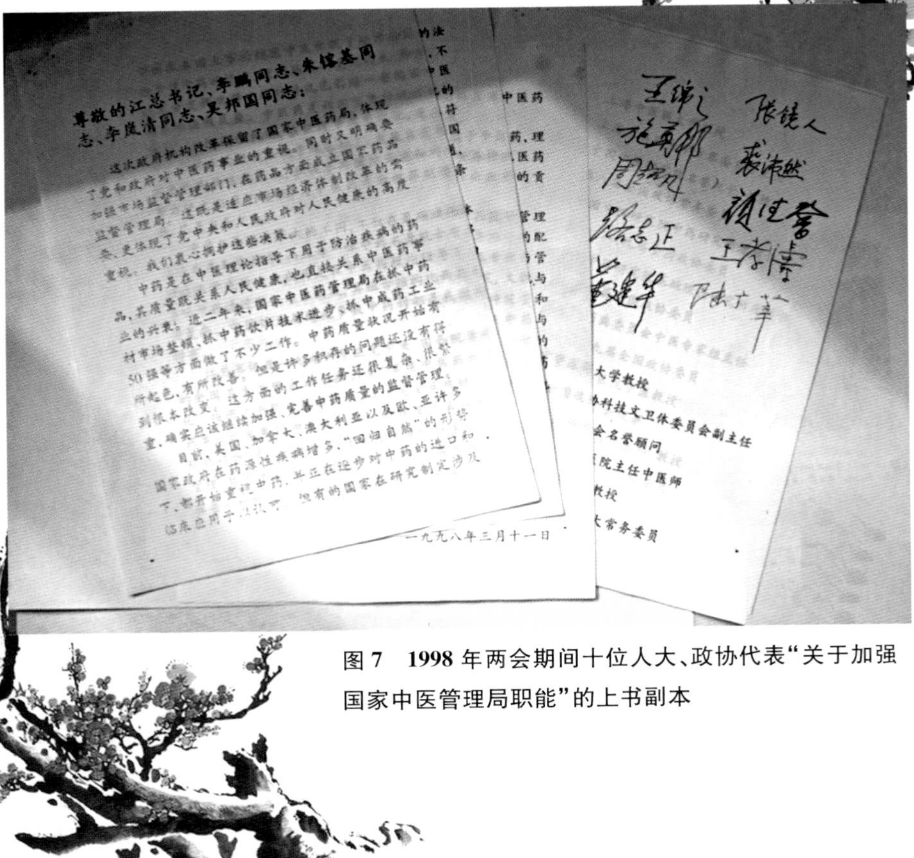

图7　1998年两会期间十位人大、政协代表"关于加强国家中医管理局职能"的上书副本

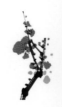

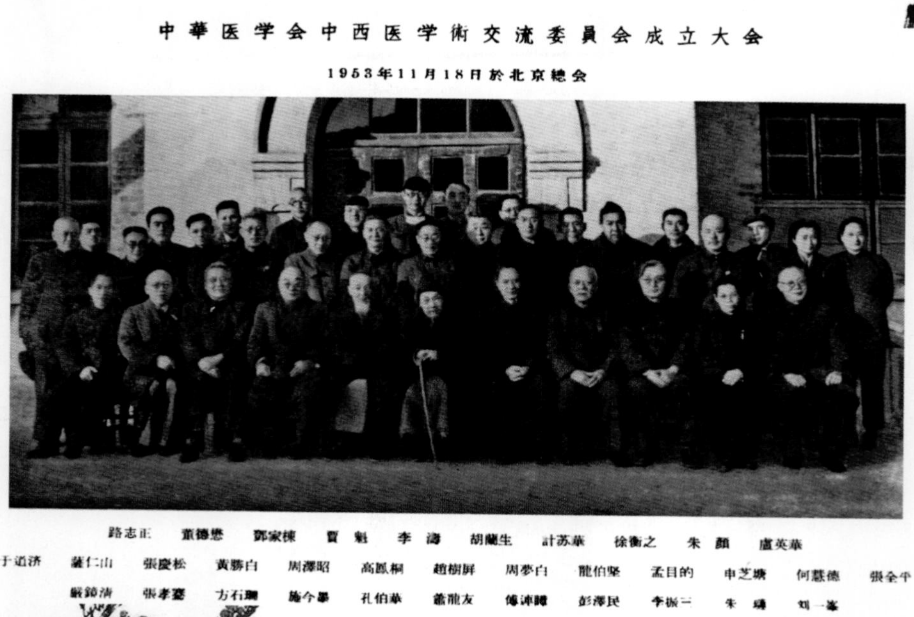
中華医学会中西医学術交流委員会成立大会
1953年11月18日於北京總会

图 8　1953 年中华医学会中西医学术交流委员会成立，中医、西医名宿汇聚，路志正为其中最年轻的委员。从左至右上排：路志正、董德懋、邓家栋、贾魁、李涛、胡兰生、计苏华、徐衡之、朱颜、卢英华；中排：于道济、萨仁山、张庆松、黄胜白、周泽昭、高凤桐、赵树屏、周梦白、龙伯坚、孟目的、申芝塘、何慧德、张全平；下排：严镜清、张孝骞、方石珊、施今墨、孔伯华、肖龙友、付连璋、彭泽民、李振三、朱琏、刘一峰

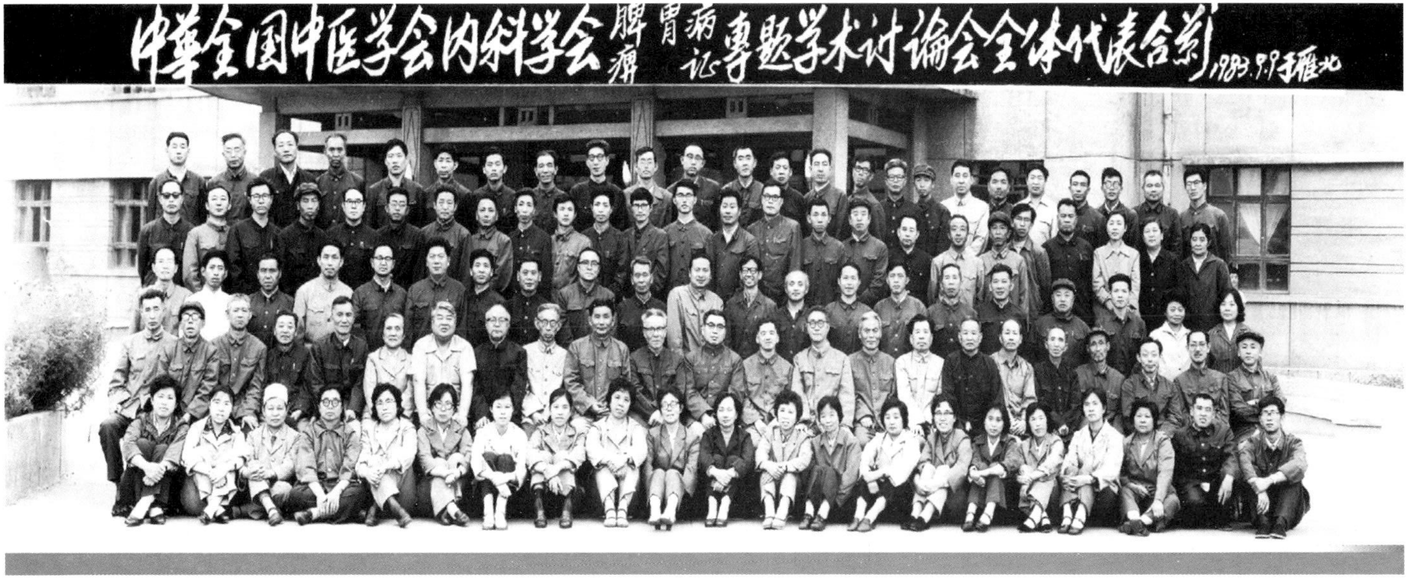
中華全国中医学会内科学会脾胃病痹证專题学术讨论会全体代表合影
1983.9.9

图 9　1979 年中华全国中医药学会内科学会成立，路志正担任副主任委员。本图为 1983 年路志正、焦树德、吉良晨等在山西大同召开脾胃病、痹证全国学术研讨会上与全体代表的合影

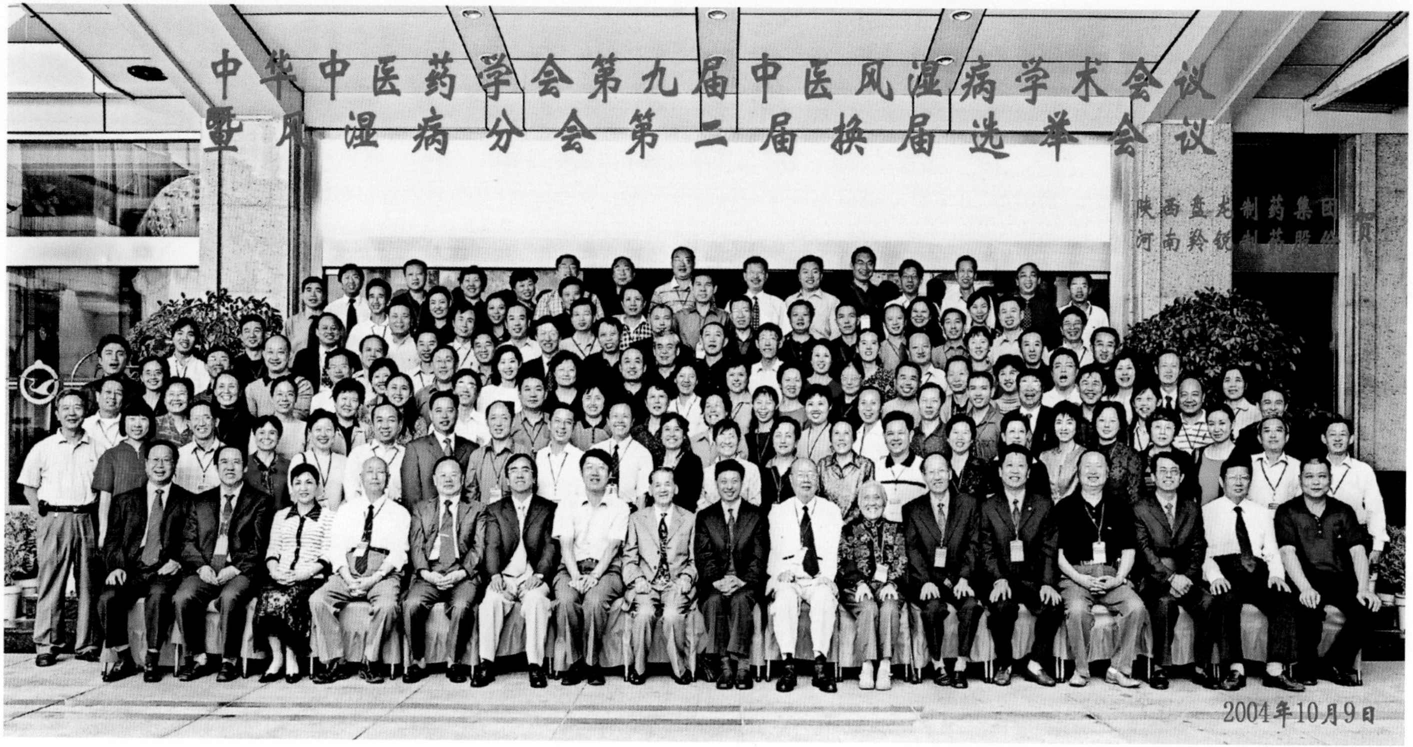

图 10　路志正担任中华中医药学会风湿病分会(原全国痹证学组)主任委员 20 余年。2004 年第九届中医风湿病学术会议暨风湿病分会第二届换届选举会议期间,路志正因年事已高主动让贤,本图为全体代表的合影

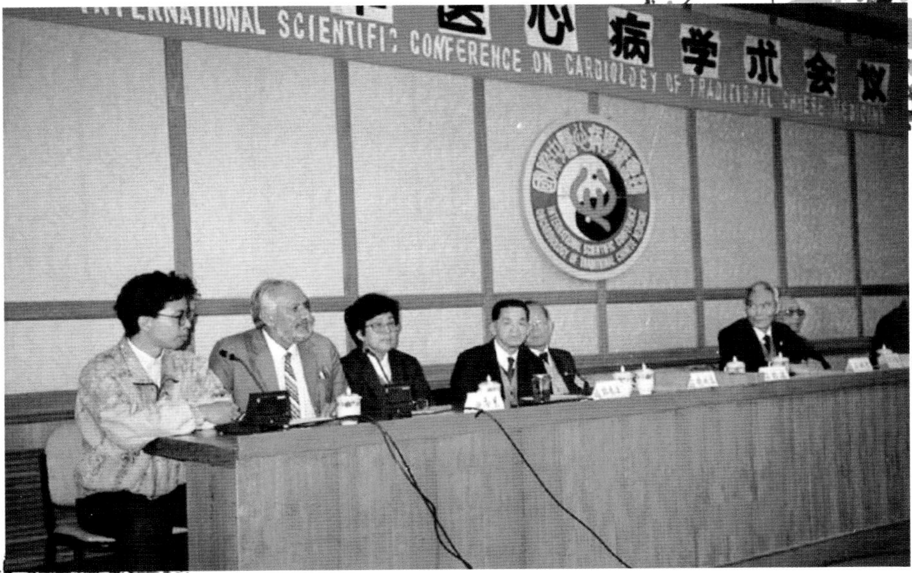

图 11　路志正担任第 1~3 届中国中医药学会内科分会心病专业委员会副主任委员，1992 年路志正在北京主持首届国际中医心病学术会议

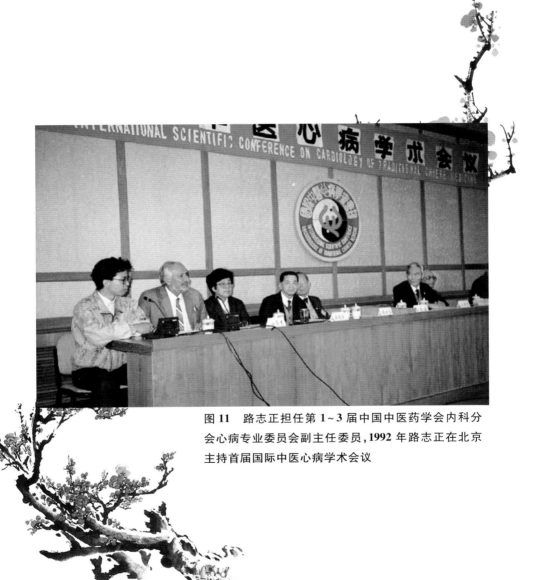

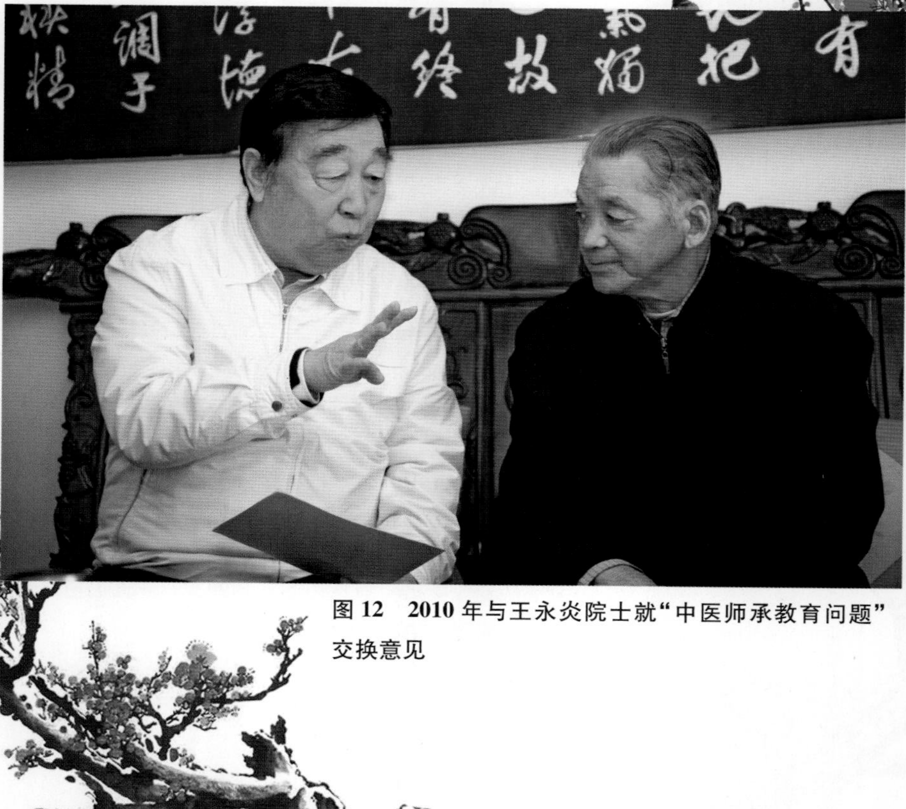

图 12　2010 年与王永炎院士就“中医师承教育问题”交换意见

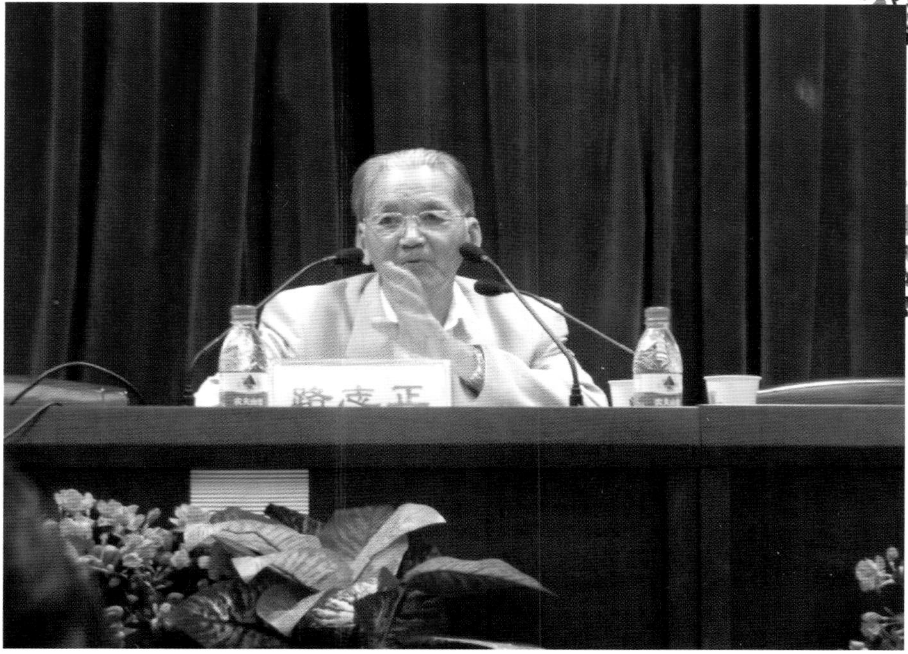

2010年8月16日 庚寅年七月初七 星期一 总第3369期 统一刊号CN11—0153 邮发代号1—140 网址:www.cntcm.com.cn 电子邮箱:cntcm@263.net.cn

路志正对中医教育提出七项建议

本报讯 （记者向 佳）“目前中医教育存在的最大问题，在于缺少中医的‘声音’和顺应中医的特点。中医师承教育应该引起重视。”这是国医大师路志正在中国中医科学院8月12日举办的本年度中医药发展论坛第三讲上发出的呼吁。在论坛上，路志正还就中医教育和传承问题提出了明确教育目的、建设纯中医实习基地、提高师资素质等7项建议。

路志正结合自身跟师学习、工作成长经历，认为中医师承教育自古以来一直是培养中医人才的最佳途径，学生不仅继承了老师的经验、技术、特长，也在临床实践中体会经典、对照加深理解。而针对目前有人质疑师承教育可能导致学得太随意、不规范，培养学生少、不利于管理等，路志正认为，这是对中华民族传统文化和中医文化精髓缺乏深刻了解所致。路志正说，中医学是一门实践性很强的生命科学，既需要系统理论，又需要丰富的临床经验，而师承教育就是有效的教学模式，让学生多临证多实践，做到学以致用、提高临床疗效。

针对近期以来中医教育西化严重、理论和临床学习严重不足、缺乏中医思维培养等问题，路志正提出7点建议：希望有关部门落实第四届教育工作会议提出的教育规划纲要，明确中医教育目的；建设纯中医实习基地；提高师资素质，加强师资培训，避免照本宣科；调整中西医科目比例，以中医教学为主；增加临床教学、培养学生动手能力；成立中医中专学校，为农村基层卫生所定向培养人才；名老中医经验的传承要尽快出成果、出人才。

中国中医科学院下属各研究院、各附属医院的代表100多人听取了报告。

图13 2010年8月13日路志正在中国中医科学院中医药发展论坛上作题为“关于中医传承的思考”演讲；2010年8月16日《中国中医药报》做了专题报道

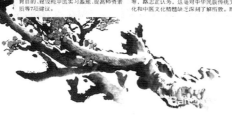

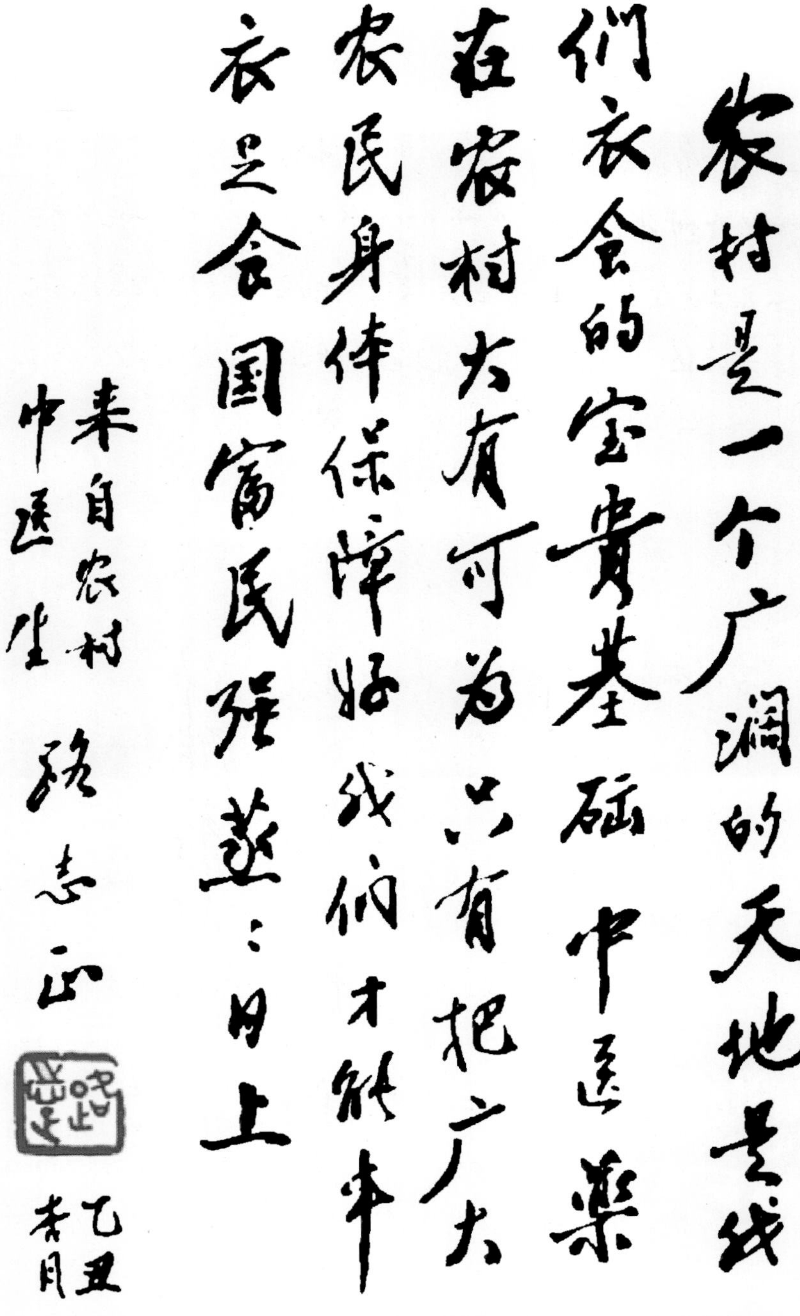
农村是一个广阔的天地是我
们农会的宝贵基础中医药
在农村大有可为只有把广大
农民身体保障好我们才能本
农是会国富民强蒸蒸日上
来自农村
中医生 路志正
己丑
春月

图 14　路志正十分关心农村卫生事业的发展，本图系 2009 年为张奇文、朱鸿明主编《农村中医临床顾问》再版题词

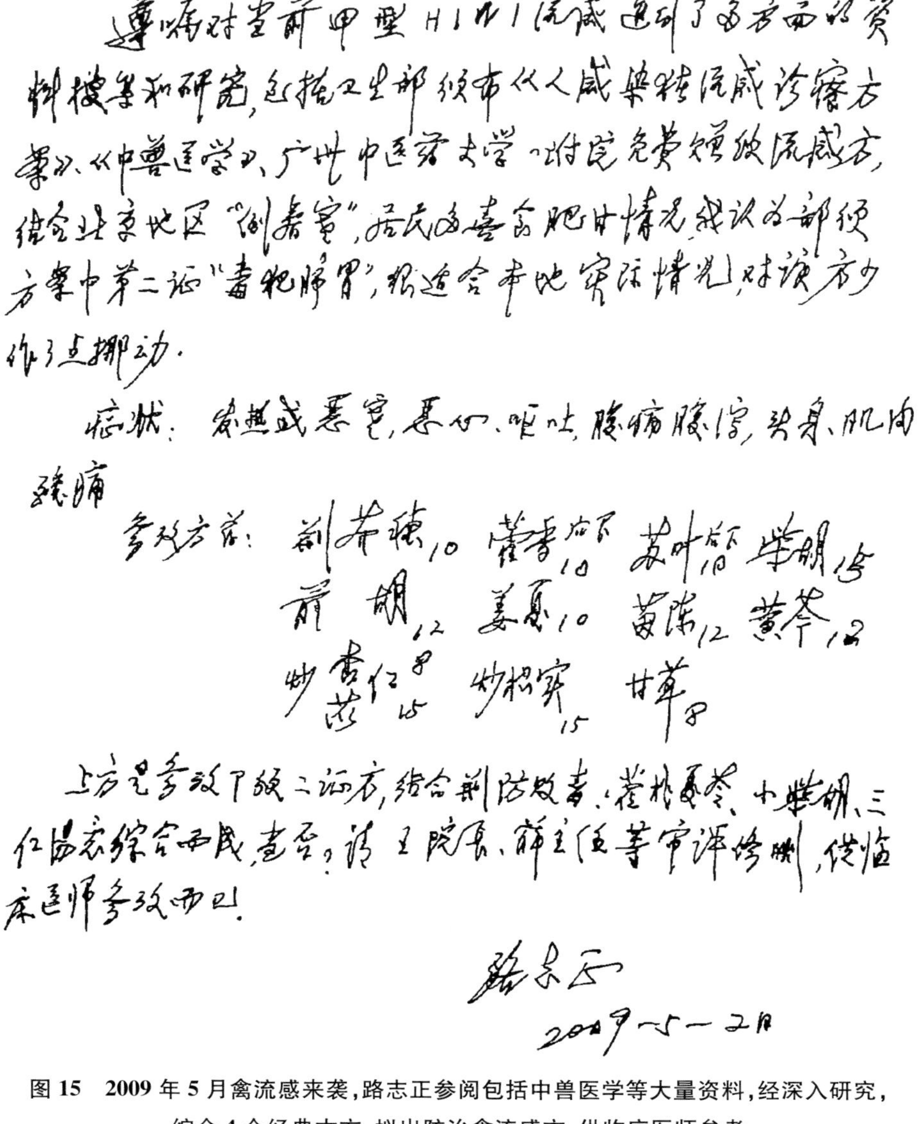
遵嘱对当前甲型H1N1流感进行了多方面的资料搜集和研究，包括卫生部颁布《人感染猪流感诊疗方案》、《中兽医学》、广州中医药大学《时疫免费赠饮流感方》，结合北京地区"倒春寒"，居民多喜食肥甘情况，我认为部颁方案中第二证"毒犯肺胃"，根据适合本地实际情况，对该方少作了些挪动。

症状：发热或恶寒，恶心、呕吐，腹痛腹泻，头身、肌肉酸痛

参考方药：荆芥穗10 藿香梗10 苏叶梗10 柴胡15 前胡12 姜夏10 茵陈12 黄芩12 炒杏仁8 苡仁15 炒枳实15 甘草8

上方是参考了第二证方，结合荆防败毒、藿朴夏苓、小柴胡、三仁汤方综合而成，谨呈王院长、薛主任等审评修删，供临床医师参考而已。

路志正
2009-5-2日

图15　2009年5月禽流感来袭，路志正参阅包括中兽医学等大量资料，经深入研究，综合4个经典古方，拟出防治禽流感方，供临床医师参考

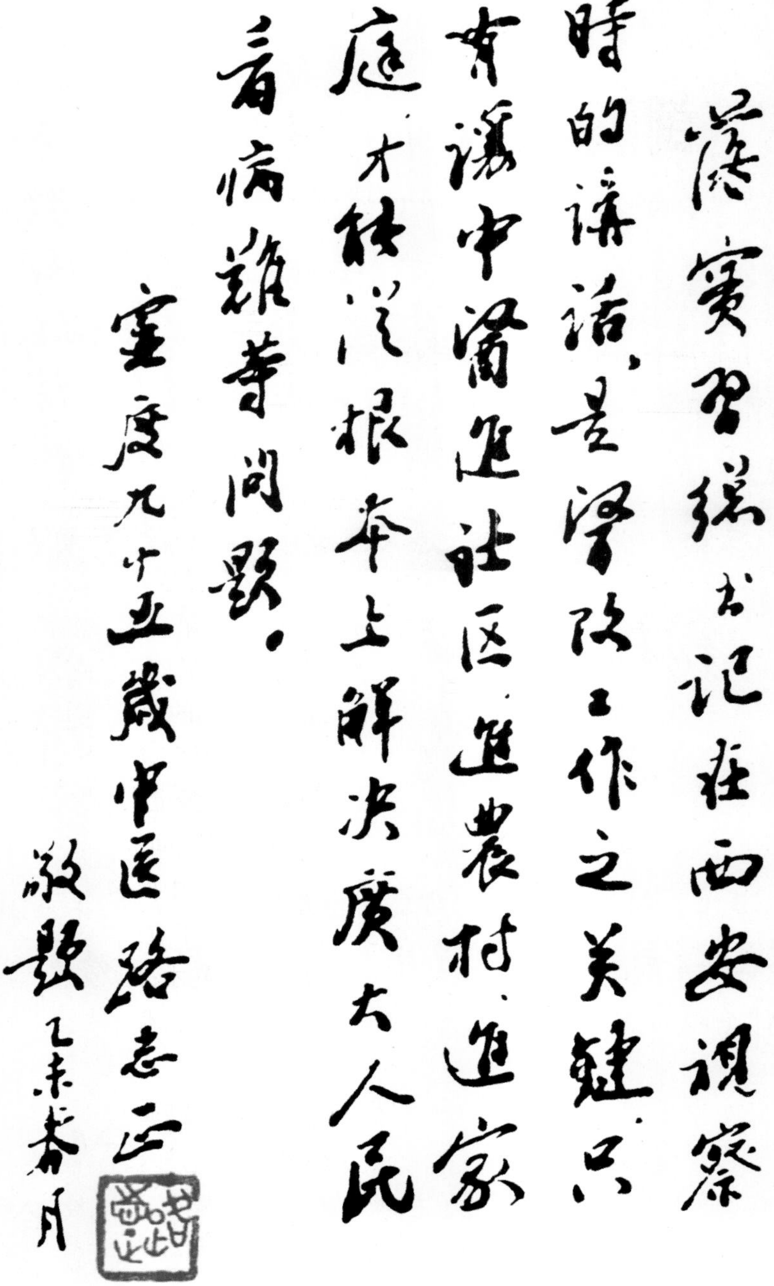

落实习总书记在西安视察时的讲话，是深改工作之关键，只有让中医进社区、进农村、进家庭，才能从根本上解决广大人民看病难等问题。
虚度九十五岁中医路志正
敬题
乙未春月

图 16　2015 年路志正题词

国医大师路志正教授简介

路志正(1920—),字子端,号行健,河北藁城人,首届国医大师,首都国医名师,国家级非物质文化遗产传统医药项目代表性传承人,全国名老中医药学术经验继承工作指导老师、师承博士后导师。曾兼任国家中医药管理局中医药工作专家咨询委员会委员、重大科技成果评审委员会委员、中华人民共和国药典委员会顾问、国家食品药品监督管理局新药评审顾问、国家中药品种保护委员会顾问等职,现兼任中华中医药学会风湿病分会终身名誉主任委员、中国医疗保健国际交流促进会中医分会名誉主任委员、太湖世界文化论坛岐黄国医外国政要体验中心主席。连任全国政协第六、七、八届委员,参政议政,建言献策,从“八老上书”以及后来的“五老上书”,殚精竭虑推动中医药事业的继承与发展,奠定了他成为中医智囊及在全国的影响力及号召力。

幼承家学,1939 年毕业于河北中医专科学校,1952 年入卫生部工作,在卫生部的二十多年中,他下乡求证,发掘、推广了许多宝贵的中医经验;他没有门户之见,敬重名家,团结同道,对有一技之长的“民间医”,也是虚心学习,关爱有加。他最早认定中医对乙脑治疗的成果;代表中医界参加血吸虫病的防治;下放支边,在包钢救治铁水烧伤的工人。1973 年重返临床,进入广安门医院,建学科,兴特色,创学会,做科研,抓急症,育英才;出国讲学,把岐黄妙术广布海内外,注重中医药学术研究与传承,为中医学术的发展和中医理论的提高做出了积极的贡献。

杏林耕耘 70 余载,精通内外妇儿,擅治杂病,疗效显著,屡起沉疴,熟稔经典,融会百家,崇尚脾胃学说,依据时代疾病谱改变,铸就“持中央,运四旁,怡情志,调升降,顾润燥,纳化常”之调理脾胃学术思想。独树一帜,从脾胃论治胸痹;与时俱进,发展湿病理论,发明燥痹,研发痹病系列中成药,临床沿用至今;杂合以治,强调心身同调、药食并用、针药兼施、内外合治。

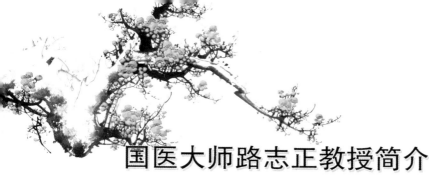

虽值耄耋之年,仍躬耕临床、手不释卷、笃思敏求、笔耕不辍,注重临床经验的整理提高和理论著述。先后主编《实用中医风湿病学》《中医内科急症

学》《实用中医心病学》《中国针灸学概要》《路志正医林集腋》《中医湿病证治学》等专著10余部,发表学术论文百余篇,所主持的中医科研工作多次获奖。曾获1994年中国中医科学院中医药科技进步三等奖,1995年国家中医药管理局中医药基础研究二等奖,1997年中国中医研究院中医药科技进步二等奖,1998年度国家中医药管理局中医药基础研究三等奖,2009年中华中医药学会终身成就奖,2013年中国中医学科学院唐氏中医药发展奖,2014年岐黄中医药基金会传承发展奖,2015年中国中医科学院广安门医院终身成就奖,2017年岐黄中医药传承发展奖等。

王 序

路志正先生是首届国医大师，从医70余载，精勤不倦，学验俱丰，善于继承，敢于创新，在长期临床实践中，积累了丰富的临床经验和精湛的医技医术，形成了独特的调理脾胃学说和湿病理论，为丰富发展中医药学术做出了贡献。

路老尽管年事已高，仍然辛勤工作在临床一线，视患如亲，对全国各地来的患者总是百问不厌、悉心诊治，对经济困难的患者给予特殊照顾；他甘为人梯、诲人不倦，十分重视年轻人才的培养，是全国老中医药专家学术经验继承工作指导老师，多年来坚持临床带教，言传身教，培养了一批中医药领军人才；他十分关心事业发展，多次与其他老中医药专家一起，为发展中医药事业建言献策，得到了重视和肯定，对中医药工作起到了积极的促进作用，堪为广大中医药工作者学习的楷模。

特别是路老在94岁高龄之际，率领众弟子编著《路志正医学丛书》，全面回顾、系统总结临证经验，为后学传承了宝贵财富，充分体现了他妙手回春的精湛医术、大医精诚的高尚医德、博极医源的治学态度和热爱中医药事业的赤诚情怀，将在中医药学术史上留下浓墨重彩的一笔。在《路志正医学丛书》即将出版之际，我有幸先睹，深为路老老骥伏枥、志在千里的精神所感动，为全书丰富精彩的学术思想和经验所折服，欣然提笔，乐为之序。

王国强

2015年3月于北京

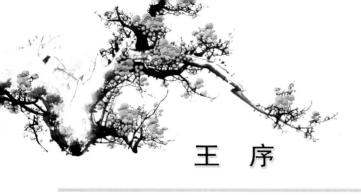

朱　序

路志正教授，年届九十有四，步履轻健，思维敏捷，精神矍铄，犹有壮容。如此高龄，坚持临证，诊疾疗病，丝毫不乱；工作之余带领众弟子，将其毕生宝贵的学术思想、创新的思维模式、丰富的临床经验，汇集成《路志正医学丛书》，洒洒洋洋三百万字，叹为观止矣！我之与路老，耕耘岐黄术，神交数十年，路老此举，可谓老骥伏枥，壮心不已，利在当代，功在千秋。

先生幼承庭训，19 岁即悬壶故里，因精明强干，新中国成立之初被调入卫生部中医司技术指导科，从事中医药科研技术指导管理 20 余年。先生在知天命之年，到广安门医院，专职从事临床、科研、教学，潜心治学，精研岐黄，由此翻开了新的一页。先生数十年如一日，辛勤耕耘，孜孜不倦，梦寐以求，善于思考，与时俱进，把握机遇，为发现问题明辨之，求解决疑难笃行之，在不断求索、大医精诚的道路上硕果累累、创新不断。

先生从医 70 余载，师古而不泥古，长期的临床实践积累了丰富的临床经验和精湛的医术，形成了自己独具特色的调理脾胃学说和湿病理论，为丰富和发展中医药学术宝库做出了积极贡献。

从书字里行间透视出先生一身正气，怀仁济世、弘耀岐黄的远高志向；秉行“满招损、谦受益”，虚怀若谷，博采众长的宽阔胸襟；鸡声灯影觅新知，学无止境，勇攀高峰，不断创新的治学方略。正因为此，先生学验俱丰，铸就德高望重的一代大医。

《中医基础讲稿与临证运用》汇集了先生讲授中医基础理论，涵盖内经、难经、伤寒、金匮、温病、针灸等内容，其中精辟见解体现了先生历来强调的中医治病遵循“一针二灸三食四服药”之重要理念。

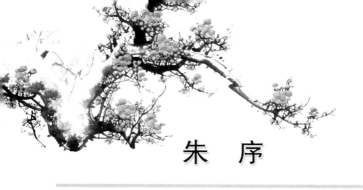

先生于 20 世纪 50 年代初在卫生部工作时，就开展多种流行病调查研究，最早认定中医治疗乙脑成果；参加血吸虫病的中医防治，提出“中医先治腹水，后用西药锑剂杀虫”原则；支边包钢医院，以温病和外科火毒理论为指导论治重症烧伤，中西医合作取得满意疗效。数十年来，先生识病，强调气候、

物候、地土方宜，及个人体质、生活方式与发病的关系；主张临证贵知常达变，治病必求其根本，同病异治，异病同治，圆机活法等。如此识病辨证，方可纲举目张，先生治病屡起沉疴。这些充分体现在路志正学术思想、医论、医案、医话等文稿中。

先生认为，内科与专科是博与约的关系，随着时代的进展，既要具备大内科的扎实基础，也需要攻克专科的水平，这样在临床上才可游刃有余。丛书的《路志正风湿病学》阐述了先生论风湿、治风湿、防风湿的独特见解和临证经验；《路志正中医心病学》阐发了先生论治真心痛、肝心痛、脾心痛、胃心痛、肺心痛、胆心痛、肾心痛、心悸、心痺、心水、心痹、脉痹等心病的理论认识和经验，以及数十年从湿论治冠心病的科研成果贯穿其中。丛书充分论述了路志正脾胃学术思想形成渊源，提出路志正脾胃学说核心思想是：持中央，运四旁，怡情志，调升降，顾润燥，纳化常，通络脉，畅气机。先生根据新脾胃思想制定组方用药的规律与特点，将风类药运用、经方的发展与运用、后世医家脾胃病名方的运用体会、寒温并用的体会、升降相依的运用、润燥结合的方法融合其中。先生将调理脾胃学术思想应用于临床治疗消化病、循环病、神经系统病、老年骨病、肺病、肝病、肾病、肿瘤、风湿免疫病、代谢病（高血压、高血脂、高血糖、高尿酸）等多种疾病，符合临床，切合实用，体现了先生与时俱进、充满创新意识的学术风格。

除了丰富的学术和临证经验外，先生尚有中医发展与管理、教育与传承等方面建言献策。如针对日本小柴胡汤治肝硬化导致死亡事件、马兜铃医疗事故案（国外减肥药—西药加中药，将其毒副作用加于中药马兜铃；国内一高年心肺衰竭患者，因中医处方中有小剂量炙马兜铃，病逝后作为医疗事故），先生都秉执正义，捍卫中医药事业尊严，提出不同意见，直至被法院判为无罪。这些无不体现出他为国家中医药事业而浩然正气、大义凛然的风格。

《路志正医学丛书》充分反映了先生妙手回春的精湛医术、大医精诚的高尚医德、博极医源的治学态度和热爱中医药事业的赤诚情怀。路志正先生是我国中医药界的一面旗帜，为中医药学者树立了一个典范。此丛书面世，实属我国中医药界的一大幸事，有很高的学术价值，不可估量，可歌可贺。读过此书，必将开卷有益，受惠无穷。

书稿既成，即将付梓，先睹为快，爰以为序。

朱良春拜读于师牛斋

甲午秋

自 序

吾生于1920年,遥想当年,年少朦胧,秉父命承家学,入医校诵医经、修文史。年稍长智顿开,志岐黄意弥坚。1937年,日寇入侵,医校停办,随师临证、抄方又两年。1939年取得了医师资格,遂正式步入医林。白马过隙,日月如梭,搏击医海越七十六载。简言之,我的行医生涯可分为三个阶段:

第一阶段:1939—1950年

初入杏林,时感力不从心。这就逼着我不得不白天出诊,晚上挑灯夜读,带着问题寻觅、判断每一诊治过程中的得失,以便及时调整。总的来说,这一时期仍是我夯实基础及学习养成习惯的一个重要阶段。说到经验,一是时间久远,二是当时的"脉案"已全部遗失,故在我的记忆中,能忆起的"教训"远比"经验"多,这一点在"路志正传略"中有所反映。如果没有这十几年在农村的锤炼,没有对《内经》《难经》《伤寒论》《金匮要略》《针灸甲乙经》及温病等典籍的深入学习和应用,在抢救包钢工人大面积烧伤的战斗中,就不可能那么从容地应对,更不会取得那么好的效果;同样,在2003年SARS(重症急性呼吸综合征)瘟疫来袭时,也不可能通过电话对我的广东学生进行指导。因此我要说中医古典医籍和温疫学著作,是我们中医的宝贵财富,是战胜急性热病和重大疫情的重要法宝。我们应对其进行深入的学习、挖掘、整理、研究和提高,以便更好地造福世界人民。

第二阶段:1950—1973年

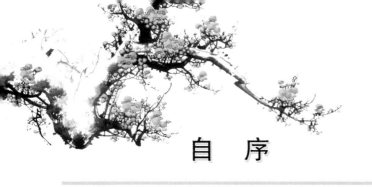

新中国成立初期,为了向名医大家学习,1951年我进入"北京中医进修学校"学习西医知识。1952年7月毕业后,承分到中央卫生部医政司医政处中医科工作。1954年7月中医司正式成立,遂调入中医司技术指导科,负责全国中医、中西医结合人员的进修培训,科研立项及其成果鉴定,临床经验推广工作。其间,作为专家组调查人员,分别于1954年,最早确认中医治疗流行性乙型脑炎的"石家庄经验";1956年,参加血吸虫病的防治工作;1961—1962年,奉派到包钢职工医院支边,参加门诊、病房会诊、教学工作2年。另外,兼任卫生部保健医,每周在卫生部医务室出诊2个半天,以及担任《北京中医》(后改《中医杂志》)编辑校审等工作。

这一时期,由我主编或参与编写的医著2部;发表医学论文3篇。这些医著或论文,均与我当时的工作与流行时病密切相关。

《中医经验资料汇编》由卫生部组织,为贯彻党的中医政策,将各地中西医密切合作治疗各种疾病的临床经验,进行总结编纂而成,不仅有利提高中医治疗水平,对中医研究工作亦提供了丰富资料,全书分上、下两册,1956年由人民卫生出版社出版,后改内部发行。

《中国针灸学概要》是1962年应国外友人、华侨学习针灸之需,由卫生部中医司征调北京、上海等地多名针灸专家、外文翻译人员,共同完成的指令性任务,1964年由人民卫生出版社出版。

论文"中医对血吸虫病证候的认识和治疗",是1956年我作为专家组调查成员,经过调研后,提出:"中医先治腹水,后用西药锑剂杀虫"的治疗方案,通过领导和基层防治人员广泛肯定并得以推广。

"中医对于伤风感冒的认识和治疗",缘写于1957年冬至1958年春流感全球范围流行。1957年12月27日《健康报》载:法国10—11月间约有1.4万人因患流行性感冒而死亡。据日本厚生省宣布,到14日为止,已有573名日本儿童因感染流行性感冒而死亡。由于本病的侵袭,全国104万以上儿童不能上学,有3153所学校完全停课。鉴于流感对人体危害的严重性,不能不引起我们的重视而完成本文,旨在提高对本病的认识,加强对策和防范是本文的重点。

"中医对大面积灼伤的辨证论治",是1960年我赴包头钢铁厂职工医院支边期间,运用中医温病与外科理论作指导,参与多例大面积烧伤中西医合作救治后撰写本文,病案救治过程详见《包钢医院日记》。

这一时期医著不多,但它开创了我人生中的几个第一次,为后来的发展储备了知识、凭添了才干,因此意义重大。上述3篇论文,已收入《路志正医论集》,以馈读者。

在卫生部工作的20多年时间里,由于工作性质,使我能近距离接触各地的名医大家和有一技之长的民间中医,并能看到各地报送的技术资料,为我理论水平和实践能力的提高带来难得的机遇;而另一方面,大师们虚怀若谷、谦逊诚恳的为人作风,以及心静若水、不尚虚浮、严谨认真、不断进取的治学精神，对我有着潜移默化的影响。因此，这 20 年的医政生涯，是我人生练达、眼界大开，学以致用、兼收并蓄，学识品识不断积淀和提高的重要时期。

第三阶段：1973 年至今

1973 年 11 月，在我的一再要求下，得以回归本行，调入广安门医院成为一名普通医生，从此走上了专心治学、精研岐黄之路。

在广安门医院工作的 40 多年，恰值我国社会政治、经济和各项事业急剧变化，由乱转治、由治转向高速发展的最好时期。和各行各业一样，中医药事业发展的外部环境日益宽松，而业内学术研究氛围也越来越浓；更由于中国中医科学院及广安门医院各届领导的大力支持，我得以读经典，做临床，重急症，倡湿病，行特色；搞科研，组建中医风湿病与心病学分会；发论文，著医书，弘扬中医学术；重传承，收弟子，带硕士、博士、博士后研究生，培养中医人才；自命为“中医形象大使”，通过在国内外讲学交流、诊治疾病等一切时机，向广大群众、领导干部、外国友人推介中医，宣传中医药文化和“治未病”养生保健的理念。更是利用全国政协委员的身份，认真履行职责，积极参政议政，为中医药事业的生存和发展建言献策，做出了一些成绩。

此外，首开中医内科急症讲座班，出版《中医内科急症》专著。最早提出创办国家瘟疫研究所，以应对突发性传染病的发生，建议开办中医温热病（包括湿热病）医院，以传承其治疗瘟疫等经验和特色。随着党的中西医并重的方针确立，深刻认识到中医在妇科产科方面大有作为，具有求嗣、胎教、临产等特色和优势，于 2014 年两会期间提案建议成立中医产科医院、中医儿科医院，以更好培养新一代聪明伶俐、健康活泼的后继人才。

因此这 40 年，对我来说可谓是天道酬勤，厚积薄发，在学术上有所建树的黄金时期。

习近平主席说：“中医药学凝聚着深邃的哲学智慧和中华民族几千年的健康养生理念及其实践经验，是中国古代科学的瑰宝，也是打开中华文明宝库的钥匙。深入研究和科学总结中医药学对丰富世界医学事业、推进生命科学研究具有积极意义。”前些年，我一直忙于组织和领导交给的诸多工作，无暇顾及自己的学术思想和临床经验的总结，故每当好友、学生提及，亦常引为憾事。作为国家非物质文化遗产传统医药（中医生命与疾病认知方法）项目代表性传承人之一，理应为中医药的传承工作再多做一些贡献。在学生和家人的鼓励与协助下，我和我的团队在百忙中倾注大量时间和精力，将我60年来医文手稿、各科医案等进行了整理，撰写《路志正医学丛书》系列。丛书包括医论、建言献策、经典讲稿、医案医话、医籍评介、学术思想研究、经验传承、风湿病、心病、脾胃病、妇儿科病等内容共10卷。吾已近期颐之年，然壮心未已，期待本丛书问世，为中医传承再尽绵薄之力。

路志正

乙未仲秋　於北京

前　言

十年树木，百年育人。中医药事业的传承发展，是老一辈中医人最为关注的话题。路志正先生来自农村，有在国家卫生部（现国家卫生和计划生育委员会，下同）中医司工作20余年的特殊经历，使他不但对全国中医工作状况及广大基层中医工作者有深入了解，而且作为一位跨世纪的老人，也是百年来、尤其是新中国成立至今，中医药事业兴衰沉浮的亲历者。使其常从国家发展战略的高度思考中医问题。一方面，他用自己精湛医术和中医养生理念，向百姓、向领导乃至首长见证和传播中医瑰宝，使他们了解、接受、喜爱、支持中医。另一方面，利用全国政协委员和中央保健特聘专家的身份，将基层调查报告或名老中医联署的函件，通过两会期间议案征集等途径，交与相关部门及领导，为中医药发展方针的制定建言献策。

为支持和捍卫中医药事业，先生通过媒体、学会仗义执言，乃至支持通过法律伸张正义。如针对1996年日本小柴胡汤治肝硬化导致死亡事件、马兜铃医疗事故案（国外减肥药——西药加中药，将其毒副作用加于中药马兜铃；国内一高年心肺衰竭患者，因中医处方中有小剂量炙马兜铃，病逝后作为医疗事故），先生都秉执正义，捍卫中医药事业尊严，提出不同意见，直至被法院判为无罪。这些无不体现出他为国家中医药事业之浩然正气、大义凛然的风格。

为中医药事业，在各种会议上，先生为中医呐喊。如2003年重症急性呼吸综合征（SARS）来袭，自2003年1月7日广东省中医院收治首例SARS患者，在该院工作的弟子电话不断与先生联系，咨询交流临证辨治问题。同年3月7日，北京确诊首例病人，随着发病率的猛增，卫生部将SARS纳入“传染病法”的管理范畴，因“只有传染病医院才能接收传染病患者”的规定，中医难以介入。面对这一严峻的形式，先生焦急万分，他与吕炳奎、焦树德等老先生一起上书中央，要求组织中医人员走上抗击SARS的一线。

2003年5月8日吴仪副总理主持召开“在京部分中医专家座谈会”，先生应邀参加并发言，指出：在卫生部颁发的防治“非典”（SARS，下同）方案中，只提到可以用中药治“非典”，连个中医的“医”字都没有，可见对中医不重视！

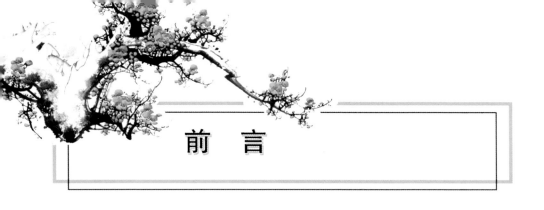

要知道中药饮片是死的，需靠中医诊断、立法、处方，然后煎服方能收效，没有中医的参与一切均属枉然……其他与会专家也相继发言，支持先生的意见。

吴仪副总理听了大家的发言，立即表态支持中医人员到第一线。上午开完会，下午第一批煎好的中药就被送到了患者手中。中医药进入抗击SARS的主战场，并取得很好的疗效，具有划时代的意义。它不仅扭转了“中医急症”这一学科发展的颓势，更重要是在重大疫情和公共卫生突发事件来临时，有更多一种应对手段，最终惠及千百万民众。

在科研课题及中药新药审评过程中，先生不仅专业上予以鉴定把关，更站在国家高度给予建议。如1992年，先生在参加卫生部药品审评委员会“骨痹通天丸”审评中，肯定该药功效，即经长期临床观察和药效学研究，证明本品用于骨痹证（包括地方性氟骨症），确有滋补两天、调理脏腑功能，增强患者体质，减轻动物氟中毒症状和肝肾、骨质的病理损害等作用。强调地方性氟中毒是严重危害人民健康的疾病。四川省就有12个地区、38个村流行，威胁着1800万人的健康；全国有29个省、市、自治区，1182个村流行本病，但迄今尚无理想的有效药物，严重影响工农业生产。而骨痹通天丸组方合理，安全有效，无毒副作用，既有理论依据，又有长期临床经验，以及近年已被分别列入四川省地方办及科委、卫生部基金课题，实验研究已被证实为较理想而有前途的中成药。建议药审办根据改革开放的新精神，尽快批准其进行Ⅱ期临床验证；赞同四川省卫生厅（1992）第0099号函《骨痹通天丸》初审报告中“希望部里考虑这一特殊情况，从实际出发，可否直接批准其试产试销”的意见。即先同意药厂批量生产，在本省氟病流行区试销，经二期临床正式批准后再向全国出售。为国家医政决策建言献策，尽职尽责。

为此，本书将20世纪80年代以来，路志正先生在两会期间参与的部分提案、以中医药事业发展为契机的各种学术研讨会的发言、答记者问、论文等，整理成册，作为《路志正医学丛书》出版。本册全书分为“建言献策”“科研评审”两部分。“建言献策”，含中医事业与管理、中医教育与传承、学术发展与方法、学科建设与发展等内容，共计50余篇；“科研评审”，系先生参与部分科研项目评审，担任评委或主任委员写出的学术评阅意见，共计30余篇，其中一些观点不乏时代印记，谨供参考。本册出版意在从侧面展现和见证新中国成立后、特别是近30多年来中医药事业发展概况，引发国人对中医药事业的关注和对现状与今后发展的思考。

编者

2016年10月16日

目　录

第一章　中医事业与管理

第二章　中医教育与传承

第三章　学术发展与方法

第四章　学科建设与发展

第五章　科研评审与意见

第一章
中医事业与管理

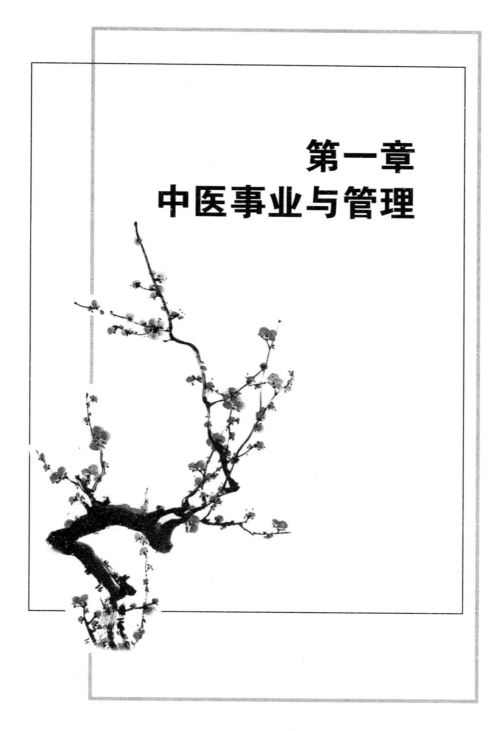

党关怀中医事业的发展

举世瞩目的党的十三大即将胜利召开，我和中医界同道，无不为之欢欣鼓舞，期待这一光辉时刻早日到来。

旧社会，中医受歧视，饱受摧残。新中国成立后，党和政府十分重视关怀中医事业的发展，制定了一系列中医政策，采取了有力措施，使中医工作取得了很好的成绩。

十一届三中全会以后，党的中医政策又得到了进一步贯彻，宪法中明确有了“发展现代医药和我国传统医药”的规定，并把“中医和西医摆在同等重要的地位”。国务院于去年决定成立国家中医管理局，以加强对中医工作的领导，充分体现了党和国家对中医工作的重视和关怀，从而把中医事业推进到前所未有的阶段，故中医界称之为“第二个春天”。目前高等中医学院已发展到 28 所，学科专业已达 36 个，全国中医药研究机构 54 所，县级以上中医院达 16 万多个，从 1978 年开始招考研究生 1400 多人，其中还有博士研究生，确是解决后继乏人、乏术的重要一环。

中国中医研究院（现中国中医科学院，下同）坚持改革、开放、搞活的方针，在医、教、研等方面取得了很好的成绩。针灸学院于 1984 年开始筹建，为了尽快培养人才，克服重重困难，边筹边建，去年已开始招生。诸如此类情况，比比皆是，难以枚举。

随着中医药的国际交流，世界上已出现了“中医热”，中国中医研究院为 80 多个国家培训了几百名针灸、骨伤科人才，并分别派出各类科技人员赴国外讲学、考察、医疗会诊。目前正紧张地筹备世界针联成立大会，不仅扩大了中医药学的国际影响，也加深了与各国人民及医学界朋友的友谊。

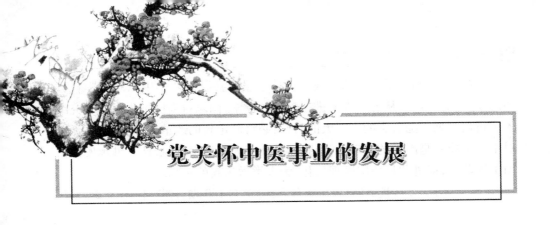

但是，我们应该清醒地看到，日本和西方一些国家对中医药和针灸的研究发展，很快，我国中医界面临着四面八方的挑战。中医界本身更应自强不息，做好本职工作，按照自己发展规律奋发向前。刻苦钻研理论，继承名老中医经验以提高疗效，同时要充分利用现代科技手段，与西医、西学中以及多学科方面的专家团结合作，从各个方面进行深入的探索，国家科委已把中医药研究纳入了科研规划。随着党的十三大的召开，必将制定新的改革方针和政策，无疑对中医工作将是巨大的推动力，愿我们乘十三大的浩荡东风，认真继承发扬祖国中医药学，促进和加快中医现代化，为人类做出新的贡献！

（编者注：本文刊载于《中国中医研究院》院刊 160 期，1987 年 10 月 24 日）

振兴中医事业　突出中医特色

中医事业在中共中央(78)56号文件及十一届三中全会的精神指引下，中医有了一个很大的发展。特别是在近几年来，成绩是显著的。但就全国而言，发展是不平衡的，特别是如何突出中医特点，保持中医特色方向，还存在有不少问题。下面就我个人粗浅认识，谈几点看法和建议，不妥之处，请指正。

一、突出中医特点的重要意义

突出中医特点，端正办院方向，这是继承和发扬祖国医学的重要保证。从当前政策上讲突出中医特点，这是一切中医院、校(科室)办院方向的准则。从一个单位具体来讲，必须从领导班子、人员布局、科室设置、门诊病房用药、病房管理、病历书写、科研评定以及急危重症的抢救等诸方面突出中医特点。从学术上讲，中医治病必须强调辨证论治这个治疗法则，自始至终贯穿理法方药的一致性。否则就丢掉了中医治病的“灵魂”，也就谈不上保持中医特色了。也只有突出中医治病的特点，中医疗效才好，中医才能生存，中医也才能得到继承和发扬。所以，突出中医特点不仅是一个政策和学术问题，它关系着我们祖国医学的继承和发扬，关系着我们中医事业的前途和命运。所以突出中医特点应引起我们每一位同行者的高度重视和关注。

二、目前在突出中医特点方面存在的问题

(一) 认识不统一，政策不落实

个别地方、个别卫生行政领导，对突出中医特点、端正办院方向的认识不统一。没有充分认识到突出中医特点是继承和发扬祖国医学的重要保证。故使某些单位挂了中医院或中医科室的牌子，但由于认识不一，而名存实亡。某些中医政策也得不到很好落实，如中医院校毕业生专业不对口，中医人员改行时有发生。另外从人力、财力、物力等各方面也得不到应有的保证。

（二）外行当家，中医科室不全

有的中医院校（科室）的领导不是中医内行当家，而是外行掌权，致使如何突出中医特点，端正办院（校、科室）方向不明、措施不力。不能真正从科室设置、人员布局、病房管理、护理用药、病历书写等诸方面加以突出。有的中医院、科室已经西化，或是中西凑合。中医的临床科室也设置不全，有的中医院连个针灸科都没有，就是全国的中医研究院，也没有一个传统的中医喉科。所以有的真是既无“庙”来也无“神”，中医各科阵地日益狭小。

（三）中医学术水平低，乏人乏术

从中医队伍数量来看，近几年人员有所增加，但以素质来看，真正具有扎实的中医基础理论和较丰富的临床实践经验的中医师还为数不太多。特别是乏术严重，有的是以病找方，有的是凑药成方，而缺乏理、法、方、药的一致性。由于辨证论治水平低，往往临床疗效欠满意，反误认为中医疗效差，而动摇自己的专业思想，弃中学西，这在一部分青年中医师有一定的代表性。

（四）中医只治“老爷病”，怕治急危症

有的中医院，科室因怕担风险，只收治一些慢性病或疗养病，群众称为“老爷疗养院”。这样的单位是无法在群众中建立一定的治疗威信的，工作局面是打不开的。这样长此下去，中医治疗急危症的宝贵学术经验由于没有运用，也就慢慢丢掉了，更谈不上继承和发扬了。有的一遇到急危病人，就是抗生素加激素等，因怕不用西药而承担法律责任。

（五）中药材奇缺，服药不方便

目前，各地均反映中药奇缺。各地在不同程度上均存在着药源缺、伪品多、质量差的现象。这对保障用药安全、提高临床疗效，带来了极大困难，有时不得不用西药取而代之。有些患者反映服汤药不方便不及时。临床实际工作中，中药给药途径单一，这确实给一些急危症、小儿等患者带来用药不便。另外，没有相应的行之有效的退热或止痉厥的针剂也是一个问题。

（六）中医护理工作薄弱

从全国而言，未闻有一些专门的中医护理学校，目前也还没有一套中医自己的完整护理常规。部分单位自己培训的中医护理人员，中医护理素质差，缺乏中医基础理论知识和辨证施护的能力，临床上不能很好地用四诊观察病人和辨证施护。

（七）中医缺乏应有的法规

对于中医的科研成果，不是实行同行评议，而是千篇一律的要用西医的某些指标去要求和评议。有时评议科研成果，学阀作风较严重，压抑了部分医务科研人员的积极性。对于中医疗效差错和事故的制定,也缺乏应有的法规。对于医疗事故的制定,不是按理、法、方、药的辨证论治标准去审定差错事故,而是一律强调是否用了某种西药为标准。致使某些年青中医不能很好提高辨证论治水平,而弃中学西。

(八)相互之间缺乏团结

中医由于学派关系,历史上长期存在着门户之间互不往来、各承家技的现象。甚至贬低他人,炫耀自己。个别人私心杂念严重,以为只想着走歪道而成名,对病人是采取恐吓,对他人采取"贬""抵""推",对自己采取"吹",缺乏应有的医疗道德,致使上下同志之间缺乏团结协作而影响工作。

总之,上述种种问题的存在,严重影响着突出中医特点,影响着中医事业的振兴和发展。当然,这些问题的存在有历史的,也有现实的;有领导的,也有中医本身的;有政策性的,也有学术上的。为了振兴中医,发展祖国的中医事业,我们必须在如何突出中医特点方面多动脑子,多想办法,多做工作。根据目前存在的问题,提出以下几点建议,供参考。

三、几点建议

(一)争取领导重视,落实各项政策

对于中医是否科学、是否能治急危病、中医院(科室)是否要突出中医特点等问题,目前人们的认识不是那么统一。有的个别领导由于缺乏这方面的知识,所以认识也就不那么全面。因此,我们要多宣传,多向有关分管卫生行政部门的领导汇报,讲解突出中医特点的重要性和必要性。并用事实说明中医是科学的,其不但能治慢性病,也能治急性病。中医要发展,必须要突出中医特点。在统一认识的基础上,争取各级领导的重视。只要认识统一了,领导就重视了;领导重视了,政策也就容易落实了。关于一些基地、房屋、经费、人员等具体问题也就迎刃而解了。

(二)加强班子建设,建全临床科室

任何单位的工作,领导班子是关键。要根据党的干部政策选拔一批热爱中医事业,有一定中医专业水平的中、青年中医充实到各级中医机构的领导班子中去,真正做到有职有权,能左右本单位局势,能把握中医本身的前途和命运,使中医院(科室)的工作自始至终的摆正方向——突出中医特色。在中医院的科室设置上,要健全中医的内、外、妇、儿、伤、针灸、按摩、肛肠、眼、喉等传统科室,占领阵地,培养人才,开展工作,继承和发扬传统科室的专长,突出中医的特色。如中医研究院肛肠科在国内外就享有一定声誉。

（三）加强中医基础理论学习，提高辨证论治水平

根据目前中医队伍乏术严重，很有必要组织和加强中医基础理论学习，提高中医辨证论治的学术水平，提高中医临床疗效。要反对纸上谈兵、夸夸而谈的不良学风；要理论联系实际；要请老中医带徒，传授学术经验；要举办各种水平的理论和专科学习班、进修班等，来提高中医的理论水平，提高中医临床疗效。

（四）加强科研，开展急诊

各中医院（科室）要因地制宜，根据各自不同的专长，确定科研项目。在科研项目观察中要资料完整，记录详细，诊断明确，标准统一。对于科研成果要及时组织鉴定、交流和推广。在有条件的中医院（科室），都要开展中医治疗急症。要用科学的态度，敢担风险，使中医治疗急症的宝贵经验得以继承和发扬。

（五）加强药材管理，改革中药剂型

各地要加强药政、药材管理。对于贩卖假药者要建议有关部门惩处，以保证人民用药安全。最近湖南省查处贩卖假黄芪一案深得人心。要把握好进货、炮制、销售三关，防止伪品入库，杜绝霉烂变质药品出售。在政策许可的条件下，适当组织药源的生产和供应。要加强中药剂型的改革，对于行之有效的传统丸、散、膏、丹、酊等制剂成批生产，以保障供应。有条件为单位适当研制一些各类中药制剂，以利急用。改变那种中药单一的给药途径，以方便患者，提高临床疗效。

（六）建立健全中医法规，公正评议科研成果

对于中医医疗事故的判定，必须建立健全一个完整的法规，目前很有必要。这有助于保护中医学术经验的继承和发扬，突出中医特色；也有助于惩处那些不按中医辨证论治法则而凑合处方用药的人。对于中医的科研成果，要健全同行评议的学术组织；要用中医的基础理论进行公证评议和鉴定。要务实，不要务名，看一项科研成果的价值要看实用价值，不能光看某人有名望就肯定，某人是小字辈的就否定的学阀作风，必须实事求是，公开评议，合理鉴定。

（七）加强中医护理队伍的建设，实行辨证施护

中医护理队伍的短缺，各地均有共性。所以很有必要建议各地根据实际情况建立一些中医护士学校或中医护理学习班，来提高中医护理队伍的素质，提高辨证施护的实际工作能力，突出中医护理特色。

（八）加强团结协作

“团结就是力量，团结是一切事业成功的保障”。突出中医特色，发展中医事业，也必须团结协作。孤军作战是打不开局面的，故步自封更是有害的。中医药发展，只有加强上下之间、中西之间、学派之间、师徒之间、医师之间、医护之间、医药之间的团结，才能使中医事业兴旺发达。要反对那种贬低他人、吹捧自己的恶劣作风。要进行医德教育，要相互学习，相互协作，树立一个良好的医德和学风，共同为振兴中医事业而脚踏实地工作。

最后，希望同志们同心同德、团结一致，共同为突出中医特色、振兴中医事业而努力奋斗。

（编者注：本文系路志正先生20世纪80年代后期为《中国中医研究院》院刊撰稿整理）

问渠那得清如许，为有源头活水来

——院报在中医药研究方面的作用之我见

《中国中医研究院报》自1979年创刊伊始，就以严肃的态度、严谨的作风、严密的方法，代表中国中医研究院对外重要窗口和宣传喉舌，像一面镜子真实地反映被国内外称为中国中医药界“国家队”的全貌，为我国中医药事业的发展和中医研究院的前进做出了巨大的贡献，在实现中医药科学现代化中越来越显示出其战略地位和重要作用。

《中国中医研究院报》将出版发行第300期了，标志着中国中医研究院发展的光辉历史和医学成就的院报，每期都包含着各级领导的关怀和支持以及默默无闻的编辑们的心血和辛勤的汗水，在此谨向他们致以亲切的问候和崇高的敬意！

这些年来，院报起了以下作用：

一、推动中医学术水平的提高

世间万物都有它的核心，无不因核心作用才显示出它的生命力。中医药学的核心，是在长期历史发展中形成的独特而完整的理论体系。院报紧紧围绕着这个核心，苦耕勤做，以多种形式、及时迅速地报道了我院所研究的理论、技术、成果和名老中医药专家丰富的实践经验与临床疗效，推动了中医药学术水平的提高。

二、促进成果转化效益

中国中医研究院在邓小平讲话精神鼓舞下，以改革推动医、教、研等各项工作，抓住了有利时机，取得了可喜的成绩。确立了以科研工作为中心，面向市场，面向社会，走临床与科研、科研与生产相结合的道路，逐步建立和形成科工贸一体的新体制的思路和目标。院报将此消息向社会各界广为宣传，取得了良好的社会效果。如1992年9月我院举行了首届科研成果洽谈会，院报做了详细报道，宣传了我院科技信息，提高扩大了社会效应和知名度。

三、学术讨论园地

我院集中了一批在全国范围内知名度很高的中医药专家，他们聪慧敏哲，渊博通达，虚怀灵变，勤读善记，精鉴确识，从某种意义上讲，对我国的中医药事业的发展起着统领和导向的作用。他们经常在院报上发表自己的真知灼见，从不同角度提出新问题、新见解。因为科学总是要发展，并有新的发现，旧的科学理论就必然会不断为新理论所补充和替代。而每一个新的理论出现，必须经过许多人反复讨论、反复论证、反复实践，才能被大家认可。院报本着“百花齐放、百家争鸣”的方针，为广大专家学者提供了学术争鸣园地，为中医理论发展创造了良好的环境。

四、文献信息储存

一个优秀的中医药研究工作者，首先应是一个中医药科技信息的占有者，这样才能掌握当今国内外中医药学术发展之趋势，预测今后研究动向，执其牛耳为己所用。院报善于广泛收集科技成果、学术活动情报、科技研究情报以及相关的技术资料等情报信息，为广大读者所珍藏，起到了“藏之名山，传之后人”的储存作用，大大方便了医学科研工作者的需求，避免了低水平的重复性劳动，在指导中医药科研中起着不可忽视的作用。

五、学术交流纽带

中国医药学历史悠久，源远流长。以其独特而完整的理论体系、丰富的实践经验和卓绝的临床疗效，在历史上为中华民族繁衍昌盛做出了巨大贡献，而今仍然是我国人民防治疾病、健康长寿不可缺少的重要手段，并对世界医学的发展产生着深远的影响。在科学发展的今天，人民渴望回归自然，美国等国家直接提出发展使用非药物疗法。国内外中医学术交流的机会越来越多，我院与世界许多国家有着密切的学术合作关系，院报在开展国内外中医学术交流等方面，起到了纽带作用。

六、培养人才大学

千丝成锦，万花成蜜。《中国中医研究院报》融思想性、科学性、实用性、可读性于一体，低者能窥其奥而得其要，无望洋之叹；而高者更能探精入微，启迪思路。文章千古事，载文泽后人，愿院报“源头活水清如许，百花长放满杏林。”

（编者注：本文刊载于《中国中医研究院院报》1993 年 5 月 31 日第 2 版）

中医临床与继承

——一论“中医不能丢”

党的改革开放政策使中医事业有了蓬勃的发展，中医临床教学科研工作都取得了令人瞩目的成就。国务院成立了国家中医药管理局统管中医药工作，彻底改变了中医的从属地位。中医临床教学科研机构大量增加，中医药人员已达30万人。在这一片大好形势面前，我们仍需清醒地看到中医的学术水平仍需提高，根据党中央提出的“中医不能丢，必须保存和发展”的指示来衡量，在学术上还没有得到很好的落实。中医在继承方面仍需做很大努力，本文就中医临床与继承问题，谈一谈个人看法。

一、中医临床丢了什么

任何一门自然科学都是在继承前人理论和实践的基础上逐步发展起来的，中医更不例外。中医的发扬必须继承，否则就成了无源之水、无本之木。这就要求我们无论在门诊还是病房都必须根据中医理论识病辨证，理法方药前后贯通，通过大量临床实践，去验证探索、充实完善、总结规律。实践—认识—再实践—再认识，这是一切自然科学发展的道路，当然也是中医发展前进的道路。令人担忧的是目前中医临床在继承方面存在问题很多，简述如下。

（一）中医病房中药使用率下降明显

在中医医疗单位或科研单位，中药使用率是衡量一个单位中医水平的硬性标准。目前在一些单位中药使用率不高，多数病人中西药并用。有些却以西药为主，中药仅作为陪衬。以两所省级中医院为例，通过抽查病历发现，中药在病房使用率均未达到50%，有的中医病房中药使用率在20%~30%左右，个别科病房甚至为零。这是很不正常的现象，已经或者将要改变中医医院名称的内涵。

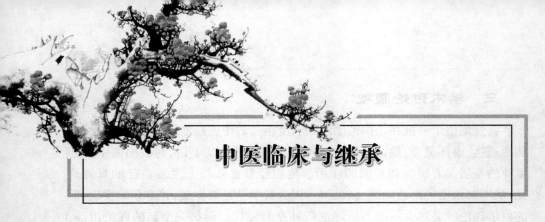

（二）中医病房的基本用药原则丢了

在一些中医病房中没有坚持“能中不西，先中后西”的原则。入院病人中西药并用，美其名曰“双保险”；或者先用几剂汤药，稍无改善不管辨证用药处方正确与否，一概责为中药无效，马上改为西药，西药无效再改中药，病至垂危急重又找老中医会诊。

（三）中医病房以药测病的多、“随证治之”的少

在一些中医病房使用固定方剂以药测病，辨证随心所欲、生拉硬套，有的甚至干脆废弃中医理论指导，用药理研究有效成分指导使用中药，如果效果不好，即责备中药无效。

（四）中医临床阵地逐渐缩小

以针灸科为例，本来针灸能治疗 100 多种疾病，可目前许多单位针灸科治疗疾病的种类日渐减少，有的针灸科甚至成了“半身不遂”科。内科也有类似情况，由于传统医疗手段、医疗方法无人继承，能使用汤剂治疗的病种和病人也在减少，甚至连一般感冒也要中西药并用。

（五）中医师辨证施治水平下降

在一些中医病房中一些大夫学习中医受到讥笑，学习西医则为顺理成章，致使一些住院医生、进修医生和实习医生辨证基本功没有打好，虚实不清、寒热不明、阴阳不分，使用中药效果很差。一有外感发热，首先想的是青霉素、链霉素，甚至先锋霉素，六经辨证、卫气营血和三焦辨证无人问津。还有内伤杂证虽用脏腑辨证，但多不分轻重缓急、先后因果，方不对证、前后矛盾比比皆是。

（六）老中医查房制度丢了

老中医精通典籍，又有几十年的临证经验，定期查房指导下级医生辨证识病，组方用药解决疑难重病，这是中医继承中一项极为重要的措施。当代名医蒲辅周医案大多为查房的实际记录，这是蒲老留给我们的宝贵财富。目前由于病房里中西药并用，很少请中医会诊查房。

二、改变目前现状的途径

以上列举了中医临床上存在的六个问题，这些问题对中医事业危害极大。中医的精华在临床，中医的发展靠临床。上述现象如不及时采取措施，中医学术将会日趋萎缩，振兴中医将会成为一句空话。改变目前状况，我认为应采取以下措施。

（一）必须明确中医医院办院方向

中医医院办院方向问题长期以来没有很好地落实，各级领导大多为口头上讲讲，缺乏具体措施、具体制度，缺乏检查、奖罚办法，缺乏行政干预手段。为此，必须再次重申，中医医院必须以中医医疗为中心，中医研究院必须以中医研究为中心，不要再提以谁为主、以谁为辅的问题，以免造成思想混乱，不论中医、还是西学中医师，目标都是一个继承和发扬中医。

（二）中医传统治疗方法必须继承

中医在几千年的发展历史过程中不仅有完整的理论体系，而且有丰富的临床经验，形成了众多的治疗手段和方法。除了内服药外，还有众多的外治法、食疗、针灸、推拿以及心理疗法等。目前在中医病房多数单位仅用中药口服一法，疗效不显著时马上就上西药治疗。无数临床实践证明，中医的外治法往往疗效胜过内治一筹，需要我们努力去继承。针灸与药物并用更是相得益彰，有时是西药不能比拟的。

（三）继承名老中医经验要抓紧

老中医特别是名老中医有独特的学术思想和临床经验，目前大多数年事已高，需抓紧抢救性地继承，要采取行政手段，做到真正落实到实处。目前老中医多数只有门诊，去病房查房较少。要逐渐恢复老中医查房制度，欢迎老中医到病房来，并予以精神上和物质上的鼓励。要认真继承和研究老中医的学术思想，除在门诊配备助手外，还要在病房拨给一定的床位进行住院病例的系统观察。要有专门人力、物力的保证，使其学术发扬光大，后继有人。在中医院营造各种流派并存、学术独立发展、百花齐放、百家争鸣的学术空气。要认真宣传名老中医的学术思想，各单位要树立为人公认的几大名医、几小名医，大力提倡撰写名医列传。要认识到这绝不是宣传个人，而是对振兴中医学术有益。

（四）恢复中医基础理论温课制度

目前中医病房中讲中医理论的人少，进修医师和实习医师对中医理论学习不感兴趣，看中医书的人很少，好像谁看中医谁就有被人瞧不起的感觉。这样就造成了中医理论方药不熟，实习医师方剂背不出、药量用不好、病历质量低、临床疗效差。为此，当前急需进行中医温课制度，强调中医基础理论的再学习，并建立必要的考试制度加以保证。对成绩优秀者给予奖励，对成绩差者应给予帮助，对不能胜任中医工作者应调换其工作岗位。

（五）加强中医病房的管理

目前我国中医床位大大增加，但就在这些中医床位中药使用率却显著下降，达不到50%，这等于取消了一半中医病房，这个问题应引起各级行政领导的注意。问题症结在于学术和管理两个方面。我认为对于管理中医病房的人才结构应进行研究，对其知识结构应进行设计，不能完全照搬西医的方法，起码目前不行。我认为应选择中医基础理论扎实、经验较为丰富的中年中医管理病房，以保证中医学术的继承和发扬。中医院管理做到了中医当家，但就学术上来讲，许多优秀的中年中医搞了行政，临床一线学术水平下降了，不能不说也是一个缺陷。

以上所述中医临床上的继承问题，特别是中医病房的中医学术水平下降问题，中药治疗率降低问题等值得深思。如果中医学术丢了，特色丢了，优势丢了，连保存都保存不住，还怎样去发扬提高呢？我再次重申目前中医的问题关键在于继承。

（编者注：1989年完稿，赵志付整理）

中医教学与继承

——二论“中医不能丢”

振兴中医，人才是关键，教育是根本，改革开放10年，中医教育取得了很大成绩，培养了一大批中医人才，其中包括中专生、大学生和研究生。但不能不看到中医在临床教学上问题较多，本文就此谈一下个人看法。

一、临床教学令人担忧

（一）本科生的临床教学忽视中医、侧重西医

本科生的临床实习多选择仪器设备较好的中医院，学生从枯燥的课堂上走出来，往往对高级仪器设备和各式各样检查手段感兴趣，结果热衷于西医检查，对中医反倒厌烦。进入临床，多数学生不是好好学习中医理法方药，而是抱着西医教材，并读得津津有味。特别是个别学生开始贬低中医，认为自己走错了门。带教老师为了完成任务不出事故，向实习学生讲了不少西医诊断、实验室检查和西药的使用问题，在很短的实习时间里，学生掌握这些西医知识也有困难。更重要的是课堂上学的中医理论在大型中医医院似乎没有用场了。再者目前的带教老师很少是本院的住院医师，绝大多数是外地的进修生，越是大医院本院医生越少，实习学生受到了很大的影响。

（二）研究生教学方式对继承不力

中医研究生教育是从1978年开始的，在我国是新开辟的教学领域。刚一开始，我国著名老中医岳美中、方药中、董建华等老前辈，就提出中医研究生要以继承老中医经验为主要目的。当时培养了一批能继承名老中医学术思想和学术经验的优秀中医人才。但两三年后有人声称“中医研究生不如本科生”，“水平不如住院医”，在研究生教育中造成了混乱。有的单位培养中医研究生采取培养住院医的方法，脱离导师分到各科大轮转，甚至有的入学一年半没跟导师抄过一次方，使得导师大为反感。另外，部分研究生学习外语和基础理论

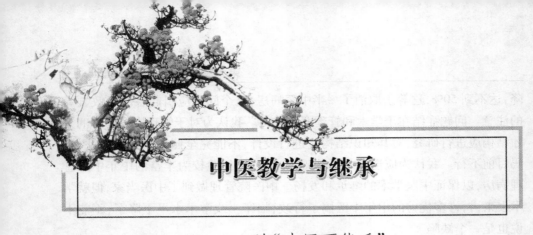

时间太长，跟导师的时间有限，也难以掌握导师的学术思想，对继承也非常不利。

二、加强临床教学中的继承工作

以上列举了本科生和研究生教学中的继承不利的问题，这些问题代表了中医高等教育的主要问题，直接影响着中医高等教育的水平，关系到中医优秀人才的数量和质量，因此，必须引起有关领导的重视。我个人认为临床教学，搞好继承工作应从以下几个方面着手。

（一）中医教学应借鉴戏曲艺术的教学方式

我国的戏曲艺术种类繁多，各种戏曲流派层出不穷，代有发展。以评剧为例，它是北方主要的地方戏之一。虽然它的历史不长，但出现了很多流派，如新凤霞的新派、白玉霜的白派、喜彩莲的喜派、魏荣元的魏派等。他们培养学生是根据学生的自身条件，跟人不跟科，分类培养，结果使各派后继有人，兴旺发达，特别是新凤霞的新派已桃李满天下，流传到全国各地。中医也有很多流派，也可采取培养艺术人才的办法进行培养。根据学生的自身条件，“跟人”跟到底，可以不跟科，以继承名老中医的学术思想，营造百花齐放、百家争鸣的局面。使学生在继承的基础上有所发展、有所前进。具体方法对本科生可以在基础课学完之后，选定专门老师跟师学习，一直到毕业为止。对研究生则力求在3年或2年之内不能离开导师，认真继承和研究导师的学术思想和学术经验，并在某一方面有所提高。

（二）本科生实习必须以中医为主

中医院校的中医本科生实习以中医为主，这本来是天经地义的事，可现实并非如此。在中医临床实习中，多数带教老师讲课以西医为主，实习生学习也以西医为主，中医实习成了陪衬。这样一来，学生对中医没有兴趣，中医的辨证论治、理法方药没有真正掌握，甚至干脆用协定处方，不搞辨证论治。因此，我认为带本科生实习的老师，应以中老年中医最为适宜；实行导师制，一跟到底；不要一味追求到省级以上的中医医院或中医研究院，只要确有真才实学的老中医或中年中医就行。根据不同的培养目标，可以分以下几步走。

1. 培养辨证论治基本功应重点在门诊　门诊接触病人多，著名老中医多在门诊工作，这是学习辨证论治的最好场所。本科生实习可以多选一些医院，除了中医医院以外，还可以选一些综合医院的中医科。不要光选大医院，地市级医院以及县级医院都可以选择。还应指出综合医院的中医科全都用中药，受西医的干扰较少，反倒能学出真正的中医，是实习中医、继承老中医经验的好地方，应予以重视。

2. 实习生进入病房要写好中医病历 第一步是练好辨证论治的基本功，然后进入病房。进入病房，学习中医管理病人的方法，首要的是认真写好中医病历。病房工作管理的病人不多，应认真钻研中医的四诊、辨证、立法、处方、调护等，在带教老师的指导下，继承中医传统的理论和方法，并结合临床实习一些急救知识和物理诊断技术，实习医师不得使用西药。在病房实习结束，应写出完整的医案若干份，以深化中医理论。

3. 中医实习不得安排在中西结合病房 实践证明，在中西结合病房实习中医的方法不可取。因为中西结合病房中医力量大都薄弱，中西结合的思维方式与中医辨证论治有很大差别，结果使中医实习拣了西医、丢了中医，不利于继承工作，反倒使实习生滋长民族虚无主义。

（三）研究生的培养应始终跟"人"

我国中医研究生培养，目前分硕士和博士两个层次。我认为硕士阶段必须以整理导师的经验为主，课题必须是导师的学术思想的继承，题目应由导师选定。3 年时间至少要有 2 年或 2 年半的时间跟师抄方、门诊或查房，从实践中学习总结导师的经验。硕士论文整理出导师的学术经验和学术思想；博士阶段应在继承导师学术思想和学术经验的基础上做一些专题发挥，其题目应是导师科研的范围，或科研课题的一部分，力求在某一小的领域有所深化、有所发现，做出创造性成果。因此，建议中医临床研究生不要再搞硕士学位，全部改为直接攻读 5 年的博士学位，以利于继承的连贯性，这样会有利于中医高级人才的培养，也有利于继承工作。中医的临床研究生应成为著名老中医的真正继承人，应承担起承前启后、继往开来的历史重任。我相信只要我们认真努力落实党的各项中医政策，贯彻继承为主的方针，扎扎实实地工作，优秀的高级中医人才将会如雨后春笋一样大批涌现，将会开拓中医教育的崭新局面。

（编者注：1989 年完稿，赵志付整理）

保护真正中医　防止学界异化

——致函北京市卫生局中医处

五一节后我由沈阳参加全国中医古籍整理工作会议归来，上班即看到贵局发来之“关于召开传统大方派渊源座谈会”的通知暨刘某先生处方两张（复制品）。惜会期已过，深感未能参加此会失掉学习机会而遗憾。为此，很想涉猎一些历代有代表性的中医方剂学著作，以补自己对这方面知识之不足。但限于时间仅翻了几部书，未能完成。今又接来函催询，谨将我一些不成熟意见奉上，以后有暇，再以历史资料作证明，比我现在的意见更有说服力。

1. 首先说明的是，我从十几岁学中医，到现在为止，对于中医尚有传统的大方派还是初次听到，我只知中医内科前人称为“大方脉”，在中医书上早有记载。这是因为中医内科包括的科别既多，病种很广泛，如果把内科学好，其他各科亦易掌握，它与其他小科不同，与现代医学之内科一样，治疗范围较广。尤其过去中医大多是多面手，否则不能适应广大患者的求诊需要。近的不说，即以战国时期的扁鹊（秦越人，现河北省任丘市籍）来说，既精通内科，过齐为齐桓公诊病望而知之；至虢针药并用，治愈了虢太子之尸厥；过邯郸为带下医（妇科）；过洛阳为耳目痹医（五官科）；至咸阳为小儿医，随俗多变，足可说明（见《史记·扁鹊仓公列传》）。

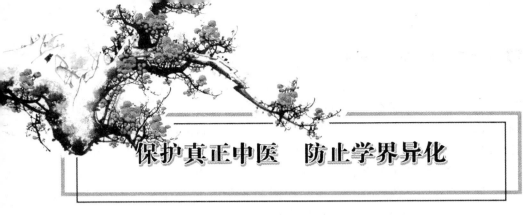

2. 在中医方剂学发展的历史长河中，经过了由简到繁的过程。《黄帝内经》中有十三方，药味均小。至汉代张仲景《伤寒杂病论》出现，始成为方剂之鼻祖。其中薯蓣丸、大黄䗪虫丸等，前者二十一味，后者十一味，药量以两为单位，但汉之度量衡与现代之计算单位不同，且都配成丸剂，汤剂处方未见这么多的药味。《黄帝内经》中提出了大方的概念，岐伯说：“君一臣三佐九，制之大也”。就是说主药一味、次药二味、协用药九味，就称之为“大方”。到了金元之际，四大家之一李东垣主张用药如用兵，多多益善。我体会他的话有两种含义，一是作为治病救人的医生，必须对中药的品种多掌握，运用时才能择优选用，发挥其长；二是对药物的性味功能主治要熟练，始能成竹在胸，处方用药时，才能运用自如。并不专指药味多、分量大而言。以他所著《脾胃论》的方剂来看，升阳益胃汤十四味药，多则二两，少则二钱，且都多是细末，每服三钱；补中益气汤方药八味加姜、枣为引共十一味，多的一钱半，少者二分。故后人评东垣之方剂是：药味多而不乱，药量多少适度，符合用药规矩。近代施今墨先生，处方用药亦是药多而不杂，分量比例大小适中，从最近人民卫生出版社出版的《施今墨医疗经验集》，即可得到证实。

至于唐代《千金方》，宋代《普济方》《太平惠民和剂局方》等书中，有的药味虽多，分量亦重，但多是丸剂或是散剂，而不是汤剂。同时，由于古今度量衡的不同，其计算单位自然有别，这是起码的一般常识，不再多赘。

3. 刘某先生的处方，我花了较长的时间去学习、探索，看不出其处方用药的理论渊源和其用药的独创经验，理、法、方、药极不一致。既看不出君臣佐使之配伍，又看不出用这些药究竟要治疗什么主症——亦即病的症结所在。而是杂乱无章，毫无法度，互相牵制，自相矛盾，真是百思不得其解，莫测高深，不禁使我想起，壮年在农村行医时，曾接触过一些兽医先生，我从其中汲取治中结（即肠梗阻）的方法，也涉猎过牛马经《元亨疗马集》，看到他们处方用药，虽药味多、剂量大，但多是粉剂，最多也不超过1斤（0.5kg）左右。今刘先生处方，一张药量是6.41斤（3.205kg），一张分量5.3斤（2.65kg），我想如用于《镜花缘》中之大人国，或18世纪英国作家斯威夫特所著的《格列佛游记》中的大人国，可能是药量与人体重相当。

人之禀赋有厚薄，脾胃有强弱，饭量有大小，生活有差异，故古代医家总结出“脾虚不能运药”则预后多不良，而刘先生用药重达6斤（3kg）有余，即使再多，其奈脾虚不能运药何？历代医家对于处方用药的科学性、严谨性做过很多的精辟论述，如“药贵精，精则专；忌挟杂，杂则无功。”真是经验之谈，总结之论，被后世医家奉为圭臬。如清代医学大家叶天士处方以轻灵平淡见长，独树一帜，为后世所效法。近代医家如章次公、蒲辅周先生等，用小方治大病者亦不乏其人，值得重视与提倡。

当前，我国经济经过调整、改革，城乡呈现出一派欣欣向荣的繁荣景象，令人鼓舞；人民的生活水平大为提高，令人欣喜。但由于我国人口多、底子薄，经济仍不十分宽裕，还有一定的困难，特别是中药品种短缺不全，有的脱销，严重影响了中医正常的治病处方用药的供应。因此，开大方既不利于国家，又不利于病人，公费者则增加了国家的开支，自费者则加重了个人的经济负担，既造成了大量浪费药材，又于病无补（如确能治好病尤有可说），反受其害，据说一剂药动辄三、四十元到几百元(注:当时人们月工资水平为几十元),自费者岂不要负债累累。真是触目惊心,思想异常沉重,难道这是发挥中医优势? 这无疑是自掘坟墓、自取灭亡?! 这不是真正贯彻党的中医政策,而是给中医工作抹黑。

由此,我忆起"文化大革命"前,宣武区有一中医先生,专以大方治病,附子动辄数两,蜈蚣100多条,出了医疗事故,经市中医学会学术组(当时我与赵锡武先生在学术组工作)与其谈话规劝而不听,最后以乌头中毒(过量)致死事件发生。1976年左右,前门内一街道卫生院开大方致一患者慢性中毒(一派温热回阳药)而不能工作。对于坐堂医或开业医更应该加强管理,对不及格者不准其开业,违章者应从严处理。我认为这才是热爱中医事业,真正地贯彻党中医政策。

限于我的学术水平和时间关系,所提意见不见得恰当,甚至是谬误的,但我本着对事不对人,知无不言、言者无罪的精神,将不成熟意见提出,仅供参考,不当之处请指正。

路志正

1983年5月24日

附:北京市卫生局函(一)

路志正教授:

市委责成我局调查建工医院退休中医刘某使用大方药治病的情况,并对"我国中医传统大方派"进行渊源探讨,我局拟请有关专家召开座谈会,敬您于百忙之中届时参加会议。

另附刘某大夫处方两份,以供参考。

此致

敬礼!

北京市卫生局

1983年4月19日

刘某处方一

邱某,男,65岁,总后后勤学院。

有哮喘史14年,有咽炎史、失眠兼有之,失眠多梦。GPT:150~200U/L,TTT:2~5U/L,肝澳抗(乙肝表面抗原)阳性多年,肝区痛,腹胀,胃窦炎隐痛。脉浮无力,右盛于左,肝胁下1指厚。

拟柔肝清咽,止咳定喘。

川楝子 60g,紫金牛草 65g,金莲花 65g,锦灯笼 50g,

射干 35g,二冬(天冬、麦冬)各 10g,花粉 80g,紫菀 70g,

款冬花 70g,马勃 14g,板蓝根 70g,狗脊 70g,

茵陈 60g,大青叶 65g,川贝 60g,瓦楞子粉 80g,

黄连末 45g,沙参 90g,枳实 60g,槟榔片 45g,

莱菔子 60g,乌药 65g,木香 60g,香附 60g,

元胡 60g,没药 60g,血力花 60g,枣仁泥 200g(3 次吞服),

合欢花 50g,生黄芪 90g,莪术 14g,红花 15g,

桃仁泥 15g,海藻 70g,昆布 70g,丹参 65g,

川厚朴 50g,焦三仙各 60g,杜仲 15g,地龙 70g,

薏苡仁 90g,鸡血藤 70g。

(注:47 味,2.65kg)

1983 年 5 月 19 日

刘某处方二

韩某,男,55 岁,天津河北区。

1979 年开始糖尿病,尿糖(+++),血糖 250mg/dl,胆固醇 283mg/dl,酮体(+),手麻,头晕,无力,纳自控 7~8 两,口干渴。脉滑芤,舌胖浅赤、苔薄白。处方:

玉竹 120g,葛根 90g,地骨皮 30g,山药 300g,

花粉 300g,二冬(天冬、麦冬)各 160g,沙参 300g,狗脊 80g,

枸杞 80g,地龙 80g,蜈蚣 15 条,石楠子、叶各 60g,

玉米须 60g,黄精 120g,薏苡仁 120g,藕节 90g,

三七 40g(分次冲服),元参 60g,参须 60g,磁石 80g,

覆盆子 80g,五味子 60g,杭萸(山萸肉)85g,太子参 120g。

(注:26 味,3.205kg)

1983 年 3 月 19 日

(编者注:本文系 1983 年路志正先生与北京卫生局中医处往来信函整理,保持了原剂量单位)

建议开通地方性氟骨症中药新药审批绿色通道

——《骨痹通天丸》审评意见

骨痹通天丸，是泸州医学院名老中医汪新象教授、多年来从三焦辨证治疗痹证的经验方，符合君、臣、佐、使等组方规律。经长期临床观察和药效学研究，证明本品用于骨痹证（包括地方性氟骨症），确有滋补先天、后天，调理脏腑功能，增强患者体质，减轻动物氟中毒症状和肝肾、骨质的病理损害等作用。

地方性氟中毒是严重危害人民健康的疾病。四川省就有 12 个地区，38 个村流行，氟病区威胁着 1800 万人的健康，全国有 29 个省、市、自治区，1182 个村流行本病，但迄今尚无理想的有效药物，严重影响工农业生产。而骨痹通天丸组方合理，安全有效，无毒副作用，既有理论依据，又有长期临床经验，以及近年已被分别列入省地方办、四川省科委、卫生部基金课题，实验研究已被证实是较理想的很有前途的中成药。建议药审办根据改革开放的新精神，尽快批准其进行二期临床验证，但申报资料 18 中，还应适当增加中医辨证论治的内容（为骨痹的临床症状、舌质、舌苔、脉象等，中华全国中医内科学会痹病专业委员会制定了《痹病的诊断和疗效评定标准》可以参考），以便更好地加强中西团结合作，便于总结，提高疗效，为进一步深入研究打下良好的基础。

另一方面，建议同意四川省卫生厅（1992）第 0099 号函《骨痹通天丸》初审报告中第 4 页的"希望部里考虑这一特殊情况，从实际出发，可否直接批准其试产试销"的意见。也就是先同意药厂批量生产，在本省氟病流行区试销，经二期临床正式批准后再向全国出售。这点意见，很不成熟，请药审办研究早日处理。

路志正

1992 年 6 月 1 日

（编者注：本文系路志正先生作为卫生部药品审评委员会委员，对中、西药、生物制品临床或生产（证书）申请技术审评意见）

日本废医存药酿不良后果之镜鉴

——要用中药　学好中医

小柴胡汤，系出自张仲景《伤寒论》之名方，主治伤寒少阳病：“伤寒五六日，中风，往来寒热，胸胁苦满，嘿嘿不欲饮食，心烦喜呕，或胸中烦而不呕，或渴，或腹中痛，或胁下痞硬，或心下悸，小便不利，或不渴、身有微热，或咳者，小柴胡汤主之。”（《伤寒论·辨太阳病脉证并治》96 条）。日本医界未按《伤寒论》少阳病辨证论治法则而运用于肝硬化患者，且因慢病而长期服用。是药三分毒，不加辨证长期用药，势必有造成不良后果之风险。为此，曾与日本汉方界学术交流时多次建议提醒，但未予重视及采纳。今日本废医存药之风所酿造的不良后果，希望国内学界镜鉴。

看了日本厚生省的“因小柴胡汤的副作用导致 9 人死亡”的报告，引起我们思考。我认为，要用中药就得学习中医。中医是一门很深的学问，没有 3~6 年的学习，就不可能用好中药。日本是中国的友好邻邦，历史和文化有很深的渊源，中医的特色和优势在日本国民心目中有着很深的影响，所以日本国内应该重视中医理论的学习，而不是等有人因滥用、误服中药死了人，就说中药不好，说中药有毒。如果把小柴胡汤作为治疗肝炎唯一的中药，那是错误的。所以，有喜欢接受中药医疗保健的日本国民，还应该有精通中医理论的中医师，如果不分青红皂白用中药，不出问题才是怪事。这和不懂西医乱用青霉素是一个道理。中国把保护中医写进了国家的宪法中，而日本连中医师的资格都不承认，学习西医的人却可以开中医的方子。因此，建议日本国内应该重视中医理论的学习，重视中医师的地位。

（编者注：本文系由路志正教授接受记者采访的论述“要用中药，先学好中医”一文整理，刊载于《中国中医药报》1996 年 4 月 5 日、周末版第 1 期；录入本书时调整标题、补充第 1 段文稿）

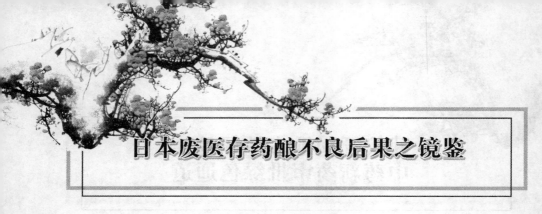

附：《中国中医药报》编者按

今年3月份以来，日本朝日新闻、读者新闻、东京新闻等40多家报纸及日本各电视台，纷纷报告《汉方药“小柴胡汤”的副作用导致10人死亡》，并在日本国内引起了强烈反映，一些日本学者纷纷致信中国专家，探讨“小柴胡汤”能否引起死亡以及有关汉方药的副作用等问题。为此，本报记者专门采访了一些中国专家(路志正教授等)，有关论述，在本报《健康周末》创刊第1期发表，以飨读者。

(编者注：本文转载于《中国中医药报》1996年4月5日、周末版第1期)

附：日本厚生省调查

汉方“小柴胡汤”的副作用导致10人死亡

以前亦曾有9人服用“小柴胡汤”后因肺炎死亡的报告

用于医治慢性肝炎的医疗用汉方“小柴胡汤”的副作用，在2年间导致88人间质性肺炎，其中10人死亡。这是日本厚生省经过调查发表的报告。由于该药的副作用在以前就曾导致9人死亡，虽然厚生省为此将“使用注意事项”多次进行了修改，并增设新的“警告”专栏，作为紧急安全情报向制药厂进行了指示，但是，对于厚生省总是“马后炮”做法的批评之声不绝于耳。

“小柴胡汤”在日本很多制药企业都生产。据厚生省报告，某男性患者因C型肝炎引起肝硬化的病例，用该药治疗，3周后出现发热、呼吸困难的间质性肺炎的症状，约1个月后死亡。另外1994年有4人，去年有6人因同样的副作用死亡。

关于该药，以前就曾有多次副作用发生的先例。厚生省截止到1994年1月曾3次将“使用注意事项”进行修改，力求改善使用方法。另外，中央药事审议会在去年3月对该药的功用进行了再评价，得出了该药对慢性肝炎有治疗效果的结论。副作用的发生使专家们对该药审查产生了不少疑问。

医疗用“小柴胡汤”每年的销售额在300亿日元左右。在药店里出售的同名同作用的“小柴胡汤”，引起间质性肺炎的副作用的报告还未见到。

日本肝脏患者团体协会认为，汉方药安全的神话在民间广为流传，作为医疗用汉方药方面，盲目使用的事实也不能否认。

(编者注：本文刊载于《中国中医药报》1996年4月5日、周末版第1期)

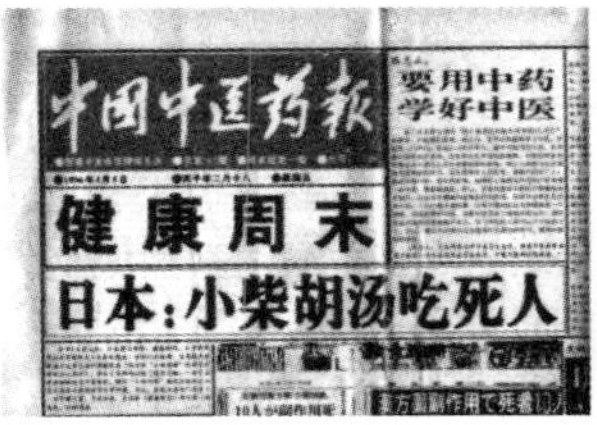
中国中医药报
要用中药 学好中医
健康周末
日本：小柴胡汤吃死人

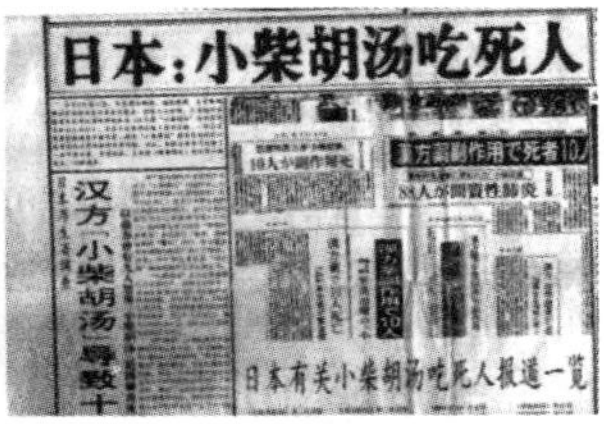
日本：小柴胡汤吃死人
日本有关小柴胡汤吃死人报道一览

支持中医界捍卫中医药事业之尊严

——关于2003年上海“马兜铃事件”函件

一、路志正教授致函徐汇区中心医院中医科

徐汇区中心医院中医科全体并姚永年主任：

你们好！来函获悉，认真阅读了贵院中医科的“马兜铃事件”资料。我认为，马兜铃为常用中药饮片，临床立法、处方、遣药均有法度，且是炙用，又是复方，已起到减毒增效的作用。近年来，国外一些人为了减肥，西药加中药，不符合中医用药特点，造成不良后果，则归之中药而西药无涉，这是一种无知偏见，与贵科立法处方不同。似不应属于医疗事故范围。建议请教颜（德馨）老，烦其与上海中医药学会联系，请一些专家审议，作出中医临证鉴定，再向法院上报裁夺。当否？供参考！

路志正

2003年2月

（编者注：本函根据路志正教授回忆整理）

二、颜德馨教授致函徐汇区中心医院

来件已阅，经推敲后上诉召一定理由详，颇赞同。

路老建议汇集有关资料，报请市中医药学会组织专家讨论，而后上报，但是否合乎事故鉴定之规定程序，应予考虑。

匆复，即请

徐汇区中心医院中医科刻安。

颜德馨

2003年3月21日

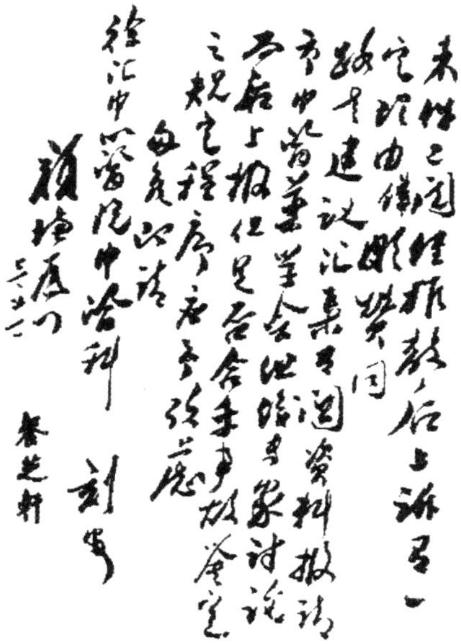

三、徐汇区中心医院致函路志正教授

路老师：

您好！来函早已收到。您在百忙之中给予回信，做了翔实的指点和十分有益、宝贵的开导，我们感到十分高兴和欣慰。中医事业在您们德高望重的老一辈始终如一的扶植和关怀下一定会不断发展，欣欣向荣。

（从）中医参与"非典"的诊治，到"中华人民共和国中医药条例"的出台，无不倾注着您们的心血！相信在中医界的共同努力下，中医药事业的稳定健康发展的春天一定会到来！

关于我院发生在1990到1993年间的马兜铃事件，根据您回信提出不能定为医疗事故的相关理由，同时我们还遵照您的建议，找了颜德馨老师。颜老也说不能定为医疗事故。现经各方努力，已由上海市高级人民法院送呈中华全国医学会总会鉴定。"总会"已经接受。故望在收到此信后，百忙之中予以关照。我们全科向您老表示衷心的感谢！

敬祝

一切好！

上海市徐汇区中心医院中医科

姚永年及全体同仁

2003年7月1日

四、路志正教授披阅意见

(上函)转孙永章部长(中华中医药学会学术部)并李秘书长参阅,如转中医学药学会鉴定时,请找一些临床家和龙致贤院长参加为宜,供参考!

路志正

2003 年 7 月 8 日

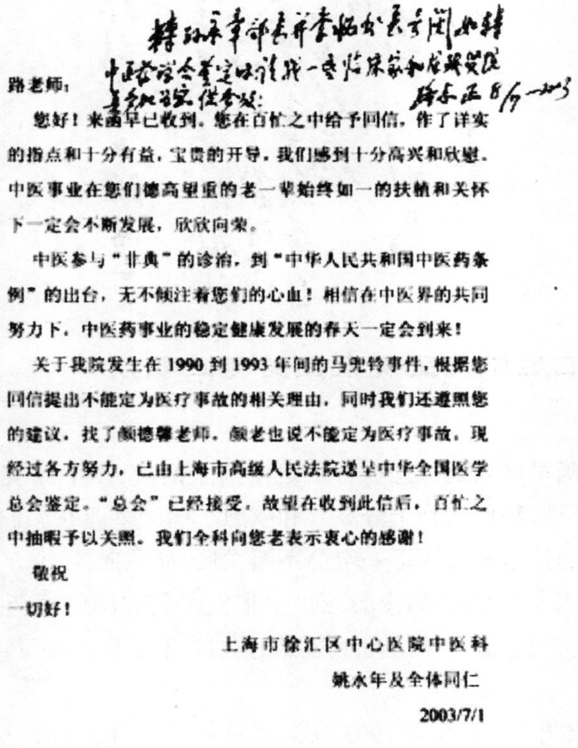

转孙永章部长并李秘书长参阅如转中医药学会鉴定时请找一些临床家和龙致贤院长参加为宜供参考
路志正 8/7—2003

路老师：

您好！来函早已收到。您在百忙之中给予回信，作了详实的指点和十分有益，宝贵的开导，我们感到十分高兴和欣慰。中医事业在您们德高望重的老一辈始终如一的扶植和关怀下一定会不断发展，欣欣向荣。

中医参与"非典"的诊治，到"中华人民共和国中医药条例"的出台，无不倾注着您们的心血！相信在中医界的共同努力下，中医药事业的稳定健康发展的春天一定会到来！

关于我院发生在 1990 到 1993 年间的马兜铃事件，根据您回信提出不能定为医疗事故的相关理由，同时我们还遵照您的建议，找了颜德馨老师，颜老也说不能定为医疗事故。现经过各方努力，已由上海市高级人民法院送呈中华全国医学总会鉴定。"总会"已经接受，故望在收到此信后，百忙之中抽暇予以关照。我们全科向您老表示衷心的感谢！

敬祝

一切好！

上海市徐汇区中心医院中医科

姚永年及全体同仁

2003/7/1

五、徐汇区中心医院致函路志正教授

路老师:

您好！来函早已收到。您在百忙之中给予回信,做了翔实的指点和十分有益、宝贵的开导,我们感到十分高兴和欣慰。中医事业在您们德高望重的老一辈始终如一的扶植和关怀下,一定会不断发展,欣欣向荣。

从中医参与"非典"的诊治,到"中华人民共和国中医药条例"的出台,无不倾注着您们的心血！相信在中医界的共同努力下,中医药事业的稳定健康发展的春天一定会到来！

关于我院发生在1990年到1993年间的马兜铃事件，根据您回信提出不能定为医疗事故的相关理由，同时我们还遵照您的建议，找了颜德馨老师。颜老也说不能定为医疗事故。现经过各方努力，已由上海市高级人民法院送呈中华全国医学总会鉴定。“总会”已经接受。7月28日进行专家组人员抽签，现名单已定，2名药学、3名肾病、2名中医专家。鉴定日，我们将赴京陈述。并拜访您老。恳望在收到此信后，百忙之中抽暇予以关照。再次向您老表示衷心的感谢！

敬祝

珍安！

上海市徐汇区中心医院中医科

姚永年及全体同仁

2003年8月4日

六、徐汇区中心医院致函路志正教授

路老师：

您好！首先感谢您对中医事业的关心和对坚持真理的感谢！

报告您一个好消息，我们赢了！不属事故。

今天同时给您寄去一份报纸（《健康报》记者的文章）专门谈关于中医名家的培养，请阅。

以后有关于中医方面的问题，容予请教。谢谢！

徐汇区中心医院　姚永年

2003年9月3日

附：万某医疗鉴定陈述

尊敬的各位专家：

我院2001年12月25日收到上海市徐汇区人民法院关于万某医疗赔偿案的“传票”，消息传到了奋战在救死扶伤第一线的广大医护人员耳中，他们顿时为之茫然，心灵创伤极大。广大医务人员严格按照诊疗常规、卫生法规、国家药典认真工作，无私奉献，竟然还会闯下如此“大祸”？

经过冷静、细致、反复回忆，中医科医生认为这起事件历史悠久，情况复杂，对照医疗事故处理条例，没有任何理由可以定为医疗事故。

一、医疗事件经过

患者万某，女，49岁。因反复气急、咳嗽，于1990—1993年在上海市徐汇区中心医院就诊。患者主诉有哮喘病史10年余，在西医治疗同时，还在我院中医科服中药汤剂治疗。3年中在中医科就诊125次,先后找过10几位医中医师诊治,服中药汤剂750余剂,其中含马兜铃的有620剂。按照辨证施治原则,在汤剂中使用炙马兜铃,每剂用量在6~12g,并随病情轻重增减,其中6g和12g均为少数,大部分为10g,经过治疗,较好缓解了患者病情,当时患者很感激。1993年,患者在我院住院检查时发现"慢性肾炎尿毒症",后在上海中山医院做肾移植手术。

2002年患者凭一些媒体有关服用马兜铃酸引起肾损害的报道,告我院为其治疗哮喘病的过程中,长期超量应用马兜铃导致了她发生尿毒症。

二、不属医疗事故的理由

1. 中医治病的特点是辨证施治,当时我们给予的施治原则是正确的,马兜铃的用量也在法度之内。所用马兜铃为炙兜铃,用量在6~12g,按上海市中药炮制规范,100g马兜铃用蜂蜜38g,即使用12g炙兜铃,也只含马兜铃原药7.44g,完全在药典用量范围之内。而且,当时有10多部中医药专著中均记载马兜铃的用量可达12~15g,例如:"上海科技出版社"出版的《中药大辞典》、"中国医药科技出版社"出版的《中医辞海》、"中国中医药出版社"出版的《现代中药药理手册》、《咳喘病良方1500首》,以及《实用临床中药学》和《中国现代名医验方荟海》等,并且记载"长期服用,并无不良反应"。所以,13年前我们用量6~12g是完全符合当时中医药界普遍用药常规,并无猛浪之举。

2. 在1990—1993年医学科学技术条件下,当时国内外医、药专家都无法预料马兜铃酸会引起肾脏损害。历代医书均记载马兜铃无毒。2000年以前版的药典也未指出马兜铃会引起肾脏损害。国外因使用木通、防己减肥引起肾衰,迟至1994年才提出了马兜铃酸肾病,国内还要晚几年。本案发生在1990—1993年,《医疗事故处理条例》第三十三条第三款在界定是否属于医疗事故时明确指出:"在现有医学科学技术条件下,发生无法预料或者不能防范的不良后果的"不属于医疗事故。医学科学是不断发展的,马兜铃酸肾病的发现是科学发展的结果。即使现在,医学科学依然存在很多未知领域和谬误,需要在科学不断发展的基础上去发现和纠正。

3. 患者哮喘病有夙根,反复发作,有时呈持续状态,可危及生命。故长期进行治疗实属患者无奈之举,不得已而为之。按照上海市历版中医内科诊疗常规、2000年前中华人民共和国各版药典,中医治疗哮喘病或使用马兜铃时,并无定期检查肝肾功能的规定。但我科当时还是对患者进行了尿常规及肝肾功能的检查,没有发现异常。可是,由于患者对自管病历卡进行了撕贴,以致造成残缺不全,无法反映真相。

4. 中药复方具有增效减毒作用（国家重点基础研究课题“973”课题：方剂关键科学问题的基础研究《中国医学论坛报》2002年2月7日），同时，中药汤剂经过高温煎煮可以降低或抑制其毒性（《健康报》2003年3月19日）。马兜铃酸和马兜铃是两种不同概念，含有马兜铃酸成分的中药主要有4种（关木通、广防己、青木香、马兜铃），而马兜铃在其中属于马兜铃酸含量比较低的一种，马兜铃中马兜铃酸含量为0.26%，其中还包括马兜铃酸A、C、D，只有马兜铃酸A才会对肾脏有毒性。王海燕教授的实验证实每天5g剂量关木通并无肾损害发生。有文献报道关木通中马兜铃酸A的含量是马兜铃的3.9倍。经动物实验30mg/kg马兜铃酸可降低肾小球滤过率，按马兜铃含马兜铃酸0.26%计算，12g马兜铃中含马兜铃酸31.2mg，按患者当时体重68kg计算，即使所用马兜铃酸被全部煎出来，同时被全部吸收，每公斤体重也只有马兜铃酸0.46mg/kg，远小于30mg/kg的中毒剂量。

5. 使用马兜铃与万佩华的肾损害没有因果关系。慢性间质性肾炎的发病因素颇多，反复感染、过敏体质、药物中毒、物理环境及特发性因素等。患者有慢性支气管哮喘史，过敏史多年。反复感染，反复治疗，用过的中、西药物十分繁多，因为当时门诊病历卡为自管，患者提供的自管病历卡删去了对自己不利的内容，造成资料残缺，化验单缺失，尽管如此，这份病历依然反映患者用药复杂而量多，其中仅头孢氨苄就用了840多粒，交沙霉素200多粒。这些因素及这些药物都能够造成肾损害。显然，按照上海市历版中医内科诊疗常规、2000年前中华人民共和国各版药典，找不出中药马兜铃造成患者“慢性肾炎尿毒症”的理由。所以无因果关系。

6. 12年前，中国药典、全国中医药大学教材都认为马兜铃无毒。我科在为患者治疗过程中按常规办事，没有违反药典、诊疗常规、卫生法规，因而没有过错。上海市药品监督管理局徐汇分局2002年12月14日根据上海市药品监督管理局《转发国家药品监督管理局关于加强医疗用毒性药品监管的通知》（沪药监安[2002]814号）的毒性中药品种目录所列28味有毒中药，其中无“马兜铃”（附件5）。

上海市徐汇区中心医院

2003年8月1日

（**编者按：**本文收录了2003年上海市徐汇区中心医院马兜铃事件部分资料。在医学发展尚未认知马兜铃不良反应的年代（包括1991—1993年），临床医生依据卫生行政法规、中医医疗常规和辨证论治原则，运用马兜铃开展医疗，于理于法何错之有？10年后随着医学发展，对马兜铃酸的不良反应有了新的认识，这是医学的进步和对中医药学的发展，值得庆幸。然而，如果被别有用心者利用，以挫伤临床医务人员、有损中医药事业发展，将于法不容！本案审理中，路老、颜老与徐汇区中心医院的徐主任并不相识，出于捍卫中医药事业，毅然与上海及全国中医药学会等秉持正义，捍卫中医药事业尊严，鼎力支持，一度误判为“马兜铃医疗事故案”，终于在北京获得翻案胜诉，为中医界鼓舞了士气。同时，该案提醒广大医务人员，医者关乎人命、责任重大，尤当依法审慎，终生学习）

中医药发展概况

中国医药学历史悠久、源远流长，它是中华民族灿烂文化的一部分，以理论独特和经验宏富著称。几千年来与疾病做斗争，为保障我国各族人民的健康、繁荣昌盛做出了重大贡献。即使是现代科技高度发展的今天，它仍以不可比拟的优势，逐步走向世界，越来越多地被世界人民重视和喜爱。

纵观其漫长的发展过程中，曾达到过优异的高度，经历过许多曲折，也受到历史的局限。

一、中医学术史上三次重大突破

（一）《黄帝内经》的问世及道家思想对中医学的影响

在中医学发展的辉煌历史上，经历了三次重大进步。首先是春秋战国之际，在诸子百家自发的唯物主义与朴素的辩证法思想影响下，医学家充分吸收了当时的自然科学与社会科学方面的成就，如《周易》中的取类比象、人与自然整体恒动观、阴阳五行、精气神等概念，创立了中医学关于人类生命现象、疾病及其防治的整体理论体系，产生了《黄帝内经》这部巨著。其全面论述了中医学对于解剖、生理、病理、药理、诊断、治疗、预防等各方面的见解，对临床实践从理、法、方、药各方面进行了阐述，确立了中医药学的指导思想和治疗原则，内容非常丰富，它是中医学发展的重要标志。

《黄帝内经》的成书受到先秦哲学思想的影响，当以道家思想为最。道家泛指先秦、老子、庄子关于“道”的学说为中心的哲学流派以及后世的道教而言，这一学派最初为老子所创，老子是生活于春秋时代的大哲学家，老子的《道德经》是中国古代哲学史上的名著。在战国时代，老子的唯物主义和辩证法思想被引入医学领域，使中医学理论一开始就建立在朴素的唯物主义的基础之上，道家的进步思想促进了中医理论的形成和发展，为医药学的进步做出了贡献，在此仅举例说明之。

道家认为物质现象是由“精”“气”构成的，而一切精神现象都是由“精”“气”派生出来的。道家学说认为：人体只有精气饱满，才能四肢坚固，体魄强健；精神是由体内精气产生的，精气充沛，就越聪明和有才智。它认为一切物质现象和精神现象都是“精、气、神”的存在形式，这一观点被引入医学领域与医疗实践相结合，形成了中医基础理论的重要方面。《黄帝内经》中“精、气、神”被作为一个最基本的概念广泛地应用着。正如《灵枢·本脏》所说：“人之血气精神者，所以奉生身而周于性命者也。”“精”禀受于先天，为生命的起源物质，是生命的基础，故《素问·金匮真言论》说：“夫精者，身之本也”。《黄帝内经》中“气”在人体生理上有两种意义：其一，指营养一切组织器官的微小物质，如水谷之气、呼吸之气等；其二，指人体脏器组织的功能活动，如脏腑之气、经络之气等，生命的维持全赖于气。“神”是人体生命活动现象的总称。《黄帝内经》对于精、气、神关系认为，精气充足则气足神全，神全则体健；反之，精亏气虚则气虚神疲，神疲则体衰。不难看出中医“精、气、神”学说的建立，是把道家“精、气、神”概念引入医学领域的结果。可见，充分吸收和运用当时的哲学思想，是中医学形成体系的理论基石，因此这一时期的医学被称为自然哲学医学。

（二）伤寒、温病学说的确立

中医学术的第二次重大进展，是东汉末年张仲景《伤寒杂病论》的完成，提出辨证论治学说，它把古代理论医学与临床医学结合起来，奠定了治疗学的基础。

《伤寒杂病论》共16卷，分为两部分：一为论治外感病的总论，一为论治杂病的各论。书成后散于兵火，后经西晋王叔和整理编次，至宋代始有现存的《伤寒论》与《金匮要略》两书。张仲景在《素问·热论》的基础上，总结了外感病的发展变化规律，提出了以六经论伤寒的观点，阐明了各种情况下的治疗原则。六经分证是本书的总纲，将各种疾病的复杂证候归纳为六大类或称之为六大症候群。在每一症候群中选出最有概括性及最能反映本经病变特点的基本证候，列为辨证纲领，每经提纲后标列条目，分别介绍各经病证特点和相应治法，包括各经病证和传变关系，及合病、变证、坏证等的辨证和治法，提示病程发展中正常与异常的规律。《伤寒论》对证候与治法的论述共397条，处方113个，提出了包括理、法、方、药比较系统的辨证施治原则，使中医学的基础理论与临床实践密切地结合起来，形成逻辑条理完整的医疗体系。

16世纪以后传染病频繁流行，危害严重。早在宋金时期，有的医家在实践中发现《伤寒论》六经辨证不足以概括热性病的证治，提出“古方今病不相能也”的革新主张。明清时期,温病学说达到成熟阶段,形成了以温病辨证论治的完整体系。温病学派名家辈出,其中叶天士为代表人物,著有《温热论》等。他的重要贡献是发展和丰富了温病学的辨证治疗理论。第一,他提出:“温邪上受,首先犯肺,逆传心包”的论点,概括了温病的发展过程和传变途径,成为外感病的总纲。第二,根据温病的发展过程,分为卫、气、营、血四个阶段,表示病变由浅入深的四个层次,作为辨证施治的纲领。第三,在温病诊断上,创造性地发展了察舌、验齿、辨别斑疹和白痦的方法。第四,总结了温热病的治疗原则,提出“在卫汗之可也,到气方可清气,入营犹可透热转气,入血直须凉血散血”。在我国医学发展史上占有重要地位,堪称中医学术史上的第三次重大飞跃。

(三)儒学对中国医学发展的作用

儒学是中国封建社会的正统思想,对中国政治、经济和科学文化发生过深刻的影响,中国医学的发展史也不可避免的受到儒家思想的影响。

儒学取得正统地位,在汉武帝崇尚董仲舒“罢黜百家,独尊儒术”思想之后,恰是西汉中期。儒学以伦理道德观为其思想核心,其伦理观的基本原则有“仁、义、礼、智、信、恕、忠、孝”等,其中孝以事亲,忠以事君,仁以济世利民。在这种伦理观和人生观的驱使下,大批儒士从事医学学习和研究。如此,仲景在《伤寒论》自序中言及“上以疗君臣之疾,下以救贫贱之噩”,与这一思想一脉相承。儒家向医学的渗入,提高了医生队伍的文化素质和研究医学的水平。从这方面来看儒学促进了医学的成长。此外,儒士主张经世致用、务求实效的学风,使中医学朝着实用化、临床化方向发展,不仅从《黄帝内经》—《伤寒杂病论》—《温热论》的进程中可以表现出来,而且从中医临床分科的发展,方剂数量的增长亦可看出。中医分科,唐代太医署医分 7 科,宋代发展到 9 科,元代更分为 13 科,医学专科化和分科越来越细,反映了临床医学的不断发展。有关方剂,唐代孙思邈《千金要方》载有 5 300 首,宋代官修的《太平圣惠方》列 16 834 首,《圣济总录》达 20 000 多首,明代《普济方》载方 61 739 首。方剂是临床经验积累的产物,其数量的增长反映了临床医学的进步。因此,医学由古代的自然哲学医学发展为融理论与临证紧密结合、学用一致的经验医学。

二、中西方医学发展的比较及中医学发展的障碍

中医学与西方医学共同经历了漫长经验医学道路。16 世纪中叶以前,中国医学的发展速度高于西方。早在春秋末叶,中国医学已基本战胜巫术,脱离神权,有了专职医生,独立地发展,而且有了最初的医学分科。同一时期的古

希腊，医学尚未从哲学中分化出来，直到公元前 5 世纪还处于神学影响之下。中国古代医学运用朴素辩证的思想逻辑进行了高度概括，运用自然界事物取类比象作为说理工具，又不断从临证经验中总结新知，充实了医学理论，其中整体观与辨证论治的原则是中医学最可贵的指导思想。中医辨证论治与理法方药的医学体系，较其他国家的古代医学更为完整和先进。

中医临床上有许多发明要早于外国，如公元 2 世纪已应用药物麻醉施行剖腹手术，4 世纪左右施行兔唇修补术，7 世纪用汞合金镶牙，9 世纪发明义眼，12 世纪用兔脑制剂催产，14 世纪用悬吊复位法治疗脊柱骨折……如此等等，不胜枚举。

西方医学在中世纪长达千年的宗教黑暗统治下横遭阻碍。“文艺复兴”以后发展了实验科学，由于自然科学技术的引进，西方传统医学逐渐变成近代实验医学，从而进入现代医学。

一向先进的中医学由于中国社会各种因素的羁绊，与同一时期医学相比发展迟缓，特别是 17 世纪之后，日益受到阻遏，更加陷入危机。中医学发展的主要障碍根源在于中国封建制度的漫长，社会生产的落后，使医学发展缺乏物质基础，封建的手工业的经济基础难以发展先进的科学技术。在医学上，没有显微镜的发明，温病“戾气学说”就不能向微生物学发展，没有麻醉法、消毒法的发明，外科手术就无从进步。至于精神领域的因素就更为严重而复杂。

三、中国医学现状与展望

近世西方医学输入我国，带来现代医疗技术和实验研究的成果，西医输入后，我国就形成了中医和西医两个学派。它们各自形成的历史条件不同，应用的医疗方法不同，在其理论形成的过程中，所接受的哲学思想影响也不同。仁者见仁，智者见智，中西医各具特点，也各有局限性。但人体的生理、病理规律是客观存在的，反映客观规律的医学真理只有一个，为此，中西医并不存在本质上的对立和分歧。如中医的阴阳平衡思想与现代医学关于机体稳态学说；中医的整体观念与现代医学强调系统化的趋势；中医的扶正祛邪与现代医学关于病情转归的论点；中医关于综合性功能的作用与现代医学关于多学科渗透的主张有异曲同工之处。

近年来，我国中医学研究，已经引起世界各国的极大关注。如联合国世界卫生组织（WHO）成立了“传统医学规划处”；1977 年 11 月在日内瓦召开的促进与发展传统医学会议上提出，传统医学可以对科学与世界医学做出贡献。中医面临着继承与发展两大主题，对中医的继承工作是中医学提高和发展的基础，有了继承才有中医现代化，中医如何同现代科技结合，是事关中医和我国医药卫生事业的重要问题。

回顾中医学发展的历史，对比世界医学的发展历史，使我们对当代医学的发展现实认识格外清晰。客观表明，我国中医学发展到现代，正在蕴育着一个更高、更新的阶段。中国人民既然创造了她光辉的历史，也必将能够创造更加光辉的未来。

（编者注：2000年完稿，李平整理）

提高临床疗效　促进中医药发展

我怀着十分欢欣的心情，喜迎2002年的来临。

中医药工作在党和政府的正确领导下，不论医疗、教学、科研等各方面，均取得了举世瞩目的成绩！面对入世的千载难逢之机，如何使其更好地发展和走向世界，值得认真研究与思考。

由于东西方文化差异，中医理论和疗效不易被西医所接受，但随着"回归自然"的国际潮流，相信国际间中医药学术交流、科研协作、邀请国内中医人员合办医疗机构等将会日益增多。为此，我们要储备多层次人才，而临床人员要有丰富的医疗经验，疗效是打开西方之矢，要一专多能，如针灸与推拿、内科兼通妇、儿等科，始能适应国外客观需求。

方剂学，是历代中医长期与疾病斗争中、从单味中药不断优化组合的结晶，是中医防治疾病的优势所在。入世后，我国生产的90%的化学药品，面临不能仿制的困境。估计将有不少药厂和科研单位转到中药开发上来。这是好事，值得欢迎。可是我们应吸取日本的教训，不能急功近利，专于有效成分、有效部位的提取，丢掉自己的优势。李岚清副总理去年11月23日在国家中医药管理局编印的内部刊物第3期上，作了"中药汤剂的运用，必须与高水平的中医相配合……"的批示，是完全正确的，应认真贯彻。

我国有13亿人口，防治疾病需用大量中西药品。建议药品管理部门，充分利用我国中药王国的优势，提倡用国药，参考日本对仲景百余方剂，只要方证对应，医生即可使用的先例，综合我国实际，制定既严又较宽松的中药、中新成药的研制开发办法，不宜完全按照西药方法管中药，以利中药事业的发展。

国家中医药管理局于2001年9月制定了《中医药事业"十五"计划》，描绘出新世纪全面发展的蓝图。在各级政府的贯彻下，在中医药和中西医结合人员的共同努力下，中医药事业一定能骏马腾飞，取得新的更大成绩！

（编者注：本文刊载于《中国中医药报》2002年1月2日第1版）

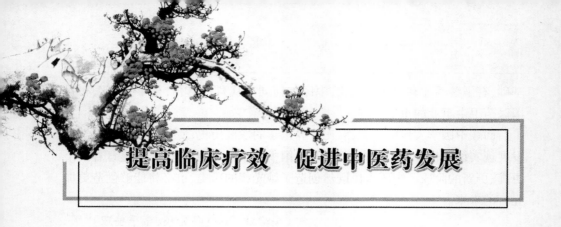

致国家中医药管理局科教司的信

科教司：

《优秀中医临床人才研修项目》培训大纲征求意见已获悉。经初步审读很不错，只是在研读医籍等方面有点补充：

1. 精读典籍书目中缺中药内容。方剂是由单味中药而来，过去所学“中药学讲义”远不满足临床应用，历代名医大家无不在本草上下功夫，建议增《神农本草经》，或将《本草备要》提到精读内容，关键在于实用。当前温热病为关注焦点，建议增《寒温条辨》。

2. 内科是各科基础，内科医籍中《笔花医镜》已非这批学人重修书目（主治医还不错）。建议增加《赤水玄珠》、《万病回春》、《中医内科学》（黄文东主编），《类证治裁》提前（从推荐书中）。

3. 四诊在《黄帝内经》中虽有所述，但欠系统。因此，建议增加《医宗全鉴·四诊心法》《诊家正眼》等，以补过去之不足。

4. 古人对医案书写有过严格要求，建议增加喻嘉言之《寓意草》中的议病式。

5. 针灸专科建议增加杨继洲的《针灸大成》中之窦默《玉龙歌》（元代河北针灸名医）、《标幽赋》、针刺手法等重点内容。

6. 推荐书目中，与专科书目有的重复，如《脾胃论》只是李东垣医著中的十分之一，其学术思想和临证紧密结合，建议改为《东垣十书》，以期系统性地了解。

7. 论文每年要求写 1 篇、3 年需有 1 篇在国内核心期刊上发表论文太少，对这些高级人员，通过自修、结合临床实际，起码应有 3~4 篇，3 年 10 篇左右，这是最好的检验督促方式，虽然有点压力，但这样才能出人才。

限于时间，未详推细敲，仅作一浮浅之议，不见得正确，如精读《伤寒论》，须参阅几家有代表性的著作，其中《伤寒贯珠集》《伤寒来苏集》，当前研究院编的《中国疫病史鉴》《中医防治非典型肺炎研究》均可参考。

匆祝

近好！

路志正

2004 年 2 月 5 日

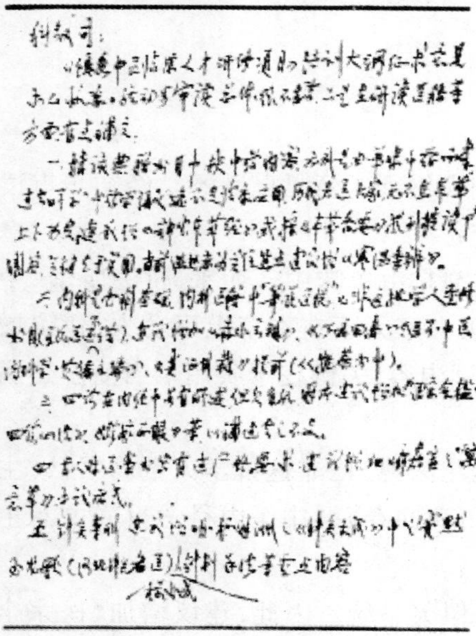

中国中医研究院广安门医院

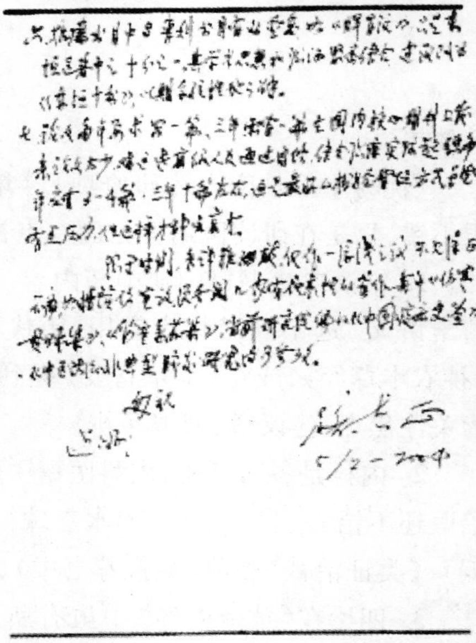

中国中医研究院广安门医院

在中国中医科学院科学技术大会上的致辞

中国中医科学院科学技术大会胜利召开了，我作为中医药战线生上一名老兵，心情十分激动。诚邀天下贤能者，共商中国中医科学院科技发展之大计，共论中医药创新之道路，需要有博大的智慧和宽广的胸怀。中医药发展要尊重知识、尊重人才，要坚持走继承和创新的道路。群贤毕至，少长咸集。今天的盛会，让我们这些老同志，看到了中国中医科学院发展的希望，看到了中国中医药振兴的希望。

“落红不是无情物，化作春泥更护花”。我们这些耄耋之年的人，仍愿以“龙马精神”，竭尽春蚕、蜡炬之薄力，为中国中医科学院的发展，为中医药事业的发展不吝献言，身体力行，甘为人梯。下面，我讲三句话概括我对中医药创新发展的认识。

第一，中医药要在继承中创新，在创新中发展，在发展中得到永续。

第二，中医药的创新，既要源于临床实践，又要回归于临床实践，在临床实践中体现创新的价值。临床疗效是中医药的生命力，如果没有疗效，那么一切都是空话。因此，中医药的创新必须在中医理论指导下，在体现临床疗效的前提下，通过临床实践进行科学研究。

第三，中医古籍浩如烟海，历代医家的精品杰作是我们取之不尽、用之不竭的宝贵财富。中医药创新，既要注重从记录前人经验的古籍中挖掘中医药创新的知识，又要注重从当代医疗实践经验中获取创新的线索和理论。

我们这些老同志，也愿意积极投身于中医药创新实践中，为中医药发展再立新功。

最后，祝愿中国中医科学院事业蒸蒸日上，祝愿中医药事业兴旺发达，永泽人民，走向世界。

（编者注：本文刊载于中国中医科学院网站2006年8月18日）

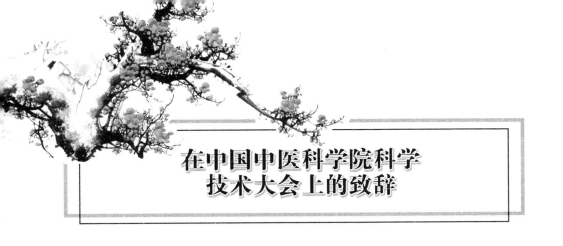

谈中医药发展问题

一、中医药在我国医药卫生体系的地位与作用

吴仪副总理在今年全国中医药工作会议上的讲话中提到:“中医药是中华民族创造的医学科学,是我国优秀民族文化中的瑰宝,几千年来生生不息、绵绵不断,展示着强大的生命力,至今仍然在保障人民群众健康方面发挥着重要作用,是我国卫生服务体系中不可或缺的重要组成部分。”在吴总理的讲话中充分的肯定了中医药学的科学性,也进一步地阐明了中医药在我国医药卫生体系中的地位和作用。

中医药学是中华民族文化一个重要组成部分,是中华民族在长期生产生活实践和同疾病做斗争的过程中而形成的,所具有的科学而系统的理论体系、诊疗技术和方药是中华民族所独创,是中华民族智慧的结晶,是我国历代医家在数千年的临床实践中不断总结、探索、发现、沉淀和积累的知识宝库,为中华民族的繁衍发展和富强做出了卓越的贡献。中医药既是中华民族的,也是世界医学的重要组成部分,对世界文明进步也产生了积极的影响。在当今社会虽然中西医学并存,而且西医学占据着医疗的主流地位,但随着社会的发展,中医药以其实用性和有效性而越来越受到人们的重视,尤其是在国家要逐步建立基本医疗保障制度,切实解决老百姓看病难和看病贵问题的今天,中医药以其简、便、廉、效的特点,可以发挥积极而重要的作用。同时,随着人们生活水平的提高、老龄人群的扩大,以及人们保健意识的增强,中医可以在“治未病”理论的指导下,充分展示中医药的特色和优势。另外,中医在一些常见病、疑难病、传染性疾病等方面,诸如心脑血管疾病、免疫性疾病、消化系统疾病、传染性非典型肺炎等,都有着西医不可替代的、独特的、有效的治疗方法。

中医药学源远流长,有数千年的发展史,积累了丰富的治疗经验,在科技大发展的今天,仍然发挥着其他医学不可替代的作用。它融生命、天文、地理、

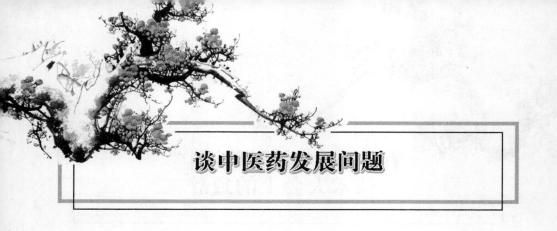

物候、社会、心理等学科为一体，以生命为对象，用辩证的、动态的、发展的眼光看待疾病，其“天人合一”“形神统一”的整体观念，三因制宜等思想具有鲜明的科学性和先进性，有些认识已被现代科学所证实，与现代医学模式相符合。因此，在中医整体观哲学思想的基础上，应用现代科技手段，继承和发展中医药学，对中医理论和治疗方法进行创新性研究，把中医药的所具有的潜力充分地挖掘出来，“不但会有力地推动中医药自身的发展，更好地造福于我国人民，而且将为世界科技和医学发展做出重大贡献”（吴仪同志 2007 年 1 月 11 日在全国中医药工作会议上的讲话）。正如有人比喻：中医药学领域就像一块未深入开垦的处女地，只要努力勤恳的去耕种，就会结出丰硕的成果。另外，在世界医疗发展趋势中，主张自然疗法、无损伤疗法，也形成了一定的发展趋势，这是由于西医不可避免的弊端所造成的，而无损伤的自然疗法正是中医药的特色和优势所在。

二、制约中医药发展的关键问题与对策

（一）中医政策的问题

目前比较乐观的是，国家有宪法的保证，有吴仪副总理等领导人的重视，国家在“十一五”期间将加大中医药科技投入，提出名医、名科、名院的战略思想，将中医药产业作为我国战略产业发展等相关政策，对中医药事业的发展都有极为重要的意义。但由于国家长期对中医药事业的重视不够和投入不足，使这些政策不能很快改变中医所面临的多方面的问题，仍有许多不能令人满意之处。现今许多地市级以下中医院面临生存或发展的困难。除了中医自身的问题以外，国家对中医政策滞后也是重要的原因之一。如中医治病方法素以简、便、验、廉著称，且临床效果显著，在某些疾病的治疗上疗效优于西医，但在目前的医疗收费、医保等政策上，却没有体现出与西医等同的劳动价值。又如中医与西医是两个完全不同的医疗体系，各自用不同的医学理论指导临床，可对所出现的医疗纠纷，却用西医的理论来衡量中医的治疗有无失误，这显然是不公平的。在传染病的防治领域中医药难以介入（如中医院不能有性病门诊、不能设肝炎病区等），在职业病、地方病防治中中医药也被排除在外，原因是受相关法律的约束，诸如此类还有甚多。

作为国家主管部门应针对中医特点，在医疗收费、医保、医疗范围、医疗事故鉴定等方面，在包括财政、行政管理等体制上，制定有利于中医药发展的政策，充分发挥中医药优势，协调处理好市场机制运行和政府有限调控的关系，为广大患者提供更优质的中医药服务。

（二）中医研究方法的问题

中医药几千年的发展史，以及中医药对中华民族繁衍所做出的贡献，足以证明中医学的科学性。中医有着自己一整套理论体系和独特的治疗方法，实践也早已证明它的有效性和实用性。可多年来普遍用现代医学研究中医药，如用西医理论证明中医的疗效，用西医植物药学方法来证实中药的有效性等，这实际上是否定了中医理论，否定了中药应在中医理论指导下使用的大原则。这样经年月累的研究，未见中医药有创新性、突破性的发展，使中医药所发挥的作用越来越局限，使中医所治的优势病种越来越少，使患者对中医的信任度越来越下降，使有些中医人对自己都产生了怀疑，从而不相信中医，不使用中医药，或者用西医药理学来指导中药治疗（如西医说冠状动脉硬化与炎性因子有关，有人不管所辨何证，就在所开的处方中加上银花等具有抗菌作用的药物）。诸如此类，大量的事实证明，这条路是行不通的，这种研究方法与中医自身的理论体系及规律相违背。

应充分考虑中医自身特点，注重发挥中医药特色和优势，在不脱离中医理论的大前题下研究中医药，这样才有利于中医药学的继承和创新，才有可能加快中医药学的发展。

（三）基层中医院的问题

目前，对中医药工作的资金投入不足已得到国家的认同，尤其是对地市级以下的基层中医院资金投入不足更是突出的问题，这是长期制约基层中医院发展的大问题，应当认识到没有基层就没有高层。

国家应加大对基层中医院资金投入，各地区政府也应列出专项资金增加对现有中医院的财政补贴，重点扶植地市级中医院，对所需大型设备和人才的培养给予资金支持，并对资金的使用加强监督和管理，防止层层截留，建设一批高水平的地市级中医院，并以此为基地再进一步扶植县以下中医院，为中医事业的发展打下良好的基础。

（四）中医劳动价值的问题

中医的劳动价值偏低已是不争的事实，如针灸一次 5 元钱，艾灸一次 4 元钱，这如何体现中医的劳动价值，为什么中医不能得到与西医等同的劳动报酬？这与管理部门不懂中医而制定的相关政策有关。这样的政策极大地限制了中医特色和优势的发挥，使许多中医医院为了生存不得不大量购置医疗设备，开展各项现代化检查，在追求经济效益同时而忽略了中医特色的发展。应合理调整中医服务项目价格，以充分体现中医药劳动和技术服务所应得的价值。

（五）后继人才的问题

任何一个学科的发展，人才的培养都是首要问题，中医药学也是如此。目前，全国各大学每年都培养出大量的“中医”，可其中有多少是合格的中医？有多少真正从事中医工作？有多少有坚定的中医专业思想？有多少在认真苦读中医的书籍呢？就是目前已从事中医工作的年轻人员中，有多少能用扎实的中医基本功治疗疾病？中医西化、人才流失相当严重。有人说：“中医的根本问题是中医人自身的问题”，非常正确。中医硕士、博士到临床上不会用中医看病，已不是个别的现象。客观事实证明，在如今市场经济的大环境下，培养一名合格的、高水平的中医人才，要比培养一名相当的西医人才更难，它需要大量的人力、物力、财力和时间的支持，需应有一个较好的待遇。

首先，要增强中医自身的忧患意识，呼唤中医药人员共同奋发图强的观念，树立自重、自强、自信、自立的思想，同时国家或各地政府应制定相应的激励政策，并将学历教育和师承教育有机地结合起来，鼓励更多的年青中医自觉地去努力继承、读书、钻研、思考，才能真正使中医后继有人。

（六）老中医经验继承的问题

老中医的医疗经验不仅是中医的宝贵财富，更是国家的宝贵财富，随着岁月的流逝，这些宝贵的财富也在流失，而且是不可能再找回的财富。近年国家已意识这个问题的严重性，拿出了一定的经费，组织了一批年轻中医跟师学习，以期继承这些宝贵的医疗经验，也起到了一定的作用，但工作远远不够。各地区除国家级名中医外，还有一大批不亚于国家级名医的老中医，这些人年事已高，都有丰富的中医临床经验，也是非常宝贵的，也需要有人去继承和整理，把它保留下来为民服务。

应该制定相应的政策或规定，国家和各地政府拿出一定的资金，投入到这项工作中去，使这些宝贵的财富不致丢失。

（七）中药的问题

中医与中药相互共存，两者相依为命、不可偏废，但中药问题是长期困扰中医发展的突出问题之一。虽然已喊了多少年的“重视”“解决”，但至今仍没有彻底改变，假药、次药、劣质药、替代品等，大量充斥着市场（尤其是在基层），不要说疗效，要在市场上配齐一副真正的地道中药材处方，是一件十分困难的事情。中医没有中药，就像战士没有枪一样，谈何发展！谈何进步！

应加大对中药的重视程度，制定相关政策，从选种、选地、栽培、管理、炮制加工及销售等多环节，进行规范化管理，加强监管机制，保证确实可信的药源、基本统一的市场价格，使老百姓能吃上真正的中药，享受真正中医的服务。同时,不能用外行管内行,中药应由中医来管,才能使中药符合中医的特色,才能有利于中医事业的发展。

(八)中药制剂的问题

目前,对中医院院内中药制剂的管理套用西药新药审批的办法,要进行药效、药理、临床等研究,耗费大量资金,且周期时间长,不利于中医院的专科的建设,不利于名老中医学术经验的传承,也不利中药新药的开发,更不利于临床的中医治疗。

应简化中医院内部中药制剂审批办法,使其符合中医特色和中医药规律,将内部制剂审批权归属于各省中医药管理部门。另外,应在可能的条件下扩大有效制剂使用范围,如在本地区中医院内可以相互调剂使用。

(九)西医滥用中药的问题

应当承认虽然中医发展受到了多方面的制约,而中药产业却得到了较快的发展,市场上中成药品种甚多,不仅中医用而且西医也用,西医用量要远远大于中医。应当说明的是中成药也是在中医理论指导下研制的,每种药都有不同的中医适应证候,运用时也应做到辨证施药,而多数西医人员不懂中医,用药时只对病不对证,临床滥用现象严重,如虚证用攻下,实证用滋补,寒证用清热,热证用温阳等,这一方面会加重患者的痛苦、浪费药源,另一方面临床治疗无效,还会增加西医人员对中医认识的偏见。所以,也应该加强西医人员对中医基础知识的培训,普及中医,防止中药滥用。

三、发挥中医治未病的特色优势,提高中医药创新与防病的能力

“治未病”是中医的特色和优势,中医药有非常广大的发展开发空间,西医对许多疾病的早期,虽也提出要及早预防要求,但多数仅仅停留在合理饮食、身体锻炼、愉悦精神等方面,尚无有效防治手段,如疲劳综合征、亚健康状态、代谢综合征等,随着人们生活水平的提高,工作节奏的加快,呈逐年增加趋势,这些病症不仅给患者带来痛苦,还是发生众多严重疾病基础,应予以积极治疗,现今西医没有方法可施,而中医药确有良好的治疗方法(如路志正拟制参葛胶囊等),应当进行深入研究,并针对中医特点制定相应政策给予支持(例如,因无亚健康状态的诊断标准,参葛胶囊不能开发成新药)。又如中医药对老年性疾病、流行性疾病等都有良好的治疗和预防作用,也有很大的研究开发潜力,但在组织研发相关产业的同时,还应注意发挥舆论导向作用,提高人们对中医药的认识,普及中医药知识,使更多的人接受中医。

四、科技体制改革与中医药创新体系建设

1. 中医药创新应在继承基础上进行，没有良好的继承就不可能有真正中医药的创新。所以，首先应加强中医继承工作的开展。

2. 从中医发展史来看，每一个中医重要的发展阶段，都是以证的深入研究为基础的。如张仲景在掌握了六经证治和杂病脉证规律后，写出了不朽著作《伤寒杂病论》；叶天士在深入研究温病证候规律后，才创立了温病卫气营血的辨治理论体系。另外，似乎每一个中医学派的形成，也都与中医证治的深入研究有关。所以，是否能以中医证治的研究作为创新突破口，建立相应的研究机构。

3. 建立较大型的中医研究机构、或专题中医研究部门，对中医证候、阴阳、气血、藏象、经络等中医理论，从整体思维宏观的角度，结合现代科技进行研究。同时，也应适当加强基层（地市级）中医院的科研能力，从临床疗效角度对专病进行研究，以使形成多方位的中医研究结构。但也应加强科技管理体制的改革，以保证研究成果的真实性和可信性。

（编者注：2007 年完稿）

学习《实践科学发展观》

——对中医药创新的几点认识和体会

中医药是中华民族的宝贵财富，以其有效性、实用性和丰富的原创理论赋予了深刻的科学内涵，几千年来为中华民族的繁衍昌盛和人类健康做出了不可磨灭的贡献。在科学发展的今天，中医药学面临诸多的问题和困难，也面临着新的机遇和挑战，中医药今后如何发展，如何实现自主创新为社会做出更大的贡献，就此我想谈谈自己的几点认识和看法：

一、中医理论的创新

中医药在几千年的发展中形成了一套独特的理论体系，以其整体观和辨证论治思想，指导着临床实践，其有效性是毋庸置疑。但是没有系统学习过中医的人，甚至中医队伍中一些对中医理解不够深刻的同志，可能会对中医产生这样或那样的偏见，甚者怀疑中医理论的科学性和实用性。就中医本身而言，近百年缺乏长足的进步和理论上的突破，也是影响中医药发展和推广的主要因素之一。因此，中医药要在新形势下实现创新发展，首先要解决的问题就是中医理论的创新。

自金元到明清，中医出现过几次鼎盛时期，百花齐放，百家争鸣，诸子百家，著书立说，形成诸多学派和流派，推动了中医理论的发展和医疗水平的进步。但从清代以后，由于西学东渐，政府无能，不支持中医，在科学迅速发展的近百年，中医迟迟未得到应有的发展。这里面既有社会的因素，也有我们中医自身的因素。可喜的是，近年来国家对中医学有了高度的重视，通过中医继续教育和对名老中医经验的继承和整理、高层次的人才培养，对科研的大力支持，为中医药的自主创新提供了保障。

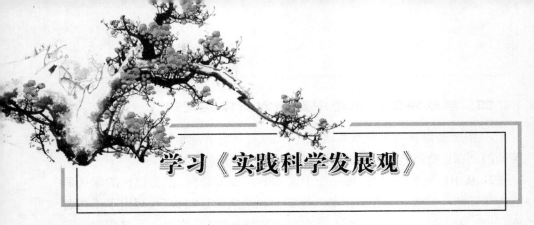

任何一门学科的创新，都要有新理论作为支撑和引领，中医学也不例外。因此，要用科学的思维来研究中医理论，赋予它更新的含义，才能有中医药真

正的发展。但中医理论的创新,决不能离开中医自身的规律和特点,当然也可以融合现代医学知识,包括生理学、病理学、基因组学及各种检验,作为借鉴与补充,可以此作为研究的手段充实自身的理论认识。中医素有海纳百川、吸收新知的优良传统,如通过中医药生物信息学研究,中医的证候理论可在人体蛋白质作用网络的分析中得到支持。西方一些国家利用其先进的技术和资金优势,已经开始用新的理论和方法研究中医药,这对于我们无疑是一个挑战。因此,摆在我们面时的任务已是非常急迫。我认为中医理论的创新应注意以下几个问题:

1. 中医药学是有中国特色的医学。从历史渊源和文化背景上看,它既是古人医疗实践经验的总结和概括,更是中国灿烂文化的集中体现和创造性成果,所以中医药学有着浓厚的中国文化色彩,其他医学无法模仿和替代。如中医的精气神、藏象学说、经络学说、脏腑辨证、卫气营血辨证以及中药的性味归经理论等,用现代医学理论是无法解释清楚的,因此,可借鉴现代多学科知识包括医学的研究手段,但不能完全照搬,同时应走出现代医学设定的框框,开拓思路,用中医自身富有哲学的思维方式来研究这些理论。

2. 中医是实践性很强的生命科学。理论的创新自然离不开临床实践,应在临床实践中,深入开展对中医某些学派和流派的学术研究,如脾胃学派、温病学派、滋阴学派等。我的博士后即将开展的研究课题就是"调理脾胃法治疗冠心病的临床和实验研究",我们想以此为例,对脾胃学说做些探讨,以期不断丰富脾胃学说的内容。临床和实验研究应是相互为用的,要一面扩大临床应用范围,一面在取得临床疗效的前提下进行实验研究,既有利于解除患者疾苦,又通过实验研究获得一些数据,阐明其机理,我认为这是对中医临床疗效的肯定和升华,有望早出成果。

3. 情志学说是中医学的重要理论之一。七情(喜、怒、忧、思、悲、恐、惊)对人体具有很大的影响。应开展情志致病的系统研究,界定情志的概念、情志病证的内涵及与五脏调控的关系,建立量化评价标准,融合中医学、现代医学、心理学等多学科方法,形成集诊断、治疗、预防于一体的情志医学体系。

4. 中医强调个体化治疗,讲究因人、因时、因地制宜,这也是中医药有别于现代医学的另一个特色和优势。应重视这些中医治疗的特色,结合天文、气象、气候、社会道德、环境等自然人文学科,并用中医自身的思维方式开展研究,力求有所新的突破。

5. 中医药整体及动态的思维方式是指导临床实践的理论基础,是中医药学的灵魂,也是中医药理论创新的基础和根本。如果失去了这样的前提,不仅中医药临床工作难以开展，新理论的创新则更无从谈起。因此，中医理论的创新及研究要以这种思维方式为前提，不能脱离中医学最根本的东西而言创新。

6. 治未病是中医的特色和优势，应建立完整的治未病理论体系。创造条件建立以热病、急症为特点的医疗机构及箭刃外伤等专科（军事外科），形成以应对突发事件为主的医疗体系。在热病、急症、跌打箭刃外伤等方面发挥中医优势，从理论和临床治疗上开展创新性研究。

二、中医教育的创新

新中国成立以来，中医药教育体系建设经历了一个曲折的发展道路，经过多次对学生知识结构、教学计划、教学大纲、课程设置、教材编写、招生对象、中西医课程比例等环节的不断总结，建立了现今的中医药教育体系，培养了一大批中医药人员，为发展中医药事业做出了一定的贡献。但随着人民生活水平的提高及科技的进步，中医在教育方面的缺陷越来越显露出来，这是阻碍中医药今后发展创新的重要因素。据了解有些中医院校的中医课程仅占三成，许多学生毕业后不会望闻问切，不会辨证，一些博士、硕士研究生认为“四大经典用处不大”，几乎所有的研究生论文都是实验研究性质，没有突出中医药学术特色。培养这样的学生如何能继承和发展中医药事业？值得很好地总结和反思。学好中医需要深厚的文化底蕴和广博的知识，没有公式可套，建立在直觉思维之上的“悟性”非常重要。目前我国的基础教育注重培养学生的逻辑化、概念化思维方式，由于文化底蕴不足，对阴阳、五行、脏腑、四气五味等中医药基础概念理解困难，难免产生“玄学”的错觉而排斥中医。学中医比学西医难，只有钻进去、再钻出来、多实践、多领悟，“熟读王叔和，不如临证多”，才能体会中医理论的真谛。不能用西医的模式方法来研究中医，这是缘木求鱼。应该居安思危，克服理论与实践脱节的弊端，创立自己独特的教育体制，加强中医传统的教育和经典医籍的学习内容，让中医院校出来的学生姓“中”，这样才能培养出真正的中医，才能谈中医事业的创新和发展。

要重视中医的继续教育问题。目前中医队伍中普遍存在中医基础理论不扎实，中药方剂运用不熟练，辨证论治能力差，不能很好地掌握中医的临证思维方法和较好地运用中医理论去分析、归纳、综合，对临床疗效心中无数。中药方剂是由 2~10 余味药物按照君臣佐使的规律优化组合的，首先要把单味药的性味、功能、主治学到手，再把常用方剂组成原理吃透，尽量背熟记牢，在临床辨治时才能娴熟在胸，据证立法遣药处方，灵活化裁，自能提高疗效。当然，在熟练掌握中药药理之后，披览现代中药药理、药代的研究是有很好启迪作用的。但我们作为一名中医工作者，应首先把自身的基本功打牢结实。为此，建议加强中医院的内涵建设，如在病历书写、辨证、查房会诊、病案讨论等方面突出中医药特点，真正解决以中医为主的实习模式，使学用一致。还要采取多种教育形式，编写适用性强的教材，开展多层次的培训、专家讲座等。不断提高在职人员的临床诊疗水平。可以考虑建立中医住院医师跟师的继续教育模式，将传承教育纳入临床之中，鼓励经验丰富的老中医做好传、帮、带，把自己的临床经验毫无保留地传给年轻一代。但这还不够，建议应在获得疗效基础上开展一定的实验研究，以进一步阐明其机制。

三、人才培养的创新

任何学科的发展都离不开人才的培养，中医药要创新就必须要培养创新型中医药人才，首先要加深对中医药学科建设和人才成才规律的认识，培养具有深厚中医药理论和实践经验，把握中医药发展规律，掌握现代科学技术方法，具有战略思维和组织才干的学科带头人，这是培养创新型中医药人才的重要内容。

中医是实践性很强的具有原创性的生命科学，离开了临床实践就无从理解、掌握、提高中医理论。中医高级人才的培养也不能离开实践这个大前提，不能采取以往封闭式的教育模式，2007 年结束的国家优秀中医临床人才培养项目，以及各省市开展的中医优秀人才的培养，采取师承的形式来学习，就是很好的尝试，对中医人才的培养发挥了积极的作用。所以，在中医人才培养的方式上也应创新，中医药人才应具备深厚的中医理论功底和高水平的临床技能，掌握一家或多家中医流派的学术思想，有较高的阅读中医药古典医籍能力，有中医药科研设计能力及论文写作能力。具备了这几点，才能称之为合格的中医药人才，才能承担传承、创新中医的历史重任。为此，要采取多种形式，从培养年轻中医的思维能力、创新能力和研究能力入手，造就优秀的中医药人才。中医底蕴深厚，短时间难以精通，人才培养较慢，成才较晚，最近我看到河北十二大名医李士懋、田淑霄教授，还有成都中医学院名医刘敏如教授等，都是北京、成都中医学院第一届毕业生，他们都已年近七十岁高龄，有底蕴的中医，往往刚至六旬，身体尚壮，即至退休年龄。是否可以考虑在身体状况允许的条件下，适当延长名老中医退休年龄，以充分发挥其作用。为适应医改的要求，满足人民群众日益增长的医药卫生需求，解决农村和社区中医人才缺乏的问题，建议各省成立中医药专科学校，以培训在职农村医务人员的学术和临证技能，并向社区及基层输送中高级中医药人才。

四、中药研发的创新

中医药最具原始创新潜力，我国的中药研发已经历数十年的时间，但仍需建立自身的中医药标准规范体系，以创新的思维方式来制定体现中药特色的规范。一方面要发挥中药的优势与作用，加强中药药理、药化等方面的研究；另一方面还要加强对一些有效中药复方和单味药的研究。大的省市级中医院，应建立中医药研究室或制剂室，还应进行中药工艺和剂型创新研究，使传统中药符合“高效、速效、长效”的现代制剂要求，中医病房应设立常用急救中成药柜，以利抢救之需，突出中医的治疗特色和优势。

中药产业整体水平不高，也是中药创新发展中亟待解决的一个问题。应加强中医药国际交流与合作，推动中医药进入国际主流市场。建立道地药材产、供、销、用一条龙模式，保证中药加工炮制质量，做到疗效确切、质量可控、用药安全，使我国真正成为中药的创制大国、产业大国。

五、中医科研方法改革创新

多年来，中医的科研普遍用现代医学理论方法研究中医药。如用西医各种检验、理化指标来证明中医的疗效，用西医植物化学的研究手段来证实中药的有效性等，这只是研究方法之一。应在取得临床疗效前提下，再科研立项、实验研究，而得出成果。大量事实证明，单一模式是不够的，应充分考虑中医的自身特点，建立自身的标准体系。科研要与临床相结合，日本小柴胡汤事件给我们敲响了警钟，值得我们吸取教训，不宜再步其后尘。年轻中医通过跟师丰富自身临床经验，再将自身的临床体会通过科研转化为成果。名老中医经验的传承工作也应是科研的重要内容之一，因为没有继承，就没有发扬，更谈不上创新。所以应认真落实实践发展观，在现有工作的基础上，政府应投入一定的资金，在各省、市级以上的中医院建立名老中医研究室、研究所，将其科研课题纳入国家计划之中，以系统、全面、科学地整理名老中医的学术思想和临床经验，使现今为数不多的名老中医的学术思想和临床经验得到较好的继承和发扬。另外，应选有志研究中医的高水平西医药人员，团结合作共同研究某一个病种、某一有效方剂。中西医要互相尊重，互相切磋，真诚团结，协作攻关，这样有利于取得新的创新成果。

（编者注：2008 年完稿）

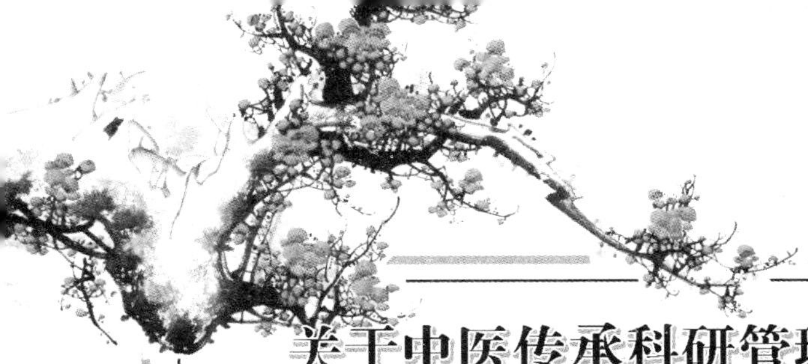

关于中医传承科研管理工作建议

当前继承工作，多停留、满足于继承临床经验、总结医案工作上，对其有效病种既有理论突破、又有广阔应用前景的课题，却未纳入科研之内。如颜德馨20世纪80年代初，即以温阳活血法治心血管介入后再狭窄；周仲英以清气凉营法治流行性出血热；干祖望治耳鼻喉病；任继学治出血性脑中风；张琪治慢性肾衰；路志正以调理脾胃法治心脏病；王绵之为宇航员养生保健等，均有独到见解和经验，积有大量第一手资料。如能为课题立项，成立实实在在的研究室、研究所，组织人力（由其弟子）、物力、财力（经费），直接拨给，专款专用，单位不得挪用，由老大夫亲自抓，有职有权，将其临床经验通过科研转化为成果，当收事半功倍之效。

近年，有些名老中医已认识到科研的重要性，如南通朱良春率先成立中医药研究所，现发展为良春风湿病医院；广州邓铁涛、上海颜德馨、浙江何任等都先后成立了中医研究所。这一新的形势，必将加快创新步伐，名老中医决不反对用现代科学手段研究中医，关键是从临床入手等方法学问题。

对退休名老中医，有条件的应鼓励其创办中医研究所，政府应予大力支持，政策上给以扶持，一视同仁，这是卫生科研部门在新的形势下落实科学发展观，加快自主创新步伐。

对中医学西医人才重视不够，措施不力。20世纪50年代末，少奇同志提出“移花接木”设想，选具有高中文化的中青年中医到北京医学院学习西医5年，其中除唐由之同志因任中医研究院副院长，想方设法创办中医眼科医院，取得成果外，其绝大多数搞临床，没有为他们创造科研条件。惜这批人年事已高，有的已故去，有的退休，但北京陆广莘、南京徐景藩等尚在，值得重视。

（编者注：2008年完稿）

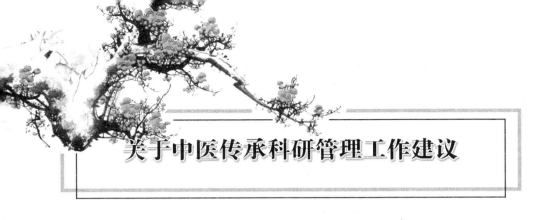

关于当前我国中医医疗、教育、科研改革的几点倡议

随着新医改政策的颁布和实施，中医药特别是基层中医药的发展再次成为了人们关注的焦点。如何在深化医药卫生体制改革中充分发挥中医药的作用，是一个值得深入探讨的问题。

一、七亿农民缺医药，基层中医很重要

我国有80%的人口集中在小城镇或农村等基层，本质上我国仍然是一个农业大国，农民是国家之本、载舟之水，对农村的医疗服务应成为卫生工作的重点。然而，目前全国卫生医疗资源约80%是集中在大城市，也就是说基层中有七亿农民相对缺医少药。基层人口数量庞大，经济水平又不均衡，绝大多数人民群众迫切需要国家提供价廉、方便、有效的医疗卫生服务。因此，有必要在基层建立能够有效保证人民健康的医疗体系，以减轻病人的经济负担，满足病人的就诊需求。

由于社会、经济、人为等多种因素的影响，以实验室诊断为基础配以昂贵西药为代价的现代医学，不适合广大的基层医疗市场。而中医凭借着“望、闻、问、切”四诊合参、辨证论治，配以价廉效高的中药、针灸、推拿等治疗方法，在农村中有着广泛的市场和长期的传统。因此，中医药是最能满足我国广大人民群众需求的重要医疗方式。

二、基层中医基层找，中等教育不可少

国家的发展靠科技，发展科技靠人才，我国目前的中医院校教育中绝大多数是高等教育，中医中等专科学校日趋减少。这些高等院校培养出来的学生在其整个学程中，西医课程占总学程1/3，外语、政治等人文课程占1/3，因此，对于一个五年制或者七年制的中医学生来说，其真正用来学习中医的时间仅

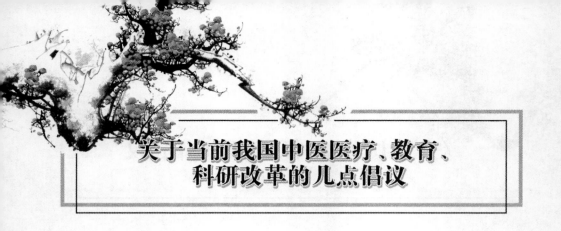

为2年左右。直接导致了这类学生毕业时“中医看不好,西医看不了”的尴尬局面。而尽管如此,由于城乡差别及待遇等原因,这些学生在就业时宁愿改行,也不愿意回到基层从事中医工作。这就直接导致了城市场医疗人员过剩、中医药人才流失,而广大农民仍然缺医少药的现状。

因此,在呼吁高校学生毕业后服务基层的同时,应发展中医中等专科教育,为农村定向培养中医药人才,即从基层中根据个人志向选拔人员,在完成九年基础教育后进入中医中等专科学校,使其掌握中医基本技能,能熟练运用中医的辨证论治疗法,同时学习常用的西医诊疗措施,待其毕业后回归基层,成为基层中医的中坚力量。同时,中医中专学校还可以承担针对基层医务人员的中医药继续教育的任务,传授区域性农村常见病的中医诊疗方法,成为推广社区适宜诊疗技术的基地,更好地服务于基层。与此相配套的措施是解决这些人员的待遇问题,使其不至于落入医疗市场化的怪圈中,解决其后顾之忧,使他们能专心扎根基层。

此外,同时将农村具有中医药一技之长的人员纳入乡村医生管理,对有着祖传妙方或一技之长的“民间医生”,也要制定适当的准入制度,使有专长的“民间医生”能合法行医,让民间中医技术不会随着民间医生的离去而消失。

三、从业人员在减少,国家扶持要抓好

据不完全统计,我国中医医生1949年有27.6万人,到2004年还是27万人,55年没有增长。同期西医医生由8.7万人增至157万人,增长了17倍。至2005年全国共有医务人员520万人,中医药工作人员约50万人,不足十分之一。而目前中医院开汤药方的不足10%,按中医思路看病的不到3万人。因为在基层,如果单纯用中医药治病,在大幅度降低广大人民的就医成本的同时,医院的收入回报也大幅降低,长此以往,医院将无法运营下去,甚至医生的生活都成为问题。因此,很多中医不得不效仿西医,用昂贵的仪器检查来替代传统的望闻问切,用西药替代价廉效高的中草药,大幅度增加了患者的就医成本。这样,造成了中医院不能一心搞中医,而西医水平又难以超过西医院,出现中医院不姓中的现象,而基层中医院则更加难以为继。长此以往,会出现我国的中医服务水平日趋降低的风险。

此时,国家应采取宏观调控来扶持中医,完善政府办城乡基层医疗卫生服务机构补偿机制,落实财政补助政策,并与基本药物零差率销售政策衔接一致。在基层医疗卫生事业单位实施绩效工资(公共卫生事业单位同步实

施)。实行政府购买服务等补助方式。比如:国家应在加强人才培养的基础之上,通过提高中医药诊疗费用的报销比例,鼓励广大人民在就诊时尽量选择中医药诊疗;应提高中医从业人员的薪酬待遇,将其纳入国家公务员体系,亦可参照民办教师的培养模式,经过基层培养后回到基层,由国家对其收入进行补贴,解决中医大夫的生计问题,免去其后顾之忧,更好地服务于基层。

四、科研方法忌照搬,中国特色方灵验

中医药起源于中国,随后才传到日本、韩国及东南亚,继而又传到欧洲。时至今日,中医药在日本、韩国发展迅速,欧美及非洲也有许多人学中医。目前日本的中药药物出口额已远远超过了中国,占世界的50%,中国只有20%。我国每年进口"洋中药"已超过6亿美元,而我国以原料药为主的中草药出口额却远小于这个数值。中医药是我国的瑰宝,而今却在他国开花结果,该现象值得我们深思。中医药"墙内开花墙外香"的根本原因有二:一则我国针对中医药的科研管理方法有误;二则我国科研创新力度不够。

中医药研究不能照搬西医方法,因为中医与西医在本质上是两种不同的体系。中医很难像西医那样具备较多的"金标准"。因此,一味的套用西医的科研模式难免走入误区。中医的经典方剂都使用了千百年的历史,疗效经过成千上万人的验证,日本的汉方开发应用可以不受政策约束,我国在这方面也应适当放开,使得中药的产业开发得以活跃,以振兴民族医药经济。但日本中药汉方产业主要是由家族式的小生产线构成,仿照日本的中药产业改革在中医药科研模式中应用性差。然而在保护民族经济中我们应该学习日本对汉方专利产权的保护。

五、特色人才早存储,有备无患瘟疫除

中医药治疗传染性非典型肺炎取得了良好的成绩,对"甲流"的防控也起到了举足轻重的作用,近年来H5N1流感等传染病的爆发风险日趋紧张,中医药治疗传染病有着上千年的经验和不俗的疗效。因此,从治未病的角度出发,提前培训并建立起一支中医药防治流感等烈性传染病的人才队伍,可以在传染病到来之时起到有备无患的作用,从而能更好地发挥中医药的特色和优势。为此,建议每省能成立一所中医急性温热病研究院(所),平时即开展有关疫病的理论和临床与实验研究工作,以有备无患,以应突发不测事件(如非典、甲流、天灾等)。

六、中医传承落实处，岐黄仁术代相传

重视老中医药人员的传承，尤应落到实处。近年党中央和各级政府对老中医的重视，做了不少工作，但所成立的工作研究室，大多有名无实，既没编制，学生又多事兼职学习（还要照常上班、值夜班），不利于传承，学其心得，总结其经验。老中医药专家同样支持搞科研，但缺乏助手，无法进行，对落实科学发展观大受影响。近年所搞的大型科研，诸如回顾性、标准化、大样本，取得了不少成绩，但许多对临床实用性值得质疑。为此，建议为名医工作室建立像上海市卫生局那样的政策，配备弟子助手，通过考试；选拔素质较好，且自愿跟师，协助工作，脱产 3 年，工资奖金照发的办法，较易出成果，是有效的继承方法。

（编者注：2009 年完稿）

疗效是中医赖以生存的基石

“疗效是中医获得广大人民群众信赖的前提。正因为中医在临床方面有其独特的优势，才能历经千年而不衰，几经摧折而不夭。”

——路志正

中国中医科学院广安门医院主任医师、国医大师路志正日前在广州“珠江论坛”上，发表了自己的观点——“疗效是中医赖以生存的基石”。其讲话经整理后，现转录于下：

中医药学博大精深、内容广博，既有系统理论，又有丰富多彩的治法和方药。中医经典著作如《黄帝内经》《难经》《伤寒论》《金匮要略》《神农本草经》等，都是我国先民及中医药学家在长期与疾病斗争过程中所积累的宝贵财富，曾为中华民族的世代繁衍做出过积极贡献。中医有理论、有实践，中医基本理论的框架，早在2000多年前两汉时期就已基本形成，成书于此时期的《黄帝内经》是公认的中医经典，被称为“古代的百科全书”“登斯民于寿域的济世宝筏”。近些年来，国家和民众对中医药事业的发展都给予了前所未有的关注，其形势一派大好。为了满足广大人民群众对中医药工作日益增长的需要，国家中医药管理局根据当前中医界的实际情况，提出了“读经典、做临床”的指导性方针。通过温故知新提高中医的学术水平和临床业务能力，是当前我们所面临的最紧迫问题。

一、中医理论是中医科研的根本

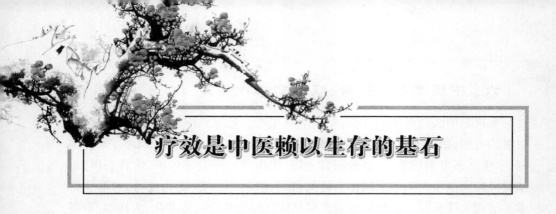

中医理论是用中华文化特有的词汇、内涵，来揭示人与自然、疾病本质及其相互关系与变化规律的理性认知系统。它源于生活和中医实践，并反过来指导着人们的社会和医疗实践活动。如果不把中医理论的基本功打好，又不能和临床紧密结合，中医科研就成了无源之水、无本之木，就难以出临床实用的成果。中医理论研究首先要与临床相结合，与临床常见病、多发病及疑难病结合。制定一些规范，便于统一操作是必要的，但不应当忽略地域等因素的差异。如广东、海南及长江以南地区与东北、西北地区，在气候、环境、生活风俗习惯、人的体质等方面不同，其发病和治疗迥异。也就是说，要因时、因地、因人制宜，这对临床有重要的指导意义。

研究古籍经典著作时，要对某一篇、某一章节深入地钻研，才能取其精华。现在一些人往往摘取一些片段的话为我所用，却忽略了真正有效的东西。如《素问遗篇》中有《刺法论》，有的研究者只摘取“五疫之至，皆相染易，无问大小，病状相似”以及“正气存内、邪不可干”等以作为“名句”。这就给人一种印象：中医对传染病、流行病，只知道正气存内、邪不可干。其实《刺法论》紧跟其后便指出了要“避其毒气”，又给出防瘟疫方——小金丹，其方中的朱砂、雄黄、雌黄、紫金等多是解毒辟秽药物。其中，例如雄黄，在《千金要方》记载的多个预防瘟疫方中均有使用，另外诸葛行军散中也有雄黄。说明《黄帝内经》早不仅仅是要存正气，还要避毒气，只谈其中任何一方，都是不全面的。另外《刺法论》中还有存想暗示法、针刺、吐、汗、取嚏等多种治法，对此忽而不论，这就把很多有用的东西丢掉了。

二、中医基础理论研究必须与临床相结合

科研课题一定要经过临床验证，在取得疗效前提下才能立项，不能随便凑几味药搞个方子就可以立项。20 世纪 80 年代，我和焦树德先生搞治疗痹证系列方的科研。痹证学组由老、中、青三代中医组成，提出方子大家讨论、修改，研究出痹证五方：风湿痹冲剂、寒湿痹冲剂、湿热痹冲剂、瘀血痹冲剂、尪痹冲剂。我们在临床观察中发现尪痹冲剂服后较为燥热容易上火，又研究出尪痹 2 号。这样一步步深入、细化下去，才能达到辨证论治的要求，不能仅仅强调一病一方一药。

在研究方法上，一是要从中医基础理论出发，不能脱离中医理论的指导搞科研；二是要解放思想，允许探索，方法多样化，不能认为现代的研究方法就是绝对正确的、唯一的标准。应鼓励按中医传统的方法研究中医，承认其科学性，促进其发展。不能简单地按西医研究的标准套中医。还是那句话，实践是检验真理的唯一标准。

三、中医古籍有强大的生命力

有人说，中医古籍过时了，我不这样认为。中医古籍有强大的生命力，譬如，如何针对不同病人进行语言开导？有些病人或者是地位高，或者个性固执

骄傲，难以听进医生劝告，怎么办呢？岐伯就有法子："人之情，莫不恶死而乐生，告之以其败，语之以其善，导之以其所便，开之以其所苦，虽有无道之人，恶有不听者乎？"告诉他疾病的后果，以及如何预防，通过调理会有什么好的结果，这样他们就会听从劝告了。我在临床上劝病人日常生活调理注意事项，就是从这里学习的。再如《灵枢·厥论》提出"肾心痛、脾心痛、肝心痛、肺心痛、真心痛"等，对我很有启发，但仅记载针刺疗法，缺乏证因脉治，为此我增加了这方面内容，扩大了从五脏论治胸痹心痛的辨治方法，提出从脾论治冠心病的观点，并进行了科研。从古籍中发掘出来的中医理论，指导临床、产生新的学说，这就是中医的科研，而且是原创性的，是在继承基础上的创新。因此，梳理古代文献，去粗取精，为临床所用，这种研究方法仍在有效地指导中医发展。研究经典，要有历史唯物主义和辩证唯物主义思想，要有原创性科研工作的思维。

四、中医需要创建突发病学

甘肃省的中医在玉树地震和舟曲泥石流灾害的抢险救灾工作中，充分发挥中医简、便、验、廉的长处，为防止灾后传染性胃肠道疾病的流行，他们调用160多吨大蒜，人均吃了3~4斤（1.5~2kg），结果效果非常好，没有发生疫情。他们还将大蒜烧熟内服或喝少量花椒水治疗腹泻。有些因建筑物倒塌，腿脚压伤后骨折，采用中西结合保守疗法进行治疗，内服中药、外敷药膏，并喝黄芪水和猪蹄汤，结果好的很快，避免了截肢。有一段时间，部分解放军战士和群众患上了"烂裤裆""烂皮肤"的皮肤病，他们用苍术、黄柏煎液涂抹在患处，撒上滑石粉，4天后皮肤就好了。用苍术、黄柏、芒硝研细，用醋调拌外敷，治疗带状疱疹效果也很好。这些生动鲜活的事例，雄辩地证明了中医药的科学有效性，实践是检验真理的唯一标准，在实践中开展中医研究，这是一个正确的方向。

（编者注：本文系路志正教授在2010年国家中医药发展论坛即珠江论坛上的讲演稿整理）

落实至关重要

——学习贯彻《若干意见》体会

《若干意见》(《关于扶持和促进中医药发展的若干意见》)我学习了几次,我觉得国务院的这个文件使中医药事业的发展有了正确的方向。因此,将文件的内容具体落实显得非常重要和紧迫。

在旧中国,中医几度处于要被取缔的境地。作为一名老中医,我切身感受到党和国家对中医药事业发展的重视。我今年90岁了,但还是觉得好多工作没有做完,我还是坚持出诊,想多为患者做些事。

《若平意见》是我们今后工作的方针。我认为中医发展的任务还很艰巨,特别是在师承方面,我建议给老中医的工作增加一些保障。

(编者注:本文系路志正教授在中国中医科学院召开纪念《若干意见》颁布两周年座谈会上的讲话,刊载于《健康报》2011年4月27日中医周刊版)

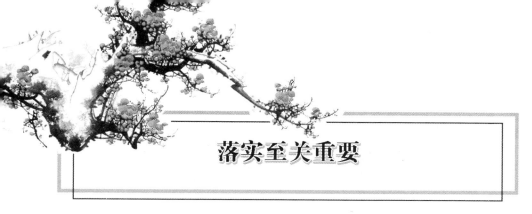

在致公党中央赴中国中医科学院调研座谈会上的讲话

首先,对致公党中央赴中国中医科学院调研表示欢迎!

非常同意赵静局长(北京市中医管理局局长)、刘保延院长(中国中医科学院常务副院长)所做的中医药工作进展与存在问题报告,我想有的地方还有必要进行重复和强调,突出问题是:中西并重尚未真正落实。

1. 中医药单位发展严重不足。西医医教研事业可谓发展迅速,而中医则相对不足。我院(中国中医科学院)单位多、人才多、地方小、硬件不够,早拨了经费只是没有房子无法开展工作。中医理论、业务水平日渐匮乏。

2. 中医药管理待调整改革。在科研管理方面,重视现代西方医学模式、或现代药学管理模式,没有落实按中医药自身规律进行。如医院制剂多是老中医多年临证经验的心血结晶,而一个制剂完全按照新药标准要求,每种制剂(研制成新中成药)至少需要十几万元,限制了中医药发展。

3. 教育不配套。每省只有一个中医药学院而没有中专机构,造成农村地区中医药人员缺乏。

(编者注:本文系路志正教授在2013年6月13日致公党中央赴中国中医科学院调研座谈会上的讲话整理)

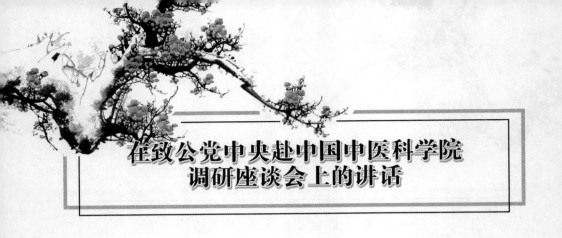

汶川地震致王国强副部长的信

王国强副部长：

汶川地震，灾情严重，中医在抗震救灾工作中具有很好优势，特别是高温高湿情况下，暑热疫毒首当其冲，为此，建议恢复生产中医急救中成药以利所治：

1. 诸葛行军散；
2. 痧药；
3. 十滴水，藿香正气水；
4. 避瘟散；
5. 玉枢丹。

当否？请专家审议，供参考！

路志正

2008 年 5 月 22 日

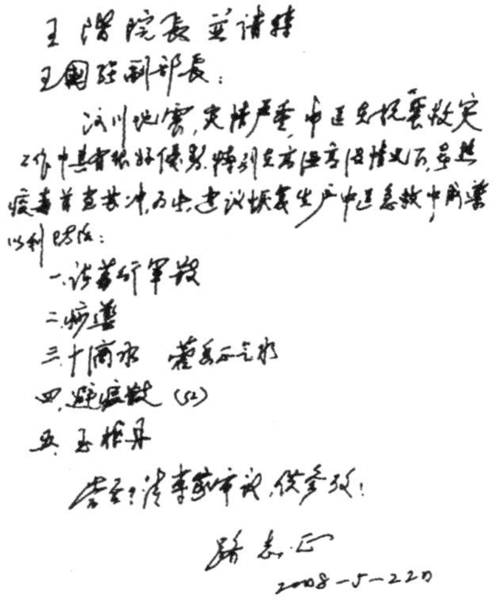
王潜院长 并请转
王国强副部长：
汶川地震，灾情严重，中医在抗震救灾工作中具有很好优势，特别是高温高湿情况下，暑热疫毒首当其冲，为此，建议恢复生产中医急救中成药以利所治：
一、诸葛行军散
二、痧药
三、十滴水 藿香正气水
四、避瘟散（52）
五、玉枢丹
当否？请专家审议，供参考！
路志正
2008－5－22日

中医只能治慢病是一种误解

很多人认为中医只能治疗慢性病，这是对中医学的一种误解。

早在战国时代的《黄帝内经》中，对治疗疾病已经有了相当详细的记载。如《素问·刺法论》："五疫之至，皆相染易，无问大小，病状相似……""不相染者，正气存内，邪不可干，避其毒气"。论述了疫病的特点，并强调预防疫病培护正气与避其毒气的重要性。

据1975年湖北云梦县秦墓中出土的秦简证实，远在秦代已经设立了"疠迁所"，强制隔离麻风病患者。

自东汉《伤寒论》以来，历代医家不断探索，尤其是明清时期温病学派的形成，对中医药防治传染病在理论上和实践中多次发挥了重要而不可磨灭的贡献。

新中国成立以来，曾发生过鼠疫、乙脑、流脑、疟疾、病毒性肝炎、流行性出血热、艾滋病、非典型肺炎、人禽流感、甲型H1N1流感等重大传染病流行。期间中医药工作者积极参加防治工作，取得了巨大成绩，发挥了中医药防治传染病的重要作用。

2003年的传染性非典型肺炎疫情中，大陆有中医药参与治疗，死亡率明显低于中国香港等地区，雄辩地说明中医药在防治重大传染病中有着不可替代的作用，并得到了国际上的公认。

抗击传染性非典型肺炎已经过去10年了，国家对中医药防治传染病也越来越重视，为了更好地发挥中医药在治疗传染病中的作用，我认为应该从三个方面继续加强。

一、加强中医急诊临床人才的培养

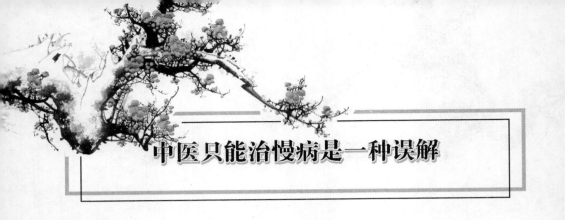

中医治疗疾病非常强调个体化，而个人经验因素又起到很重要的作用，故中医临床经验的积累非常重要。如20世纪50年代乙脑流行，名医蒲辅周和

郭可明等依据温病理论，以白虎加苍术汤为基础方，救治了很多患者，与常规治疗比较，不但降低了死亡率而且减少了后遗症。我们要为青年中医师创造条件，使他们能够接触急性病、传染病。

二、重视古代医籍的研究

特别要对形成系统理论的古代医籍进行深入研究，重视继承创新，同时也要持谨慎态度，以免出现混乱局面，不利于中医理论的条理化。

三、重视辨证与辨病相结合

我认为，中医理论以《黄帝内经》《难经》基础理论为主流，这一主流追求理论的系统化，于是出现仲景学说、金元各学派、温病学说等历代引人注目的学术建树，对中医理论的发展起到至关重要的作用。然而还有一些支流的学术观点没有受到足够的重视。如以《外台秘要》《备急千金要方》中很多内容为代表的验方库，历代多有积累，但因有些与传统理论不尽符合而没有及时得到足够的重视。这里面有许多宝藏，值得我们进一步挖掘。

（编者注：本文系路志正教授在“纪念抗击传染性非典型肺炎10周年中医药防治重大传染性疾病研讨会”上的报告，刊载于《健康报》2013年4月3日中医周刊版）

弘扬中医产育思想、开设中医产科病房提案

一项世界卫生组织在《柳叶刀》上的报告显示，2007 年 10 月至 2008 年 5 月，中国的剖宫产率高达 46.2%，是世界卫生组织推荐上限的 3 倍以上。剖宫产原本是一种补救措施，但在我国却成了一种普遍的分娩方式，这是令人尴尬的世界第一。

在西方医学传入我国以前，中医产育思想指导下、犹如“瓜熟蒂落”的自然分娩方式，是千百年来中华民族赖以繁衍生息的基础。而如今在国内导致剖宫产比例上升的众多因素中，社会心理因素是不可忽视的原因。部分产妇出于对分娩阵痛的恐惧而要求剖宫产，也有出于选择“良辰吉日”的思想而要求择期剖宫产。此外，还由于产妇过度心理紧张、或过早外出工作，使母乳喂养率下降。

有研究资料显示，自然出生方式对人们以后建立爱的能力、对外交往的能力等情商发育极为关键。法国著名产科专家米歇尔·奥当博士曾指出，剖宫产、二茬罪（本打算顺产，分娩一半转为剖宫产）、扎堆大医院、母乳喂养率低，医学的根源在于“人类催产素的分泌系统在一代代变弱”。这些影响母婴健康的现象一旦成为普遍性，将预示中华民族的身心素质一代代地削弱。

中医产育思想认为，孕育、分娩是自然界存在的客观规律，在中医学“人与自然和谐统一”理论指导下，在胎产孕育过程中，产妇、助产人员所做的工作应该是顺应这种生理现象，而不是人为地改变任何一个环节。正如中医产科专著《达生篇》明确提出：“睡，忍痛，慢临盆”临产六字真言，指导孕妇顺利应对分娩过程。同时，中医产科还涉及孕妇胎教、“逐月养胎”、产后康复等内容，以及对助产人员的工作要求，以期从生理、心理、家庭、社会等多方面为产妇顺利分娩、母婴健康做好准备。这些理论在现代社会仍不失其指导意义。

据我个人所了解，目前在全国中医院只有福建省泉州地区有中医产科，普

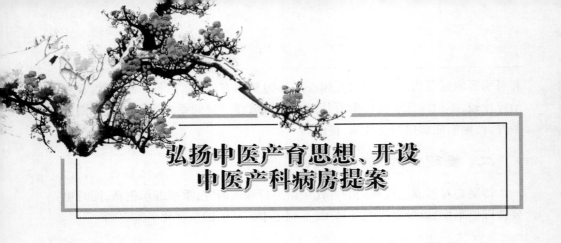

遍只有妇科而无产科。为此，建议在有条件的中医院开设中医产科病房，可由西医产科协助减少难产等问题，冀以弘扬中医产育思想和方法，发挥中医逐月养胎、保胎、临产、产后康复等特色，为确保中华民族子孙后代的素质，具有重要现实意义。

（编者注：本文系路志正教授 2014 年 3 月为全国政府协商会议拟写的提案）

关于广安门医院院训的初步意见

承将院训评审会评出之四种不同形式院训相示，看后深感评委之严谨治学、认真负责的精神。为好中求精，经认真研究，我初步认为第一、第四两组更具优势，理由是：

1. 厚德二字，首见于《易经·坤卦》:“地势坤，君子以厚德载物”，厚即忠厚老诚。《国语·晋语六》:“吾闻之，唯厚德者能受多福”。用现在语言讲：一个好的医生，不仅要有好的医术，更要有高尚医德，这样才能像土地一样的深厚，承载着山川江河湖海，生长万物，接受广博的学问，为人民防治疾病、为人民的健康服务。

“勤勉”二字，用意甚佳，即做一个长期不懈的医生，是一个终身学习的过程。唐·韩愈说：“业精于勤，术业有专攻”，古人说“学问勤中得”，只有深入钻研，才能精益求精。“勉”是勉励，不能骄傲自满，学无止境，用意很好。但我觉得此字如能改为“奋”字，更有勇攀高峰、奋发向上的含义，比“勉”字更具积极进取的意义。

“继承创新”四字，明白晓畅，通俗易懂。任何学科都是在前人学术经验基础上，不断钻研，独立思考，临床实践与科研相合，持之以恒，才能有所发扬和创新，中医学亦毫无例外。继承是手段，发扬才是最终目的。这是我学习《实践科学发展观》的最大体会，总之，本词组具有时代精神，不过此四字使用频率较多，不无一般化倾向。

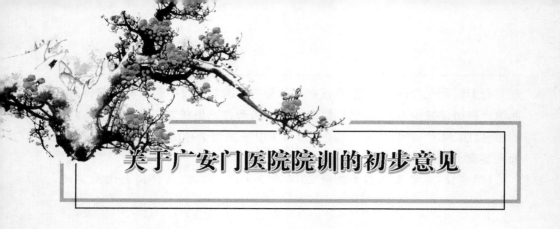

2. 广衍岐黄，“广衍”二字，广，大也、博也、宽也；衍，绵衍、漫延、扩展之意。《后汉书·桓帝纪》:“流衍四方”，也就是说把中医药学继承推广，甚至走向世界。“安集”二字，《古代汉语字典》注解为“安定”，《汉书·曹参传》:“其治要用黄、老术，故相齐九年，齐国安集”。当前我国经济发展迅速，人民安居乐业，一派欣欣向荣景象，大大超过了前人，此二字既与党和国家安定团结的政策相吻合，又把“广安”二字嵌入其中，对仗工整不俗；“医道”与“岐黄”四字意义有点重叠，显气势不足，为此建议可否换成“济世”或“为民”二字，似较我们大力推广继承事业，为了发扬我国医学特色，为济世救人之目的，有更高一层的意义。

以上意见，限于学识和时间，仅供审评专家参考！

（编者注：2010 年完稿）

答《瞭望东方周刊》记者问

问一：路老自1939年2月起从事中医临床工作，为全国老中医药专家学术经验继承工作指导老师、“首都国医名师”，国家级非物质文化遗产传统医药项目代表性传承人，现在又被评选上“国医大师”，请问：身兼多重身份的路老，如何看待这些称谓的？这些称谓对路老有些什么实际意义，对中医发展有哪些作用？

问二：请问路教授，对入选“国医大师”有什么想法？举办这样的活动，对我国中医队伍建设会有什么影响？

答问：首先，这些称谓中除“全国老中医药专家学术经验继承工作指导老师”外，均非专业职称，而是一种象征。虽说这些称谓都是从不同方面对我的工作或学术水平的肯定，但前者更能恰如其分地表明我的身份，而后三者表面看来，是我获得的最高荣誉，然而更多的是体现了国家和社会对中医群体和文化的肯定。为什么这样说呢？因为，就中医药发展史来看，几千年来，历朝各代从没有哪一届政府或医疗行政管理部门，在全国如此大的范围内，进行过这样的评定工作。随着20世纪80年代，我国实行了改革开放的政策，从此走上了中华复兴之路。要一心一意搞经济建设，安定团结的局面是先决条件，而维系社会的和谐和可持续发展的局面，就必须有一种文化理念来加以支撑，正是在这种情况下，人们才再一次把目光投向具有五千年厚重历史的中华文化。

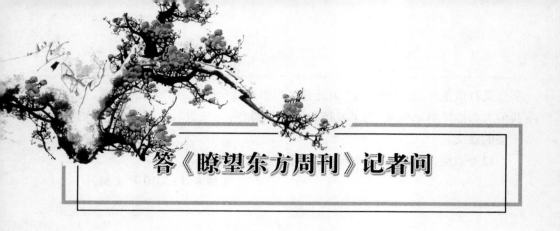

中医药学是中国优秀文化的一个重要组成部分，其核心取向是道法自然、阴平阳秘、和合致中、以人为本的理念，以及治未病的预防思想之最高境界；对医者强调大医精诚，要有仁爱之心；对待疾病不是简单的强调邪正对抗，而是给邪以出路，这些都充分体现出调和、扶正祛邪、阴阳平衡的思想。因此，作为中华文化载体的中医药学，是中国原创的具有与西医学完全不同理论体系和实践经验的一门生命科学。在我国目前正在实施医药卫生体制重大改革的今天，坚持中西医并重方针，充分发挥中医药的作用，可谓更加符合中国国情，具有非常大的实用价值。

随着我国经济实力的不断增强，以及在国际上的影响不断扩大，作为中华文化载体的中医药学也走向了世界，尤其是针灸学在几十个国家和地区已经落地生根、开花结果。正是在这种大背景条件下，才有了国家级非物质文化遗产传统医药项目代表性“传承人”的出现，因此，这荣誉的获得，是老祖先的庇护和荫德，是中华文化几千年的积淀，是祖国的骄傲，是全国中医药行业人员的光荣，我不敢有半点骄傲，我乃沧海一粟，我个人是微不足道的，只是做了自己应尽的工作，今后还应当努力学习、与时俱进！

如何看待“首都国医名师”和“国医大师”的问题呢？我认为应把这个问题放到整个中医药发展史中来看。近百年来，中医药事业的发展走过了一段艰难曲折的历程，且不说20世纪20~30年代，国民政府关于中医教育的漏列案以及余云岫提出的废止中医案，曾引起广大中医界人士的抗争；即使在新中国成立之初，也由于卫生部的某些领导在中医问题上一味强调学习苏联老大哥改造“旧医”的经验，认为中医理论缺乏现代科学的基础，属“旧医”范畴，于是对中医采取了限制和改造的错误政策，强令中医进修西医，并规定考试合格者才能取得行医资格，这就迫使不少中医改行或失业，从业人员大减。不过党和政府很快发现并纠正了这一错误，1954年毛主席发出：“重视中医，学习中医，对中医加以研究整理并发扬光大，这将是我们祖国对全人类贡献中的伟大事业之一”的指示。随着指示精神的贯彻落实，1954~1957年，卫生部中医司、中医研究院、中医学院的相继建立，标志着中医工作在科、教、研和管理等方面，已纳入国家计划和管理体系，从而摆脱了自然无序发展的状态，为中医药发展史掀开了重要的一页，迎来了第一个“春天”。

1985年，中央书记处提出“把中医与西医摆在同等重要的地位”，于是在1986年，国务院决定成立直属的国家中医管理局。自改革开放以来，通过“实践是检验真理的唯一标准”的大讨论，人们认识到对中医的管理和研究，必须按照中医的内在规律办事。因此，国家中医管理局的成立，为中医药事业的繁荣和发展迎来了第二个“春天”。自此以后，我们可以看到，各种学会及其附属的期刊、杂志纷纷建立或创刊，科研风气渐浓，学术会议或研讨会不断召开，有价值的学术论文、医论医话、经验总结、中医古籍的整理，纷纷发表刊印。中医药事业的发展呈现一派欣欣向荣的新气象。

自2003年，吴仪副总理兼任卫生部部长主持全国卫生工作以来，党和国家对中医药工作给予了极大的关注，一些惠及中医药工作的政策陆续出台，资金上的投入也在逐年增大。人们普遍认为这是中医药事业发展的最好的时期，自此中医药事业的发展进入第三个“春天”。这一大好形势的到来，是党的正确领导和千百万中医人孜孜以求、努力追寻的结果。它来之不易，我们应倍加珍惜，同时，要向支持、关注中医药事业的各级领导和广大人民群众，表示最诚挚的谢意！

“国医大师”以及各地的“国医名师”，正是这“第三个春天”里开出的花朵，然而孤芳自赏不是春，只有万紫千红才能春满园。我今年88岁，追寻中医药事业的发展是我的终生目标，在我行医看病或在卫生部中医司工作的70年里，我无时无刻不在为中医事业的前途发展而担忧、呼号或欢喜。面对远我而去的师友或同仁，我能获得这么多的荣誉，我是幸运的，因为我看到了今天中医事业的大发展，同时我也深知这是党和人民培养的结果，因为离开了党和政府的中医政策，离开了组织的信任和人民的支持，荣誉也就失去了它的本来意义。由于荣誉已成过去，而事业还将前行，因此在荣誉和事业这一天平上，事业永远重于荣誉。

（编者注：本文系路志正教授2009年接受《瞭望东方周刊》记者曹顺妮采访讲话整理）

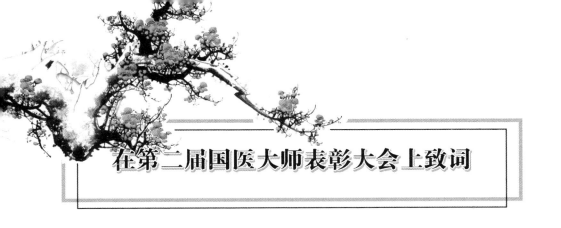

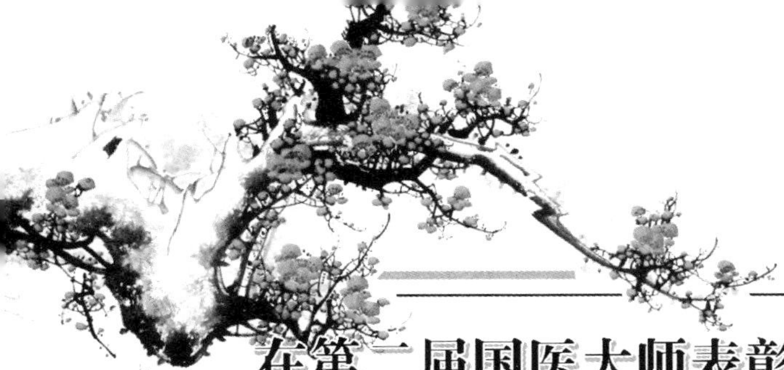

在第二届国医大师表彰大会上致词

作为首届国医大师，我非常珍惜这个荣誉，虽然已经94岁了，但依然尽我最大努力，始终抱着“满招损，谦受益”的思想，以“大医精诚”来要求自己，发挥最后一点余热。今天能来参加第二届国医大师表彰活动，受到领导接见，并见到这么多优秀同道受表彰，我感到非常欣慰，并获得极大地鼓舞。我非常感谢国家时刻关注着我们这些老中医，这是对我们最大的褒奖。借这个机会，我也想提三点建议：

一是把国医大师评选继续下去，变成常态化。新中国成立以来，中医药事业发展非常迅速，涌现出很多优秀的专家人才，他们为中医药事业发展做出了积极的贡献，为维护人民健康发挥了积极的作用。2009年，国家评选了第一届国医大师。虽然说好医生应该淡泊名利，但这样的褒奖，不仅仅是给了我们个人荣誉，应是给予中医药行业更大的鼓励和鞭策；这不仅仅是对祖国优秀文化的弘扬，更是表明了国家对中医药的认可和支持。所以，希望国家能够把这个好的制度坚持下去，让更多的人看到中医药的发展和成绩。

二是增加评选名额。首届国医大师评选了30位，名额非常稀缺，我能够入选，真的感到很幸运。我的很多优秀同仁，他们医术精湛、医德高尚、有口皆碑，同样值得褒奖，受名额限制没能入选。两届国医大师到现在已经有12位去世了，目前实际只有48位。希望国家能够多给我们一些机会，让更多的中医药专家在有生之年，得到应有的肯定。

三是继续完善评选机制。我很高兴地看到国家一直在改进评选办法，本届国医大师评选的条件中，从业年限放宽了5年，也给了更多相对年轻的优秀专家机会，今天在座的同仁有的就很年轻，但大多也70岁左右了，我相信，他们会有更多的时间和精力为中医药事业发展做出贡献。希望国家不断完善评选机制、条件、程序，让更多的优秀人才脱颖而出。今天来了很多地方中医药管理部门的领导，希望除了在国家层面表彰国医大师外，各地方也要给基层中医一个机会，积极开展省级、市级的名中医评选，在各个层级推动中医药人才队伍建设，激励更多人才为中医药事业发展发挥重要积极作用。

我是国医大师评选制度第一批获得者和见证者，这个至高无上的荣誉和5年来国家为我们各方面做出的大量投入，充分体现了党和国家对中医药事业的重视和爱护。但我深感中医学术博大精深，穷毕生之力尚未达到炉火纯青境界。因此，我仍在继续学习，我会更加珍惜在有限的时间里，把我的所学、所得、所悟传承好、发挥好，让更多的老百姓享受中医药未病先防的便捷和服务，让中华民族优秀文化精髓得到更好的发扬光大，并走向世界、为全人类服务。

（编者注：本文系路志正教授2014年10月30日“第二届国医大师表彰大会”上作为国医大师代表发言）

自然、和谐、健康与中医之道

自然界，包括有机界、无机界与人类社会在内所构成的整个物质世界。我们所说的人，是指有思想、有语言、能共同生存而构成社会的群体。自然界中的每一个要素，包括石、土、水、大气、动植物，都与人类有着密切关系，并且形成一个生态平衡系统。物质之间相互关联、相互依存；人是自然界的产物，是自然界一员，是与自然界平等相处的关系。

中医学所说的阴阳五行的作用，就是用来解释宇宙生成变化之根源及人类的由来，说明其变化规律；解释天地人三才一体的整体性，说明人与大自然的协调和顺；说明人犹如小宇宙，存在人体自身的统一性、自然界的统一性、人与自然界的统一性。

中医学具有系统的理论和诊断、辨证、防治特点，但其本质是研究人与自然关系的科学。中医学首先回答了人从哪里来？人与自然是什么关系？《黄帝内经》曰："人以天地之气生，四时之法成"，"故在天为气，在地成形，形气相感而化生万物矣"。

老子《道德经》说："道生一、一生二、二生三、三生万物。"道，指自然界中客观存在的规律，由此而产生了太极混沌状态，再由太极分化而产生了天与地，由天地阴阳之气的上下推荡、交合才产生了生命物质和万物。自然界不仅造就了人类，同时也为人类提供了赖以生存的环境与条件。《黄帝内经》中说："天食人以五气，地食人以五味"。我们禀受自然界的恩惠，不断从自然界中摄取足够的氧气、食物中的营养物质来补充人体能量以维持生命。所以，早在公元 2500 年前，老子在他的《道德经》中就特别强调了人与自然的关系："故道大，天大，地大，人亦大。域中有四大，而人居其一焉。人法地，地法天，天法道，道法自然"。老子认为，六宇之中四类是最了不起的，即道、天、地、人，但这四者之间，人要效法地，地要效法天，天要效法道，道要效法自然，说到底就是人要效法自然。

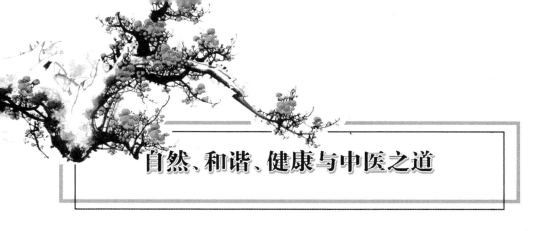

2000 余年前，中医学就形成了"五运六气"学说，用以研究天体的运行、地

球的公转与自转、以及月球与地球的关系等所产生的年节律、月节律、日节律，这些都与人体生理、病理密切相关。其异常而表现为六气有余、不足，就会造成对人体的伤害。因此，人与自然息息相关。一天中人体玄府（汗孔）的开合、体温的变化，多与平旦阳气生、日中阳气盛、日西阳气衰而同步；自律神经的调节又多与卫气出于阳、入于阴而相联；其他如妇女月经的来潮、荷尔蒙的分泌、精神情志的变动、气血的运行趋向等，无不与自然阴阳变化相关。

要保持人与自然的协调，就要顺应自然，按照自然界的规律顺应四季阴阳寒暑的变化，进行生活饮食、起居劳作，这叫作“法于阴阳，和于术数，食饮有节，起居有常，不妄作劳。”

中医认为人是一个小宇宙，自然界是一个大宇宙，人体在自身内环境相对平衡稳定的前提下，才具有调节机体以适应自然变化的能力。因此，保持人体自身的健康，动态平衡是达到人与自然和谐的先决条件。

所谓健康，不仅指有健壮的肌体，还要有健全的心理和社会适应能力。用中医术语来说叫作：“形与神俱”、且能“御神”，即形体与精神活动的统一。3年前，中华中医药学会的李俊德秘书长，约我整理过一篇“修德增寿”的文章，意在强调长寿秘诀在于修德，因为《黄帝内经》中指出：所以能年度百岁而动作不衰者，是因为能做到“嗜欲不能劳其目，淫邪不能惑其心……以其德全不危”的缘故。所以“德全不危”，需要修德，就是要超越物质，达到“上德无德”的境界。修德才能心安而不惧，做到“志闲而少欲”“恬淡虚无”，才能“真气从之”；不应欲壑难平而无休止地追求物质享受、欲望满足，要“美其食、任其服、乐其俗、高下不相慕”。如能达到“精神内守”的境界，那么“病安从来”？这“德”怎么修呢？就是要“尊道修德”，要按照自然界提示给我们的“德”来修，自然界中有“五德”，即金、木、水、火、土五行之德。我把它整理了五句话：

木生疏发促万物，曲直柔韧施无求；
火激长养促茂盛，位高不居心谦虚；
金性收敛育万物，革劲不浮善变通；
水润万物藏胎妊，甘居下位不与争；
土旺四季善培育，厚德载物己无德。

这也是我为医做人效仿的原则。

自然界造就了人类、恩惠于人类，那么，人类就要利用好自然、爱护或保护好自然，给人类能够健康生存的良好环境；防止空气污染、水源减少与污染，保护山林植被，利用好有限的资源，给子孙后代留下一个自然、和谐、健康的文化遗产和生存环境。

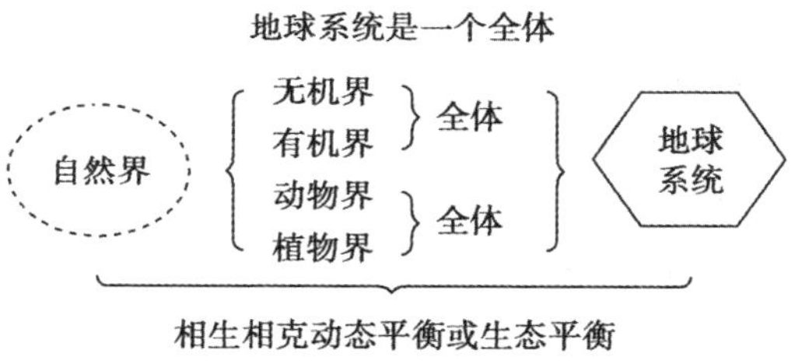
地球系统是一个全体
自然界
无机界
有机界
全体
动物界
植物界
全体
地球
系统
相生相克动态平衡或生态平衡

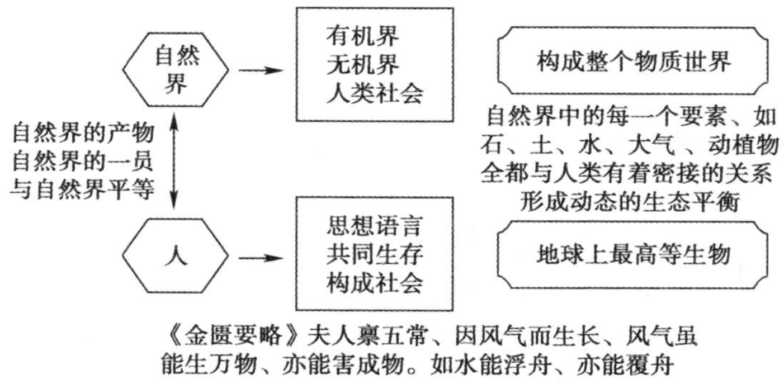
自然
界
有机界
无机界
人类社会
构成整个物质世界
自然界中的每一个要素、如
石、土、水、大气、动植物
全都与人类有着密接的关系
形成动态的生态平衡
自然界的产物
自然界的一员
与自然界平等
人
思想语言
共同生存
构成社会
地球上最高等生物
《金匮要略》夫人禀五常、因风气而生长、风气虽
能生万物、亦能害成物。如水能浮舟、亦能覆舟

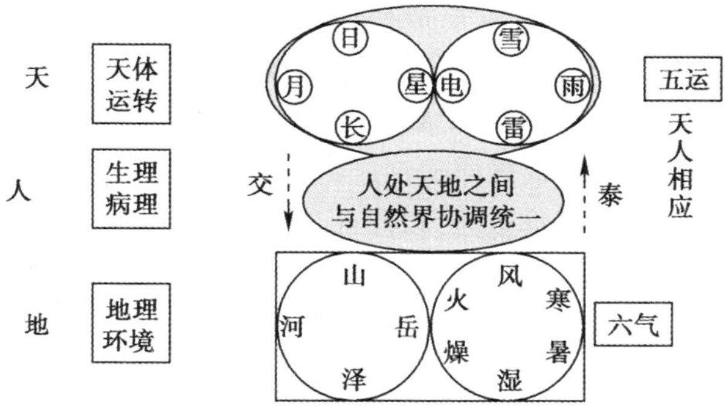
天
天体
运转
日
月
星
长
雪
电
雨
雷
五运
天
人
相
应
人
生理
病理
交
人处天地之间
与自然界协调统一
泰
地
地理
环境
山
河
岳
泽
风
火
寒
燥
暑
湿
六气

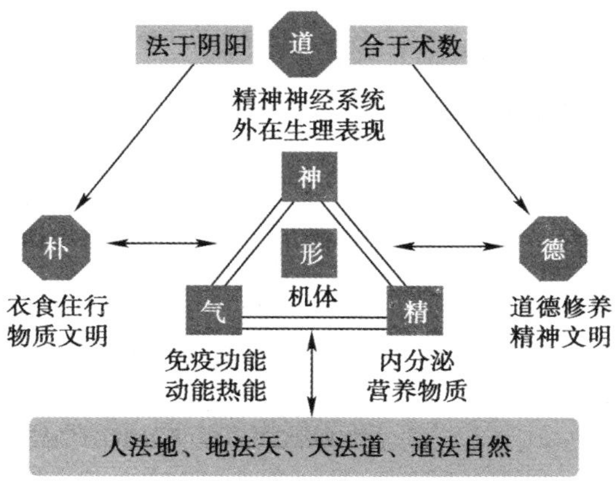
法于阴阳
道
合于术数
精神神经系统
外在生理表现
神
朴
形
德
机体
气
精
衣食住行
物质文明
道德修养
精神文明
免疫功能
动能热能
内分泌
营养物质
人法地、地法天、天法道、道法自然

注：朴：衣食住行，物质文明。

道：法于阴阳，合于术数。

德：道德修养，精神文明。

精：内分泌，营养物质。

气：免疫功能，动能热能。

神：精神神经系统，外在生理表现。

形：机体。

以下为现场讨论答问。

问题1：在您看来，“自然-和谐-健康”是怎样理解？它们之间是怎样的关系？对于“自然-和谐-健康”，您有什么切身体会？

路老回答：首先，对于本次会议的主题“自然-和谐-健康”，我这样理解：一自然，即作为我们所赖以生存的环境，所谓天人合一，“合”即和谐，也表达出一种“不勉强、不强求、不刻意”的状态。二和谐，这个词汇越来越多地被提及，它体现出不同事物之间相辅相成与相反相成的关系。三健康，它不仅指没有疾病，更强调我们在身体、精神和社会适应等方面处于良好的状态。

“自然-和谐-健康”，三者紧密相连。自然，立足于我们赖以生存的外环境，健康，立足于我们自身的生命状态，而和谐恰恰作为二者的纽带，三者相互关联，构建起我们在发展过程中最应遵循的原则，更是我们最期望拥有的无论是个人还是社会的良好发展模式。这简单的六个字，蕴含了很深的中国文化，健康之本，源于自然；自然造化，和合于人。

至于切身体会，其实我自己就是很好的例子。我一贯尊崇自然的变化发展进行养生，顺应四时节令，不违背自然规律。读书写字，以修养性情；喜忧有度，淡泊豁达。虽已鲐背之年，但依然没有退休，每星期出三个半天门诊，在身体允许的范围内，希望能继续体现自己的生命价值，到现在耳还不是很聋，眼睛也还能看书，头发还能看到几缕青丝。

问题2：您怎样看待中国传统文化与中医药文化相融相济的关系？

路老回答：中医药文化是中国传统文化中必不可少的、重要精华的一部分，它是文化与广大民众日常生活紧密结合的产物，更是保障中华民族可持续发展的重要基石。有一本书我想大家都知道——《周易》，它是中华文化的源头之一，其中有句话讲：太极生两仪，两仪生四象，四象生八卦。中医中的阴阳来源于此，其所阐述事物的内核都是同样的理念，就是自然的天道，即大自然的规律。儒家讲“和”，道家（《道德经》）讲“道法自然”，这些都是一脉相承。

参加这次论坛，我非常高兴，借此会议，我也重新思考了很多关于中医学与中国文化之间的问题，我一直抱着感恩之心来感受中国文化与中医文化的博大精深，正因为有这样的中国文化，中医学才拥有最牢固的基石；当我们用敬畏之心去亲近她们时，更加感到即使穷尽我们毕生精力也未必能够登堂探奥。

我今年91岁，行医已有70年了，但仍然不敢分心旁骛、浮躁问津。我深深感到，人文情怀是一个医生身上最重要的品格。什么是医道？医道是一种境界，一种悲天悯人、一心赴救的境界；在这样一个浮躁喧嚣的时代，它更是努力沉潜、不为时尚所惑的职业操守。《周易》曰："地势坤，君子以厚德载物"，这种厚德，就是医圣孙思邈提出的"大医精诚"的理念。"自然-和谐-健康"，是医道的终极理想，只有我们遵循了自然规律，才有真正意义上的和谐和健康。

问题3：您能否通过一个您所医治过的典型病例或您自身的养生经验，给大家解释一下，在中医药文化中"自然-和谐-健康"是怎样合而为一的？

路老回答：面对国际、国内发展的现状，做到"自然-和谐-健康"合而为一，首先要在医学界和社会精英层次达成广泛共识，之后才能推而广之。医学界中，中医界很早从古代就认识到这个问题；而西医界，据世界卫生组织(WHO)所作的"迎接21世纪的挑战"一文中，指出了几大转变，其中将从疾病医学向健康医学发展，从对病原的对抗治疗向整体治疗发展，从对病灶的改善向重视生态环境的改善发展等。这说明西方医学也逐渐认识到其中的奥妙。整体观与还原论是指导中医与西医两种基本哲学观点，在长期共存中，我们发现二者都不能解决全部的疾病。在我看来，这中间我们需要找寻一个平衡点，而中医与西医在为人类健康服务的大前提下，也必将达成共识，只是这个过程需要时间，甚至需要人们付出一些代价。我们要发自内心地去认识这个主题。对于精英阶层，大家可以看到，我国近年来一直在强调社会和谐可持续发展，可见有相当一部分精英已经认识到这其中的奥妙。"自然-和谐-健康"主题必将合而为一，我们已经启航，走向成功的路上。

"自然-和谐-健康"，寓意了我们大家对全社会共同的祈盼和祝福。中医治病讲究扶助人体之自然(协调平衡)，养护其生生之气，我想这与此次论坛主题是相契合的。"自然-和谐-健康"，还在于我们每一个人的身体力行。一位著名学者曾经说："功名富贵原余事，济世利他重实行。"意思是说我们活在世间，功名富贵本来是多余的事，重要的是要去帮助社会、利益他人，真正地去做、去实行。我想作为我们医生来讲，莫过于常存不足之心，"进与病谋，退与心谍”,时时检点自己工作中的缺陷,用我们的专业技能更好地利益他人,用医道对人类社会的自然、和谐和健康做出贡献。

最后,我套用《黄帝内经》里的一句话:“恬淡虚无,真气从之,精神内守,病安从来。”最衷心地祝愿大家福慧增长、幸福和睦、吉祥如意!

(编者注:本文系路志正教授2012年6月5日在太湖文化论坛中医药文化发展高级别会议上的演讲稿,路京华整理)

附:访谈报道链接

迎接挑战的准备

——路志正教授谈21世纪中医药发展

在中国中医研究院资深研究员、广安门医院主任医师路志正教授的书房,记者看到几大本病例(病案),瑞士、泰国、中国香港、中国台湾等国家和地区的气候、温差与疾病关系的统计数据整齐清晰、一目了然,这是路老每到一处留下的宝贵资料。问他为何如此认真执着?他笑言道,21世纪是中医药的世纪,为迎接挑战,只有活到老、学到老,才能赶上时代的步伐。这位近80岁老人的一番话,使记者的崇敬之情油然而生。

当记者说明来意,请他谈谈对新世纪中医药发展的看法,路老也声称月底将去香港参加一个会议,正是研讨21世纪的中医药发展问题。不谋而合的话题,自然是“酒逢知己千杯少”。

路老体会到,中国的历史上,目前是中医药发展的最好时期。随着我国经济实力的增强,国际交往的增多,中医药对世界的贡献会越来越大。他分析到,西医学发展很快,如分子生物、克隆、纳米、基因等,虽然取得了很大成绩,但也投入了大量的人力、物力、财力。由于西医的开发费越来越高,(化学药物)副作用也越来越大,人们不得不寻找新疗法和药物。特别是目前西医对一部分疾病缺乏安全有效的方法和药品,人们对独特魅力的中医药产生了浓厚的兴趣。因此,中医药具有很好的发展机遇。如何抓住机遇,迎接挑战,也是我们思考的问题。虽然说21世纪是中医药的世纪,但如果不去拼搏,不去竞争,坐享其成,那显然也是一句空话。

怎么去竞争?如何迎接挑战?加强中医教育首当其冲。路老说,教育是一个最大的问题。

据他所知,中医药院校本科五年教育,有的只有一年的中医课程,有的还是选修课,而西医却占了很大比重。如果这样,培养出来的学生由于缺乏中医基础理论知识,在临床实践中中医看不好,西医看不了,怎么继承和发展?怎么占领21世纪的中医药国际市场？目前中医药院校学生分不出去的主要原因，就是中医不行，西医不行。德国著名汉学家、中医药学家满晰博也曾说过这样的话，传统中医缺少传人，随着老一代中医的消失，中医的科学核心与精髓将处于被淹没的危险之中。为此，路老感到忧虑和不安。他说，在21世纪，特别要重视中医教育。没有中医人才，没有顶尖人才研究学术和科研，也就谈不上发展。他建议，作为中医药院校，要加大中医比重，或者三七开，或者四六开，并对学生提出一定的要求，如考试、考查等。当然，中医并不排斥外来的先进技术和经验，学一些现代医学知识和检查手段是必要的，如CT、B超、磁共振等，但不能喧宾夺主，要为我所用，走有中国特色的发展之路是中医药的方向。

路老说，新世纪中医药的发展，要在疗效上做文章。中医的疗效就是中医的灵魂。没有疗效，看不好病，自己就把自己消灭了。具体说来，中医疗效就表现在中医药的特色和优势上。因此，他希望，中医医疗机构要根据自己的实际情况，确定专科专病，按照先中后西、能中不西、中西结合的原则发展自己，造福人民。科研机构也要始终不渝把提高中医药学术水平和临床疗效当作核心任务抓紧抓好，为中医药在21世纪的更大发展做出贡献。在新世纪中医药的发展中，要转变“重药轻医”的观念。路老解释说，中医中药密不可分。脱离中医理论的指导去研究中药的做法不可取，造成的后果也是不堪设想的。日本是重视中药研究的国家之一，在国际上可以说是处于领先地位，但他们离开中医理论的指导去研究中药，导致药不对证、滥用成方的“小柴胡汤”事件；比利时、荷兰、美国等国家在使用“马兜铃”时，也因不按照中药组方配伍规律，只注意有效成分，用马兜铃酸与西药配合，以致对肾脏产生明显的损害作用而归罪于中药。这是对中医药理论的无知造成的。其实，中医运用“小柴胡汤”和“马兜铃”治病已有悠久历史，按照中药性味、归经、功能、主治和组方特点，因时、因地、因人辨证论治，“寒者热之”“热者寒之”“虚者补之”“实者泻之”是不会出什么问题的。再说，没有中医理论作指导，中药进入国际市场也值得考虑。路老说，国外出现的问题要引起我们的警觉，千万不要掉以轻心。

科学没有国界，医学也没有国界。路老认为，21世纪的医学会发展更快，他深感自己的知识不够用。虽然年近八十，但他仍然每天坚持学德语，收集资料，著书立说。他告诉记者，法国一学生为翻译针灸手少阳三焦经的穴位名称，三次自费来中国征求路老意见，更使他感到时不我待。他说，为了中医药在21世纪有更大的发展，我们必须努力学习，做好迎接挑战的准备。

（编者注：本文周颖报道，刊载于《中国中医药报》2000年12月27日第1版）

中医中药直面“非典”挑战

——访著名中医专家路志正

今年以来，世界各国都在组织医疗及研究力量投入到了抗击“非典”的战斗中。目前，我国疫情已得到了有效控制。在这场战役中，曾为中华民族的繁衍生息做出过重大贡献的传统中医中药发挥了重要作用。“非典”疫情考验了我们的医疗卫生防疫体系，同时，对我国的中医药业也是一个严峻的挑战，我们深深地意识到存在着难尽人意之现状、应急能力之不足。如何充分发挥传统的中医中药在治疗疑难病症、传染病及疫病方面的作用？如何完善中药材贮备等应急及抗风险机制？中医药如何加快发展？是这次“非典”危机带给我们的思考。就此，记者采访了全国政协第六、七、八届委员、国务院参事、我国著名中医专家路志正教授。

记者：从中医的角度，怎样看待“非典”这种传染病？中医是怎样治疗的？

路志正：中医药理论博大精深，对人的健康和疾病的认识是建立在整体观念和“天人合一”的观点之上。从中医的角度看，“非典”属于春温伏湿范畴。

广东2002年11月发现第1例“非典”病例时，当地中医药界同仁，根据当地气候较热，雨量偏多，相对湿度较大，结合喜饮早茶、喝煲汤等生活习惯，根据春温和瘟疫夹湿的特点，充分发挥中医辨证论治和老中青三结合的科技群体优势，通过百余例的临床观察很快摸索出一套防治规律，总结出“非典型肺炎中医防治方案”，为全国中医防治“非典”提供了宝贵经验，做出了突出贡献。北京2003年3月下旬“非典”肆虐，气候与广东不同，但今春偏凉，至而不至，加上人们冬季喜食火锅辛辣等食物，冷饮酒浆为常，聚湿蕴热损伤脾胃，秽污之气阻滞中脘，升降悖逆，当罹患“非典”病魔之后，肺失肃降，胃中浊气亦上逆犯肺。因此，除按照国家中医管理局制定防治“非典”方案辨治外，还应灵活应变，因“非典”来势猛，变化快，往往卫气同病、气营两燔，为此，应发于机先，迅速退热，阻止传变是第一关隘，如轻清宣化、表里双解、清气凉营、辛温复辛凉、通阳利湿、开达募原，内服外敷、针灸推拿、肌注静点等中医综合疗法。始终应重视热、毒、咳、痰、喘、虚、瘀、闭、脱的转化和相兼，早为防护，始能扭转病势，提高疗效。常用的金银花、地丁、柴胡、薄荷等清热解毒、轻清宣化的药物，都有一定的疗效。“非典”病症发展到后期，咳嗽较为厉害、呼吸困难、分泌物增多，出现呼吸窘迫症，需以肃肺化痰、止咳定喘、清热解毒、活血祛瘀的法则，选用麻杏石甘汤加蝉衣、僵蚕、地龙、鱼腥草、白芍、桃仁等。若气虚加生脉饮等，控制病势，防止危殆。

目前，国家正在投放力量进行《中西医结合治疗非典的临床研究》《治疗非典的中药筛选研究》《中西医结合治疗非典方案优化与多中心数据处理》等项研究，并取得了阶段性进展。北京成立了中西医结合治疗"非典"领导小组和专家小组，有 9 家中医医院和 13 家"非典"治疗定点医院建立了对口支援协作关系。已有半数以上的患者采用了中西医结合的治疗方法，具有明显治疗效果：缩短病人的发热时间，有利于排毒泻毒，减轻炎症反应，促进肺部的炎症吸收。"非典"治疗的定点医院——中日友好医院采用了纯中医中药治疗，并已有治愈病人出院。可以说，中医中药不是辅助治疗的手段，而是一个方面军，一支重要的力量，并在治疗中显示出其独特的疗效。在治疗费用上也相应较低，得到了全社会的广泛认同。

记者："非典"疫情发生后，卫生部和国家中医药管理局组织专家制定并公布了预防"非典"药方。药方一经公布，引发了相关药材价格的暴涨，有的药材甚至脱销。随后，国家实施了有效措施抑制价格，药材价格回落。药材价格短时间内的大起大落，不得不使我们去思考如何做好中药材贮备及完善药材的应急机制。您作为从医多年的老专家，是怎样看待中药材贮备问题的？

路志正：在"非典"时期，预防"非典"药方中的一些中药材脱销，这说明群众对我国传统的中医中药非常依赖，中医中药在民众中具有广泛而深厚的基础。这次疫情的发生，暴露了我们的一些问题。应对突发事件和重大疫情，仅仅靠市场调节是远远不够的，国家应建立和完善中药材的贮备及应急机制，在政策及经费上给予支持，以应对突发的重大疫情，起到维护市场稳定、维持经济正常发展的作用。多年来，中国药材公司在国家中药贮备方面做了大量的工作，现在作为国家的大型企业，应在国家的支持下加强中药贮备，尤其是中药材的贮备。

每年的春天都会发生流感一些传染病，因此，清热解毒、凉血散瘀、益气养阴、扶正培本类等药材应作为国家贮备药材之首选。一些动物药，由于我国是《濒危野生动植物种国际贸易公约》(CITES)的缔约国而被禁用，对中医的疗效有一定的影响。对于这类药材，可否争取国家政策的支持，做一定的储备以应对重大疫情的发生。同时，要加强此类动物药之替代品的研究与开发。

记者：面对"非典"疫情，反思我国中医药业的发展，您认为应从哪方面入手，才能更好地继承传统的中医中药，并使之发扬光大？

路志正：传统的中医中药是中华民族宝贵的文化瑰宝，是数千年来与疾病进行斗争的经验结晶，有其自身的发展规律和特点。在管理机制上，不能沿用管理西药的手段去管理中药,这样会制约中医药的发展。第二,中医的疗效离不开中药的质量,其中炮制方法极为重要。要在继承和弘扬的基础上加以规范和提高,保持中药的原汁原味,保证中药饮片的质量。第三,中医药要加快发展,必须要在继承的同时有所创新。中医药学是一个伟大的宝库,在古典方剂中,有很多的东西值得我们借鉴与参考、值得我们很好的继承和总结。因此,要加大中药的新药研究与开发的力度,着重开发强心、治心衰等急症新药。相信随着科学的进步和与发展,通过多学科的相互渗透,取长补短、相互借鉴,中医药业一定会加快发展,使祖国医学走出国门,为世界人民的防病保健事业做出重大的贡献。

(编者注:本文由周莹、韩培报道,刊载于《中药研究与信息》2003 年第 5 卷第 6 期 8-9 页)

中西医学要互相补充

第一部分

[本报讯]全国著名痹证专家、中国中医研究院资深研究员路志正教授,昨日出席由理工大学理大京港中医诊所主办的“2003 国家级北京名老中医专家学术讲座”时称,中医和西医是两个不同的医疗体系,各有所长,故在很多医学问题上,中西医学均可以团结合作、互相补充。

路志正教授说,中医学重视整体,善于综合总结,对疾病的治疗以人为本,以病为标,强调辨证论治及个体化的治疗;西医则注重实验,善于分析及研究细胞病毒的变化,两者的结合都需要保持科学态度和实事求是的精神。他认为,在医学上要互相尊重,但对于学术问题可以百家争鸣。

(编者注:上文刊载于香港《大公报》2003 年 10 月 27 日 B10 版(中国医药/保健))

第二部分

路志正表示,中医学者善于吸收、消化外来文化,变成自己的东西。他认为,人们要不断充实自己,吸收有用的知识和科技。例如,唐代孙思邈《千金方》中之地、水、火、风,就是融合古印度医学的理论。另外,《本草纲目》中有不少药物来自国外,如番木鳖、血竭等,经过中医药学家消化、吸收、融合、运用之后,总结药物的归经、性味、功能、主治等,纳入中国本草学中,这是中国文化“和而不同,同则不继”的精粹所在。

他强调,中医学是民族医学,是国家文化,是属于全世界的。几千年来,它为人民健康做出贡献。古代中医典籍中,早记载了七情六欲对健康的影响,与近代医学提出的心理医学是彼此相通的，尽管名词不一，本质却是一样。

他认为，中西医学各有所长，故应互相团结、互相学习、互相补充，共同发展出富于中国特色的卫生道路，如诊断时可用西医方法，治疗时则用中医方法。

他指出，西药的毒性大、副作用多，中医特点是不偏重创伤性，中药复方是多效的，通过靶点系统发挥效能把病治好，当中有其科学道理，至于未能圆满解释，只是暂时未揭开谜底而已。

（编者注：上文刊载于香港《大公报》2003年12月8日B10版（中国医药/保健））

一位老中医三十年的见证

——路志正对中医药发展的回顾与思考

30年，仅是历史长河的一瞬，但改革开放的30年，却是中国经济崛起腾飞的30年，也是中医药事业快速发展的30年。初冬时节，记者就30年中医药事业的发展变化，采访了我国著名中医专家、中国中医科学院资深研究员路志正。他不仅目睹了中医药发展的点点滴滴，而且在其中发挥了重要的作用，为推动中医药事业的进步做出了突出贡献。

一、首创内科研究室，提高中医药学术

1978年，十一届三中全会拨乱反正之后，卫生部党组明确提出了中医、西医、中西医结合三支力量长期并存，并各自独立发展的卫生方针。如何突出中医药特色，发展中医药事业，这一问题摆在了每一位中医工作者面前。

作为新中国以来研究中医风湿病的创始人之一，路老回忆，从风湿病研究室的成立到今天的全国性的二级学会，已经历了27年的历史。1979年，在武汉成立的中华中医内科学会上，分设痹病、脾胃、中风等12个专题学术组。1981年3月，赵金铎与路老、谢海洲等老教授共同提议，成立了以研究痹证和疑难杂症为主的内科研究室。研究室首先从中医学术自身建设入手，在中医病历书写、查房、会诊、病历讨论、收治急性病、疑难病等方面，突出了中医的诊疗特色，做到能中不西，针药并施，内服外敷，药物与饮食相结合。由于疗效非常好，受到患者和同仁的好评，使得很多外地同道前来参观学习。

1983年在大同首次召开了全国痹病脾胃病学术会议。以后又分别于1989年在庐山成立了全国痹证专业委员会，1995年在无锡成立了中华中医药学会风湿病专业委员会。他与已故著名中医专家焦树德从痹病学术组正副组长到连任八届学会主任委员，主持召开了多次风湿病全国性或国际性的学术会议。不仅通过了“全国风湿病科研协作方案”，还制定了中华全国中医学会内科分会风湿病的诊断、治疗、疗效评定标准(修订稿)，第一次对中医风湿病的诊治进行了规范和统一，为开展全国性的协作研究奠定了基础。

“过去中医多是大内科，缺乏专科专病人才，因此风湿病的发展离不开专病人才的培养。”路老说，从1983年雁北会议开始，我们就把提高临床疗效与人才培养作为主要任务。把有治疗痹证专长的名老中医聘为顾问，在学术上指导、把关，言传身教，培养出了一批中青年专家，形成了老、中、青结合的人才梯队，提高了各地风湿病的诊治水平。

随后，他们根据风湿病常见症状和证候特点，确立湿热阻络证、寒湿阻络证、瘀血阻络证、肝肾不足证、寒热错杂证五种常见证候，依证立方，制定出尪痹冲剂、湿热痹冲剂、寒湿痹冲剂、瘀血痹冲剂、寒热错杂痹冲剂等系列方药，在全国进行临床观察多年，疗效显著。2001年，学会又组织全国12家医院完成了3000多例的临床疗效和安全性再评价工作。这项工作在我国改革开放初期，开辟了医药结合、企业与学会结合研发系列中药之路。

二、多次上书，呼吁发展中医药

关注中医药命运，为中医药事业发展摇旗呐喊，四处奔波，是老中医的优良传统。

1981年11月21日下午，由中华全国中医药学会副会长任应秋主持，召开了在京部分中医教授座谈会，其中有耿鉴庭、刘渡舟、王绵之、程莘农、颜正华、方药中、程士德、焦树德和路老。座谈形成了会议纪要《科技工作者建议》第85期，建议内容包括四点：中央检查中医药工作，总结经验教训，结合新的形势制定一些切实可行的措施，保证中医药事业得以健康发展，造福于人民，造福于后代；把中医药管理工作从卫生部分离出来，成立“中医药总局”，直接隶属国务院领导，而且各个省市也相应成立了专管中医药的机构，以便加强中医药的管理工作；对中医药工作应予立法，保证其工作的开展；明确中医医院、中医学院、中医研究单位的方向是“纯中医”，是为“纯中医”服务的。该建议为最高领导层制定中医政策提供了参考，起到了推动中医工作的作用。

为了促成国家中医局的成立，1984年，邓铁涛给徐向前写信，引起了中央政治局领导的高度重视；路老作为全国政协第六、七、八届委员，也积极参政议政，与老中医们一道，利用各种机会积极建言献策，为落实中医政策，推动中医发展而努力。

1985年，中央书记处提出“把中医与西医摆在同等重要的地位”；1986年，国务院决定成立直属的国家中医管理局，从而改变了中医工作长期以来处于从属地位的被动状态，开创了中医工作的新局面，有力地推动了中医事业的振兴和发展。但是，仍然存在着许多困难和问题，严重影响中医学的继承和发展。当时最突出的问题，是地方上的中医管理机构迟迟建立不起来，全国只有几个省成立了中医管理局，且多数是处级单位，工作人员极少，市县级行政单位，没有相应的管理机构，形成上下脱节的“高位截瘫”状态。

为此，1988年3月，在全国政协第七届第一次会议上，路老联合了刘志明、程莘农、顾伯华、魏龙骧等16位委员提出提案，健全中医管理机构，改革中药管理体制。

1990年的政协会议期间，路老联合王绵之、凌一揆、王孝涛、张镜人、顾伯华等同道，提出了“请国务院加速完善中医药管理体制，更好地推动和发展中医药事业”的提案。建议要求把中医药的管理机构贯彻到省市县，形成从国务院到地方的一条龙有效管理，对于少数民族医药也要加以扶持；“八五期间”中医事业费应按原数额拨款，促进中医事业继续发展。

中医事业的发展，从来就不是一帆风顺的。2003年非典肆虐，中医药却发挥不了应有的作用，中医药界人士心急如焚。吕炳奎不顾年高体弱多病之躯，依然组织学生成立非典战斗队，奔赴第一线，积极开展防治工作，并以他和路老、焦老（树德）等几位老中医的名义给温家宝总理写信，要求发挥中医善治瘟疫的优势，运用中医药防治非典。

此后，中央政治局委员、国务院副总理兼卫生部部长、全国防治非典型肺炎指挥部总指挥吴仪，5月8日与在京的知名中医药专家座谈，特别是听了路老的发言，她立即表态，支持中医人员到第一线去，并强调中医是抗击非典的一支重要力量，要充分认识中医药的科学价值，积极利用中医药资源，发挥广大中医药医务人员的作用，中西医结合共同完成防治非典型肺炎的使命。之后，中医药的大军终于开进了抗击SARS的主战场。

三、传承经验育高徒，探索人才培养路

1990年，人事部、卫生部、国家中医药管理局共同颁发了《关于采取紧急措施做好老中医药专家学术经验继承工作的决定》，截至目前，已先后三批对1607名老中医药专家配备继承人，进行学术思想和临床经验的继承。第一、二批已按照规定的培养目标和要求完成了学习任务，出师率为84%左右。

从2000年起，广东省中医院在邓铁涛指导和支持下，实施“名医工程”，得到了全国名老中医的鼎力支持。该院在借鉴传统“师带徒”教学方式的基础上，创造性地采取了“集体带、带集体”的带教方法，先后有一百多名中青年专家拜师50多位名中医，在全国中医药界产生了巨大的影响，探索出了一条现代中医临床高级人才的培养之路，培养出了一批包括荣获“全国首届青年女科学家”林琳在内的中医药高素质人才。

2003年，为了满足大众对中医药医疗保健的需求，培养出中医基础理论功底比较深厚、中医实践能力比较强的合格中医师，国家中医药管理局组织实施了旨在培养新一代名医的“中医临床优秀人才研修项目”，并由此在行业内兴起了“跟名师、读经典、多临床”的热潮。广大中医药工作者纷纷把注意力和工作精力聚焦到“如何提高中医药疗效和防病治病能力”这一影响中医药发展的关键问题上来，并且在积极探索有效可行的办法。

几十年来，路老作为全国名老中医之一，通过带徒的方式，传播中医药知识，先后培养了一些学术骨干和高级中西医结合人才。如“中医临床优秀人才研修项目”启动之后，路老成为苏凤哲、高社光、刘建设、张波、李福海、刘真等人的老师。经过3年的学习，他们都获得优异成绩，高社光、苏凤哲获得第一批国家优秀中医临床人才研修项目“优秀学员”，高社光获得综合考核第一名，李福海在第二批国家优秀中医临床人才研修项目入选考试中喜中状元。

路老深有体会地说，发展中医药，就必须始终坚定中医信念，始终坚持发展不动摇，始终坚持科学发展观，做到辨证论治、仁心仁术，切实解决人民群众看病难、看病贵的问题，促进社会和谐，推动社会进步。过去的30年如此，今后依然如此。

（编者注：本文由周颖报道，刊载于《中国中医药报》2008年12月1日第3版）

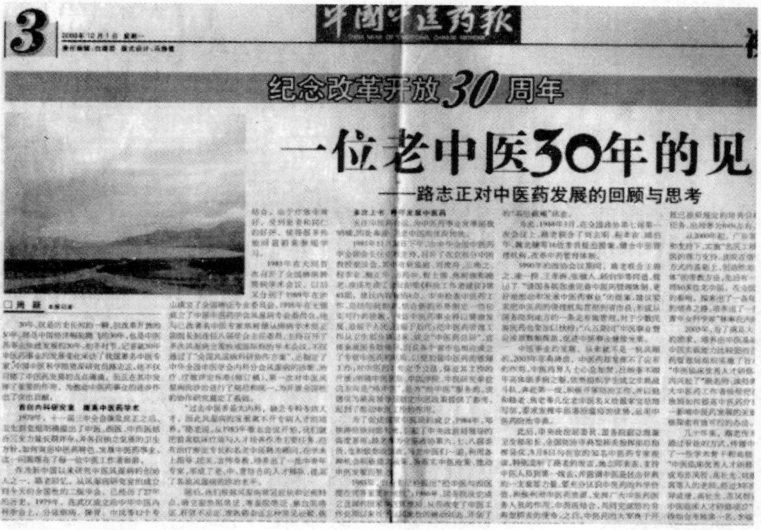
3
中国中医药报
纪念改革开放30周年
一位老中医30年的见
——路志正对中医药发展的回顾与思考

国医学术思想和临床经验亟待抢救

——首届“国医大师”座谈会侧记

“国医大师”们的学术思想和经验是中医药行业宝贵的智力资源和财富，而老中医药专家很多学术思想和经验得不到传承，一些特色诊疗技术、方法濒临失传，亟须尽快进行全面抢救。在今天召开的首届“国医大师”表彰暨座谈会上，卫生部副部长、国家中医药管理局局长王国强指出，要通过总结和借鉴“国医大师”成长规律，探索现代中医药人才培养的方法、途径，努力培养和造就一支德业双修的中医药人才梯队。

今天获得表彰的30位“国医大师”都已到耄耋之年。90岁高龄的“国医大师”李辅仁说：“我们要将学术思想和临床经验好好传下去，竭尽全力培养好接班人。历史发展到今天，中医药的接力棒交到我们手上，我们一定要把这一沉甸甸的接力棒接起来，传下去。”

“中医药事业的发展关键是人才，根本在教育。”年过84岁的“国医大师”李振华提出，为解决中医本科、研究生中医基本理论淡薄、动手能力差的问题，全国高等中医教育要尽快改革教学计划，突出中医特色，提高教学质量。他建议，有关部门要及时制定中医高等教育改革方案，培养高素质、有真才实学的中医药人才。

“随着经济全球化、科技进步和现代医学的快速发展，我国中医药发展环境发生了深刻变化，面临许多新情况、新问题。但这些问题归根到底还是中医药发展基础条件差，人才匮乏。”“国医大师”陆广莘十分担忧地表示，中医教材不能拜倒在疾病医学的脚下，中医本质不是疾病医学，是健康医学。

振兴中医事业，既不能后继乏术，更不能后继乏人。30名“国医大师”中年龄最小的是74岁的张学文，他从小跟随父亲行医，后又走进高等院校学习。张学文深有感触地说，过去中医院校的课程设置，中西医是7∶3，但现在中医院校学生中医学得越来越少，课程设置偏重西化，而且中医药理论教学与临床实践不相适应的矛盾还很突出，学生往往看重理论教学的考试分数，轻视临床实践环节。本科学生的第五学年应该是实习期，可很多学生在这段时间都忙于找工作。中医临床专业毕业生一到工作岗位常常是“中医忘完了，西医学黏了”。

“这些问题如果不能解决，将制约中医药的发展。”国医大师路志正提出，在改革中医院校教育的同时，要加强继续教育的想法得到多位国医大师的赞同。

张学文说，从“名老中医讲习班”学习回来的很多临床医生都表示，学了和不学就是不一样。讲习班的老先生讲得都不是书上有的，是他们临床中的体会和绝招，确实解决了很多中医的临床困惑。

中医脱离临床就没有生命。国医大师张琪说，师带徒是继续教育的好形式。这些徒弟虽然都具有副主任医师以上的职称，但通过师带徒，可以解决许多临床上的疑难问题，同一个病人，学生先看，老师再看，然后请学生讲，老师给总结，这样学生收获很大。

评选“国医大师”的重要目的之一，就是推进中医药学术经验的继承与创新，做到代有传人，生生不息。王国强表示，“国医大师”所在地区，特别是所在单位要通过建立“国医大师”研究室，配备助手，为他们的工作和生活创造良好的环境和条件。开展对“国医大师”学术思想和经验的整理研究，通过他们言传身教，精心传授，使他们的学术经验能够得以传承发扬。

据悉，国家中医药管理局今后将进一步探索中医药人才激励机制，探索建立政府表彰的长效机制，既开展“国医大师”这种级别评选，又探索“名中医”等其他层次的评选，注重政府表彰和行业学会奖励等社会褒奖相结合，注重国家层面和地方层面相结合，通过多层次、多途径的激励，进一步坚定广大中医工作者对事业发展的信心、修德敬业的恒心和奉献中医药事业的决心，推动营造社会各界关心支持中医药事业发展的良好环境，促进中医药行业整体形象和社会影响力的全面提升。

（编者注：本文由杨朝晖报道，刊载于《科技日报》2009年6月20日第1版）

我要为中医药文化事业传承与发展鼓与呼

——专访国医大师路志正

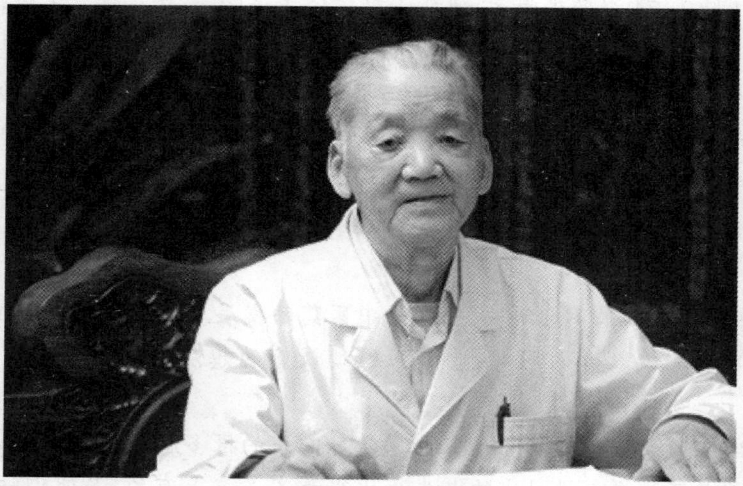

在北京中国中医科学院广安门医院，有一位令患者和医护人员爱戴与尊敬的老中医，他为人谦和、平易近人；在临证诊治中，他是病患的亲人，总是不厌其烦，轻声细语地安慰和解答病情，倾尽全力帮助患者解除病痛；在医护人员的眼中，他是楷模与表率，出诊时他全神贯注，不漏掉一丝的疑点，让同行们感受到“大医精诚”的精神所在；在学生面前，他将自己70多年的从医经验，以口授心传方式细致入微反复讲解，将博大精深的中医文化精髓展现在他们面前，谆谆教诲未来者要把中医药的文化弘扬光大；而作为曾经的学术机构管理者，他不断奔走呼吁，要为中医药的发展培植政策沃土，开辟出更多的发展空间。他说，要在自己有生之年，为中医药现代化的发展进行鼓与呼。他，就是国医大师路志正。

创新启示录

9月18日上午，科技日报记者跟随着路志正在北京中国中医科学院广安门医院出诊，看到了一位94岁老人的矍铄精神和乐观人生态度，更深切地感受到一位老中医为弘扬中医药文化所尽的心力。

中医药文化在我国有几千年的历史，近些年来，唱衰中医药的论点此起彼伏，有些不了解中医药的人甚至要求取消，令许多中医药界老前辈甚感寒心。更令他们忧虑的是，如何在新时代将中医药文化更好地传承下去？所谓的中西医结合到底该从什么角度来考虑？目前通行的以西医的标准化套用于中医标准化的研究是否合适？该如何理解中医药传承和发展？如何向下一代诠释中医药文化……路志正就是其中的一位代表，我们的话题也就此展开。

一、从中医脾胃学说看中西医结合

今年8月，中国中医科学院望京医院召开了中西医整合胃肠病的研讨会，中西医专家在其中共同商讨治疗胃肠病的方法和手段。路志正在会上表示，应该让更多的西医接受中医药文化的思想，他强调说，中医有几千年的发展历史，采用的是辨证施治的理念，治疗过程中看到的人体更为全面，而西医讲求技法，治标不治本，难以从根本上解决病人的痛苦。

路志正从上个世纪30年代就开始行医，精通中医典籍，擅长中医内科和针灸，对妇科、儿科也有很深造诣。他擅长针药并用，重视食疗，圆机活法，因证而施，广泛涉猎中医外感内伤、伤寒温病，崇尚脾胃学说与温病学说，发展湿病理论，特别在流感、“非典”防治中，倡风热湿浊疫毒并举；在风湿免疫病、消化道疾病、代谢综合征、心脑血管病、复杂心身疾病等疑难病，形成了自己的独到见解和临床经验，疗效颇佳。

路志正在近30年中医临床课题研究中，强调整体恒动、辨证论治观，提倡从五脏整体出发，擅长从调理脾胃入手，治疗胸痹心痛、风湿病（如燥痹、痛风等）及多种慢性疑难病症。他经过多年实践总结认为，脾胃为后天之本，气血生化之源，气机升降的枢纽，人以胃气为本，治病注重调理脾胃，执中央以运四旁。调理脾胃，重在升降，顾其润燥，升脾阳，降胃气，勿劫胃阴，勿伤脾阳。他辨证注重湿邪为患，认为湿邪伤人甚广，其来源有天、地、人之不同，内外之分，北方亦多湿邪，多自内生，而湿邪伤人，最易困遏脾阳，而见各种湿困脾土病证，治湿之法，应注意通、化、渗三法，即宣通三焦气机，调理脾胃升降。

在他看来，目前各类医院的西医医生开出中成药治疗肠胃不和等慢病日渐普遍，但是，中成药如何起作用的，西医医生应该有所了解，否则，辨证不准、使用不当，同样起不到效果。

他指出，在治疗中应首先突出中医的辨证思维，以证候为主，突出中医优势。中西医两者的最佳结合点在于整体和细节，西医诊断明确，分类较详，中医则从证候入手，由外测内，较为全面整体，治疗会更有效。

二、呼吁重视中医药传承与创新

在路志正看来，中西医是两种不同的学术体系，西医重病原体与结构，中医重病机与辨证论治，中医临床若抛弃中医辨证思维与方法，则疗效难以保证。他指出，中医和西医其实并不矛盾，应该在发展中强化对中医文化理念的传播和教育。

路志正现任中华人民共和国药典委员会委员，卫生部药品评审委员会委员，卫生部国际交流中心理事，中华全国中医内科学会副主任委员，中华全国中医风湿病专业委员会副主任委员，北京市老年康复医学研究会副会长，北京中医药大学名誉教授。他主编《中医内科急症》《路志正医林集腋》《中医湿病证治学》《痹病论治学》《实用中医风湿病学》《实用中医心病学》等；参加编著《中医临床资料汇编》《中国针灸学概要》《中华人民共和国药典》《医论医话荟要》《中医症状鉴别诊断学》《中医证候鉴别诊断学》《中国医学百科全书·中医内科学》《中国名老中医经验集萃》等。

作为原全国政协委员，他对于目前社会上不理解中医而提出否定中医言论的人，特别是一些政府管理部门轻中医重西医的做法深感痛心，多次在政协会议上呼吁要强化中医药文化的传承以及技术创新。

路志正认为，中医强调三因制宜，以人为本，若以西医标准化的方式来制定中医的诊治标准并立法，实行处方、制药标准化，则会束缚中医原创思维，将不利于临床实际。中医诊疗技法还应顾及地域风土不同，不能千篇一律形式化。应在中医理论指导下，结合各地气候环境、风土人情、患者年龄、体质、生活习惯、心理社会发病特点，结合具体病种，制定中医各项指标，创造出符合中国人生理病理情况的诊疗指南。他批评时下许多中医医生临床诊治一味照搬西医标准和思维，使之成为唯一，所以很难出现新的成果。

“中医学博大精深，上极天文，中悉人事，下穷地理，可说无所不包，而其精髓即视人与自然界为和谐统一体，三因制宜，辨证论治个体，以人为本，未病先防，既病防变，重视调护。”路志正说，现在既然要强调中西并重，并提到日程，成为国家卫生领域的一项发展策略，也应以常见病、多发病为主，从证候入手进行研究，一个病一个病地进行，利用现代科研手段开展工作，而不应以偏概全，因噎废食。

他呼吁，国家卫计委、国家中医药管理局等国家行政部门应认真执行中医药政策，落实中医科研机构管理，培养真正中医人才。他以自己带教学生培养人才的实践经验谈到，中医院校培养出的毕业生，关键是及早跟师侍诊抄方，早临证，早实践，要学用结合。他提出，目前的教学体系难以真正将中医药的理念和文化传承到位，需要进行深入改革。

三、中医养生方法有益健康长寿

作为一名中医药文化最好的诠释者，94 岁鲐背之年，路志正依然坚持工作在临床一线，同时，还在全国各地参加各类研讨会，飞机火车奔波往来不辞辛劳，而他的身体硬朗，红光满面。他笑言，自己保有的健康体魄要归结于中医养生文化之法。

他介绍说，中医养生学来自儒道佛思想，以及不断传承和积累的中医理法，其实并不神秘，只要从日常饮食起居等养生习惯做起，坚持修身养心之道，人人都可以达到。“我按照中医顺应四时以养生，知足常乐，无欲无求，与人为善，虚心向学，不骄不躁，总觉自己不足，兴趣广泛，坚持锻炼，心平气和，好的不多吃，粗茶淡饭不少吃，晚饭七八分饱，睡前浴足，自我按摩，这就是我的长寿之道。”路志正如是说。

（编者：本文由记者吴红月、卢素仙报道，刊载于《科技日报》2014 年 10 月 9 日第 9 版）

附：资料链接

路志正等十六位委员的联合发言

——健全中医管理机构　改革中药管理体制

1986 年 1 月，国务院常务会议做出了成立国家中医管理局的正确决定，从而改变了中医工作长期以来，一直处于从属地位的被动状态。一年多来，在中央领导同志的亲切关怀下，国家中医管理局初步开创了中医工作的新局面，有力地推动了中医事业的振兴和发展。

但是，在当前中医工作中，仍然存在着许多困难和问题，严重影响着中医药学的继承和发展。当前最突出的问题：一是地方上的中医管理机构迟迟建不起来，形成上、下脱节，很不健全；二是中医、中药长期以来相互分家，管理体制不够合理。为了有效地发展中医药学，这两个问题急需尽快解决。

1. 急需尽快健全中医管理机构，改变中医管理体系上下脱节的“高位截瘫”状况。

国家中医管理局成立已是第三个年头，但据了解，目前全国只有11个省成立了省中医管理局，可是其中有7个仅是把原来的卫生厅中医处改了一个名字，挂上一块牌子，仍是没有实权的处级单位。由于机构规格低，人员少，缺乏规划和安排中医事业的自主权，因而不能发挥应有的作用。在没有成立中医管理局的其他省、自治区、直辖市，卫生厅中医处更是人单力薄，一般只有三五个人；地(市)以下则绝大多数没有中医管理机构，有的甚至连一名专管人员也没有。据对全国27个省、自治区、直辖市的统计，平均每省仅省、地两级就有卫生行政管理干部591人，而其中中医管理干部仅22人，中医管理干部仅占卫生行政管理干部的3.8%。山西省、地两级卫生行政管理干部591人，其中中医管理干部仅有14人。河南省有100多个中医机构，3.2万多名中医药人员，却只有16名中医工作专职干部，其中卫生厅中医处6人，8个地、市10人，还有9个地、市没有中医工作专职干部。在这种情况下，尽管国家中医管理局已经成立，但是下面没有腿，形成“高位截瘫”状况。这种情况如不改变，中医工作在组织管理上就仍然没有保证，十一届三中全会以来，中医工作的好形势也难继续保持。

更有甚者，一些地区在国家中医管理局成立后，不但没有建立相应的中医管理机构，反而削弱了对中医工作的领导。就在首都北京，不但迟迟不建中医管理局，就连市卫生局仅有的一名中医副局长也被免掉了。中央一再强调加强中医工作，而恰在中央所在地的首都，出现了这种不一致的现象。不仅如此，就连天津、上海亦未成立。我们认为北京、天津、上海三市，直属国务院领导，三年来贯彻不下去，实在使全国中医界和广大关心中医事业发展的同志大失所望。

为了建设有中国特色的社会主义卫生事业，在深化改革，转变职能过程中，作为世界公认的中国卫生事业的优势——中医药学，理应得到大力支持和发展，以保持我国具有特色的中医药学在国际上的领先地位。为此，我们建议国务院、国家体改委和有关领导部门，尽快采取措施，督促各省、自治区、直辖市和计划单列市按照国家中医管理局的模式，尽快把省和单列市一级中医管理局建立健全起来，以推动中医事业健康稳定地发展。

2. 必须改变中医、中药长期分家的管理体制，实行中医、中药互相结合，统一管理。

中医药学，是我国医疗卫生事业所独具的特点和优势。中医和中药自古一家，历来密不可分。中医防治疾病主要以中药为武器，中药离开中医也不能充分发挥作用。二者必须同步发展和振兴，才能为保护人民健康做出贡献。

但目前，我国中医、中药管理体制相互脱节，造成了医不知药、药不问医、医不能尽其才、药不能尽其用的严重状况，严重地影响了医疗质量的提高，不利于中医药事业的发展。

中药是一种商品，但是一种特殊商品，药品的经营和管理应把社会效益放在第一位，把经济效益放在第二位。而目前医药管理部门在指导思想上，一方面把中药从属于西药，套用管理西药的模式来管理中药，使中药越来越失去特色；另一方面，在经营上片面追求产值利润，“药为医用”的观念越来越淡薄。大利大干，小利小干，无利不干，不重视医疗急需，以致造成不少弊端。

首先是中药饮片品种大量短缺，价格猛涨，炮制粗劣，质量严重下降。医生开了处方，病人满城跑找不到药，见了药又价贵，买到了又由于质量没有保证，难以达到预期的疗效。确如群众所说的“药味抓不全，华佗也枉然”，“药品不地道，秘方也失效”。特别严重的是，以次充好、以假乱真的现象，已经并不罕见。

其次，一些没有多大医疗保健价值的所谓“滋补药”，仅仅因为利润高就大量生产，充斥市场；而许多有特殊疗效、价格低廉、服用方便的传统专科用药则无人生产，濒临失传。

3. 中药生产条件长期得不到改善，大多厂房破旧，设备落后。采集、收购、保管、加工等不少不符合要求。大量药材露天堆放，泥土夹杂、霉变、虫蛀经常发生。

4. 中药人才的培养得不到支持和重视，至今还没有一所真正传统的中药学院。许多地区反映，目前有经验、有水平的老药工已经为数不多了，中药后继乏人问题十分严重。

上述种种问题，如果不在体制改革中认真加以解决，必然严重影响中医药事业的发展。广大中医药人员和人民群众对此十分焦虑。许多同志反映，长此下去， 中医将亡于中药。

为了振兴中医药事业，我们呼吁：中医、中药长期分家的管理体制再也不能继续下去了。因此，建议把国家医药管理局的中药部分，同国家中医管理局合并起来，成立直属国务院的国家中医药管理局，统一管理全国的中医药事业。中国药材公司可划为国家中医药管理局的直属单位，负责中药材的生产、经营和事业建设，负责产供销综合平衡和中药进出口业务。这样，有利于中医、中药间的高度协调配合，有利于中医药的同步振兴和发展。

（编者注：本文系全国政协七届一次会议大会发言文件，政协七届一次会议秘书处签发，1988 年 3 月 28 日。发言人：路志正，刘志明，程莘农，顾伯华，魏龙骧，凌一揆，哈荔田，张镜人，邱茂良，王孝涛，周超凡，施奠邦，吕炳奎，王绵之，王玉川，杨甲三）

对政协七届全国委员会第二次会议第 1574 号提案的答复

路志正委员：

您提出的关于尽快建立、健全省（自治区、直辖市）一级中医药管理机构的提案，见答复如下：

发展我国中医药事业问题，目前已引起中央有关领导同志的高度重视。最近，国务院召集 16 个部门负责同志进行了研究。会议要求各地人民政府在新的形势下应切实加强对中药工作的领导，支持中医药事业的发展。针对有些地方对中医机构采取更名、撤并等削弱中药事业的做法，会议指出要认真采取措施，尽快予以制止和纠正。

关于省级中医药管理机构的设置和调整，决定权在地方政府。对您们提出的意见和建议，我们将及时转告有关方面，并在工作中给予积极帮助。

中国人民共和国人事部

1989 年 8 月 17 日

八位名老中医致函江泽民总书记

江泽民总书记：

我们是来自广东、浙江、北京、吉林、黑龙江从事中医医疗、教学、科研工作几十年、七十岁上下的老中医，衷心拥护以您为核心的中央领导集体所采取的一系列英明决策。我们十分赞成您所主张的要弘扬民族文化，振奋民族精神。

我们为了把几十年的学术经验留给人民，在长春市召开了《名医学术集粹》一书编写会议。我们在讨论中谈到党的中医政策及中医后继乏人乏术问题。我们认为中医药学是中华民族文化中的瑰宝，但历遭磨难，几经兴衰，虽然毛主席、周总理等老一辈无产阶级革命家一再强调要正确贯彻中医政策，但中医一直处于从属地位，得不到应有的发展。近年来，党中央、国务院采取了英明措施，成立了国家中医药管理局，中医的从属地位开始有所改善，从而使中医事业有较好的发展。但是问题还未得到真正解决，使人担扰。一些地方还没有真正把中医同西医放在同等重要的地位；大多数省、市的中医药管理局至今没有建立起来；有些挂着中医牌子的单位，并不是真正在搞中医；中药的管理体制，至今没有一个省市归中医药管理局管理，中药质量下降，伪劣药品充斥，中药资源继续遭到严重破坏。现在国外学习研究中医的势头，正方兴未艾。长此下去，我们真担心有朝一日会出现中国人到外国去学习中医。为此，我们恳切呼吁：

1. 国家中医药管理局只能加强，不要削弱；

2. 尽快建立各省、市中医药管理机构；

3. “八五”期间中医专款不应低于“七五”水平；

4. 保护和开发中药资源，由国家中医药管理局统一管理。使中医药工作真正能按照党中央、国务院指示的精神，迅速健康地向前发展。

以上意见当否，请指教。

此致

敬礼

邓铁涛（广州中医学院教授），方药中（中医研究院教授）

何任（浙江中医学院教授），路志正（中医研究院教授）

焦树德（北京中日友好医院教授），张琪（黑龙江省中医研究院教授）

步玉如（北京西苑医院主任医师），任继学（长春中医学院教授）

1990 年 5 月 3 日于长春

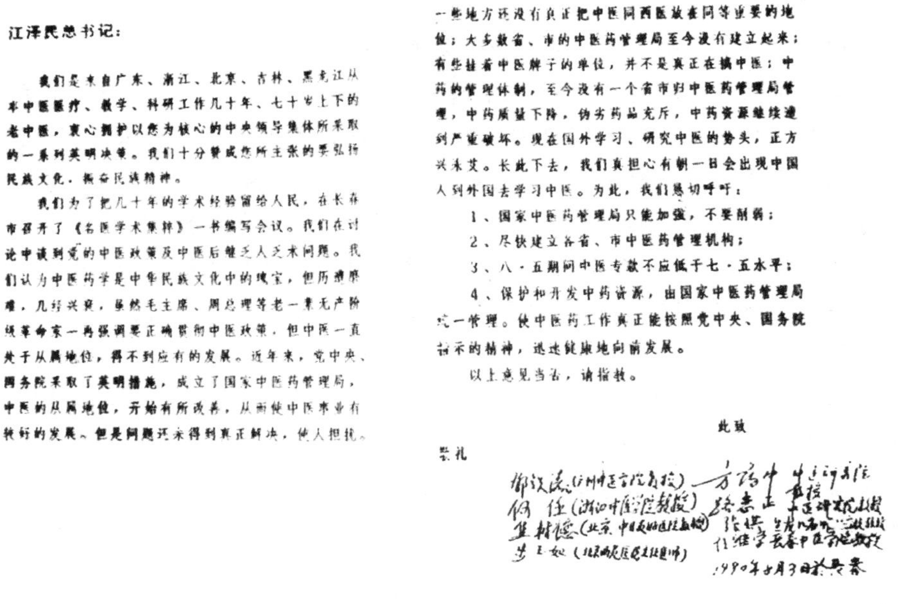

江泽民总书记：

我们是来自广东、浙江、北京、吉林、黑龙江从事中医医疗、教学、科研工作几十年、七十岁上下的老中医，衷心拥护以您为核心的中央领导集体所采取的一系列英明决策。我们十分赞成您所主张的要弘扬民族文化，振奋民族精神。

我们为了把几十年的学术经验留给人民，在长春市召开了《名医学术集粹》一书编写会议。我们在讨论中谈到党的中医政策及中医后继乏人乏术问题。我们认为中医药学是中华民族文化中的瑰宝，但历遭磨难，几经兴衰，虽然毛主席、周总理等老一辈无产阶级革命家一再强调要正确贯彻中医政策，但中医一直处于从属地位，得不到应有的发展。近年来，党中央、国务院采取了英明措施，成立了国家中医药管理局，中医的从属地位，开始有所改善，从而使中医事业有较好的发展。但是问题还未得到真正解决，使人担扰。一些地方还没有真正把中医同西医放在同等重要的地位；大多数省、市的中医药管理局至今没有建立起来；有些挂着中医牌子的单位，并不是真正在搞中医；中药的管理体制，至今没有一个省市归中医药管理局管理，中药质量下降，伪劣药品充斥，中药资源继续遭到严重破坏。现在国外学习、研究中医的势头，正方兴未艾。长此下去，我们真担心有朝一日会出现中国人到外国去学习中医。为此，我们恳切呼吁：

1、国家中医药管理局只能加强，不要削弱；

2、尽快建立各省、市中医药管理机构；

3、八・五期间中医专款不应低于七・五水平；

4、保护和开发中药资源，由国家中医药管理局统一管理。使中医药工作真正能按照党中央、国务院指示的精神，迅速健康地向前发展。

以上意见当否，请指教。

此致

敬礼

国务院重视人大代表政协委员议案提案

国家中药管理局继续发挥中医中药统一管理优势不断取得新进展

[本报讯]记者邢思邵报道:国务院非常重视人大代表和政协委员的参政议政作用。在全国人大、全国政协八届二次会议开幕前夕,第一次会议代表、委员的议案、提案已基本办复。

1993年全国人大、全国政协八届一次会议期间。董建华、唐由之、申甲球、李国桥、高德等30位代表,王绵之、王玉川、路志正、赵绍琴、程莘农等22位委员,分别提出了“进一步健全和加强国家中医药管理机构”的议案和提案。

董建华等代表,王绵之等委员指出,1988年国家中医药管理局成立后的五年,是中医药事业克服各种困难继续稳步前进的五年,是中医中药相互结合并逐步发挥出结合优势的五年,是中医药进一步受到世界人民欢迎并大踏步地走向世界的五年。实践证明,国务院设立国家中医药管理局的决定是正确的。

董建华、王绵之等建议在国家机构改革中,进一步健全和加强中医药管理机构。

中央机构编制委员会于1993年5月22日答复,考虑到中西医疗事业协调发展和中医药自身的发展规律和特点,在这次机构改革中,决定保留国家中医药管理局,由卫生部管理;保留专项资金渠道;在一定范围内可单独行文和开展对外合作交流。

国务院随即任命卫生部副部长张文康兼任国家中医药管理局局长。

国家中医药管理局在1993年不断深化改革,取得可喜进展。全国中医医院达2457所,中医病床22.2万张,14个省市进行了中医医院分级管理试点。在全国初步建立了一批具有中医药特色和优势、学术水平处于领先地位的中医专科(专病)医疗中心。中药生产经营在调整中进一步发展,1993年生产种植面积522万亩,工业总产值133亿元,中药总购进91亿元,总销售130亿元。中医药科技、教育进一步加强,对外合作交流进一步扩大,国际贸易取得新进展。

国家中医药管理局对抓好中医药工作的体会是:发展中医药学术是发展中医药事业的根本;充分发挥中医中药结合优势,是促进中医药事业更快发展的必要条件;加强团结是中医药事业发展的重要保证;解放思想,勇于实践,牢牢掌握改革的主动权,是中医药行业适应建立社会主义市场经济体制和社会发展的关键。

最近在天津举行的1994年全国中医药工作厅局长会议,提出了今后中医药工作的主要任务:进一步加强农村中医药工作,更好地为广大农民服务;加强中医药队伍和机构的内涵建设,推动、保证中医药事业持续、稳定、健康发展,包括提高中医服务能力与水平,进一步抓好中药生产经营,进一步深化科技、教育改革,加速科技进步与人才培养,加强中西医结合工作和民族医药工作,继续发挥中医中药统一管理优势。

国家中医药管理局提出,要发扬优良传统,加强医德医风教育,进一步加强法规建设,完善适应社会主义市场经济体制的中医药法规体系,促进中医药事业尽快走上法制化、规范化的发展轨迹。

(编者注:本文系《中国中医药报》"人大政协两会报道",刊载于《中国中医药报》1994年3月11日第1版)

十位名老中医专家致函国家领导人

尊敬的江总书记、李鹏同志、朱镕基同志、李岚清同志、吴邦国同志:

这次政府机构改革保留了国家中医药局,体现了党和政府对中医药事业的重视。同时又明确要加强市场监督管理部门,在药品方面成立国家药品监督管理局。这既是适应市场经济体制改革的需要,更体现了党中央和人民政府对人民健康的高度重视。我们衷心拥护这些政策。

中药是在中医理论指导下用于防治疾病的药品,其质量既关系人民健康,也直接关系中医药事业的兴衰。近两年来,国家中医药管理局在抓中药材市场整顿、抓中药饮片技术进步、抓中成药工业50强等方面做了不少工作。中药质量状况开始有所起色,有所改变。但是许多积存的问题还没有得到根本改变。这方面的工作任务还很复杂、很繁重,确实应该继续加强、完善中药质量的监督管理。

目前,美国、加拿大、澳大利亚以及欧、亚许多国家政府在药源性疾病增多,"回归自然"的形势下,都开始重视中药,并正在逐步对中药的进口和临床应用予以认可。但有的国家在研究制定涉及中药在本国上市的规定中又出现了按照西药的法规管理中药的情况,使中药反而受到约束、排斥,不能充分发挥优势。这种情况已引起一些国家中医药界的强烈反应。中医药是祖国优秀传统文化的瑰宝。如何抓住机遇,在促进中药现代化,建立符合中药特点的现代法规管理基础上,发展具有我国特色的民族医药工业,积极参与国际交流和沟通,努力使之与我们接轨,为中医药走向世界创造条件,已是当务之急。

中药和西药有很大的不同，不仅在基础理论体系上有着本质差异，而且每一味中药本身就含有多种的化学成分。中成药是在中医药理论指导下由多味中药通过配伍处方制成，其组合结构比西药更为复杂。中药饮片与绝大多数中药材都是我国所特有。

江总书记在1996年年底党中央、国务院召开的全国卫生工作会议上提出要“实现中医药现代化”，指明了中药发展的方向，这是完全正确的。中药事业的发展同中药现代化一样既要认真继承传统的精华，又必须积极合理的吸收现代科学技术与管理，努力使之早日实现现代化。但是现在确实存在着一种把现代化简单理解为“西化”的偏向，这样很容易重走“废医存药”的老路，势必给我国中医药事业及卫生事业造成严重的不良后果。

我国医药卫生事业的最大特色在于中医药，理应确保“独树一帜的中国医药学”在世界传统医药领域的主导地位，为世界卫生保健做出应有的贡献。

为此，我们恳切希望在这次国家药品监督管理局的机构设置与人员配置上，特别是领导班子的配置上，选配既懂中药知识又掌握现代药品专业与管理知识，理解并认真贯彻党的中医药政策，又能与医疗界沟通的同志担任，切切不可重蹈“神父管和尚”的覆辙。同时，在新的体制下还应加强中药与中医的结合，以充分发挥我国中医药原本是一体的优势，真正做到“药为医用，医知药用”。使中医药事业得到健康的发展，以保证中医药处于应有的地位。

我们衷心祝愿这次改革后的政府机构在党中央、国务院的领导下，在我国社会主义现代化大业中把中医药事业推向一个新的高度，实现新的跨越，迎接新世纪的到来。

签名：王绵之　张镜人
董建华　裘沛然
施奠邦　王孝涛
陆广莘　周超凡
颜德馨　路志正
1998年3月11日

国家中医药管理局答复路志正等八位老中医专家函

路志正教授：

你们八位专家给朱（镕基）总理反映中医药情况的信，总理已经做了批示。张文康部长批示：请朱庆生同志组织研究提出意见，写出报告呈总理。根据张部长的指示，朱庆生副部长兼局长主持召开了两次局党组会，认真研究了你们给总理信中反映的问题。并已着手起草报告，待报卫生部党组研究后正式呈总理。

多年来，你们八位中医药界老前辈，积极关心中医药事业的发展与改革，你们呈送总理信中所反映的问题，正是中医药事业改革与发展中需要认真研究、努力探索实践的一些关键问题和深层次的问题。这些问题的提出，也是对国家中医药管理局工作的关心、支持和推动，在此表示衷心的感谢。

祝您生活愉快，健康长寿！

此致

敬礼！

国家中医药管理局

路志正教授：

你们八位专家给朱总理反映中医药情况的信，总理已经做了批示：请张文康同志研处，并请郑筱萸同志阅。张文康部长批示：请朱庆生同志组织研究提出意见，写出报告呈总理。根据张部长的指示，朱庆生副部长兼局长主持召开了两次局党组会，认真研究了你们给总理信中反映的问题。并已着手起草报告，待报卫生部党组研究后正式呈总理。

多年来，你们八位中医药界老前辈，积极关心中医药事业的发展与改革，你们呈送总理信中所反映的问题，正是中医药事业改革与发展中需要认真研究、努力探索实践的一些关键问题和深层次的问题。这些问题的提出，也是对国家中医药管理局工作的关心、支持和推动，在此表示衷心的感谢。

祝您生活愉快，健康长寿！

此致

敬礼！

国家中医药管理局办公室

一九九八年十一月二日

国家中医药管理局办公室

1998 年 11 月 2 日

关于理顺中医药管理体制的建议

尊敬的吴仪副总理：

您好！我们是为中医事业奋斗了几十年的中医，十分关心中医药的盛衰存亡。当前各级卫生行政部门、医疗卫生机构加大对中医药发展的扶持力度，帮助解决中医药发展中面临的困难和问题，发挥中医药在基本卫生保健中的作用。很多省市推出“中医药强省强市”的建设措施，中医药事业迎来了前所未有的发展机遇。但是，一些体制性问题如不解决，将会成为中医药发展的瓶颈问题，我们就此坦诚地提出意见，诚盼您给予关心支持。

第一，中医教育体制要改革。

中医药有自己的学科特点，人才成长有自己特殊的规律，但现行的管理模式，教育部门管中医教育，而（不是由）了解行业特点的中医药管理部门按照本行业人才成长的规律管理大学教育，使中医药人才培养受到很大制约，这可能因此而毁掉中医。中医院校用西医模式培养学生，缺乏中医特色，弱化甚至放弃了中医特有的传承教育方式，造成了对中医继承不够，发展乏力，结果是中医院校毕业生不会用中医思维看病。因此，中医教育改革势在必行。我们建议：首先，理顺体制，管理中医药的部门要有管理教育的职能，这样才能从管理体制上有利于按中医药人才成长规律培养人才。其次，师徒传承和自学的教育模式应与院校教育并重。中医不同流派的医疗经验、手法等，不是书本上能学到，更适宜于口传心授，手把手地教，很多高徒都是出自名师的点化。我们认为上述中医教育体制的改革与路径是解决中医中药发展瓶颈的重要举措，为国家培养出更多的优秀中医药人才。

第二，中医和中药管理职能要统一。

目前，卫生行政、中医药管理部门管医，药监部门管药，实际上是医、药分离。中医药自古以来就是医药一家，医药相辅相成，相互促进，是辨证论治的统一，辨证是医，论治是药。中医药的治疗特点是辨证论治，注重个体差异，这更不能让医药分离。目前，从管理体制上，管医与管药分离，人为地分开了医与药，医与药无法协调，造成懂得中医药行业特点的管理部门管不了药，管药的部门，用西药的模式管理中药，结果是既不能出名医，也不能出好药。此外中药饮片的多头管理，药材质量得不到保证，严重制约了中医中药的发展，中医辨证论治不能发挥应有的疗效。要改变这种现状，建议首先要将中医中药的管理职能统一，中医中药从体制上不要分开，变多头管理为集中管理，协调中医中药的发展。

把中医中药分开管理所产生的弊端之一，就是目前对中医院制剂管理制约了中医药的发展。院内制剂，传统的膏、丹、丸、散是中医药的特色所在，也是老中医多年行医经验的精华，而现行的药品管理政策对医院制剂的要求周期长、费用高，花费数十万元才能申报一个新制剂，是中医院所不能胜任和无法承担的，结果中医院只剩下汤剂权，而膏、丹、丸、散等制剂权基本失去。膏、丹、丸、散较汤剂药力平缓、持久，具有简便廉的特点，并且不少膏丹丸散改成了汤剂就没有疗效，只靠汤剂不能取代膏、丹、丸、散，中医院也就无法发挥自身的特色优势。

因此，建议还中医“膏、丹、丸、散”制剂权，为中医创造宽松的中药创新环境，并且要按照中医药本身的特点来制定中药新药的审批办法，使中药新药的审批真正地回归临床。

以上肺腑之言，供您决策参考！

此致

敬礼！

签名：任继学、邓铁涛、颜德馨、张琪、
朱良春、路志正、吉良晨、吕玉波

2007年3月26日

关于完善中医药管理体制的建议

尊敬的温总理：

您好！我们是从事中医工作多年的中医师，大部分人伴随着新中国的成长壮大行医60载。我们亲身感受到自新中国成立以来，党中央、国务院对中医药工作一直非常重视，新中国成立后国家把自然状态的中医药纳入国家医疗体系，特别是今年国务院专门下发了《关于扶持和促进中医药事业发展的若干意见》，对中医药的发展起到了历史性的推动作用。为把国务院的决定落到实处，我们这些常年工作在第一线上的中医工作者，根据几十年的亲身经历，提出完善中医药管理体制的建议。

一、现行中医药管理体制存在不足

现行的中医管理体制，经历了复杂的历史变革。既有成功的经验，又有应吸取的教训。弥补不足是为了保持中医药事业在稳定前提下的发展。目前中医管理体制的欠缺主要表现在以下两个方面：

（一）中医药管理部门不能全方位管理中医药

国家成立了中医药管理部门，是中医药有其自身的规律，存在不可替代性。可是，多年来的现状是中医药管理部门不能全方位地管理中医师和中药。而是由各级卫生机关的医政部门管理中医师和中医医疗机构，由国家食品药品监督部门管理中药和中药材做的保健食品。

中医药管理部门不能全方位管理中医药，中医药事业的发展缺少内在规律的推动力。所以，中国的中医药产业的发展速度与我们中医药大国地位不符。据有关各方多年的统计，世界中药贸易比例中，中国的份额只占百分之五左右。而日本和韩国却占了百分之七十左右。使我们一个中医大国排在了中医药弱国的地位。一个产业的兴衰，直接反映了管理这个产业的政策正确与否。我国的中医药管理体制不完善，是中医药界都了解的事实。多年未解决的原因很多，其中重要一条是中医药管理部门隶属于以西医为主的卫生部。中医药管理部门需要协调众多部门的关系，难以完全按中医药内在规律办事。

（二）西医管理中医药的模式束缚了中医药的发展

如果用篮球的规则去裁判足球的比赛，一定会出现尴尬的局面。西医管理中医药即是这样的局面。

中医调病针对人体的失衡，通过恢复平衡，促进人与自然运行节律和谐，使自身免疫系统自愈疾病。西医针对人的病灶，通过手术、化学元素、射线等方式去除疾病。两种医学各自有独特的逻辑思维，谁也代替不了谁，谁也管不好谁。这是被实践已经证明了的事实。

中药历来与食品在作用上相互交叉。中医理论认为：可食之物皆有药性，中药辞典里包括：小麦、水稻、萝卜、白菜等。人生病的原因包括虚、实、寒、热，食物有寒、热、温、凉四种偏性，用食物的偏性纠正人体的偏性，即可恢复人的平衡。“平衡释放潜能，潜能自愈百病。”试想普及了这种医学观，广大的人民群众可以最大限度地从根本上减少疾病，国家财政和个人也大大减少了医疗支出。

西医运用中药，是在中药中提炼元素，世界观和方法论与中医从根本上不同。

二、在现行法律下修正管理职能事半功倍

国家各行政管理部门职责的划定是个复杂的问题，涉及现行法律和部门间的权力甚至利益分配。我们认为：在目前情况下，可以在现行法律不变的状况下，由国务院依照权限自行调整部门间的分工。

中医药管理部门统筹中医药事务，这是中医药内在规律决定的最佳选择。我们建议：在现行法律下，中医药管理部门依照《中华人民共和国执业医师法》管理中医师：依照《中华人民共和国药品管理法》管理中药；依照《中华人民共和国食品安全法》管理声称有中医保健功能的保健食品。凡是声称有西医治疗和保健功效的药品、保健食品仍由国家食品药品管理部门负责。

中医药和西医药的管理彻底分开，才是新中国成立以来中医药产业生产力的真正解放。"混沌生太极，太极生两仪。"我们相信，在深入贯彻科学发展观的今天，中医药一定会走出阴阳不分的混沌局面，使中医回归国医的地位。使中药大国从弱势地位走向强势。

此致

敬礼！

2009 年 5 月

（编者注：本文系多位名老中医专家致函温家宝总理草签稿）

第二章
中医教育与传承

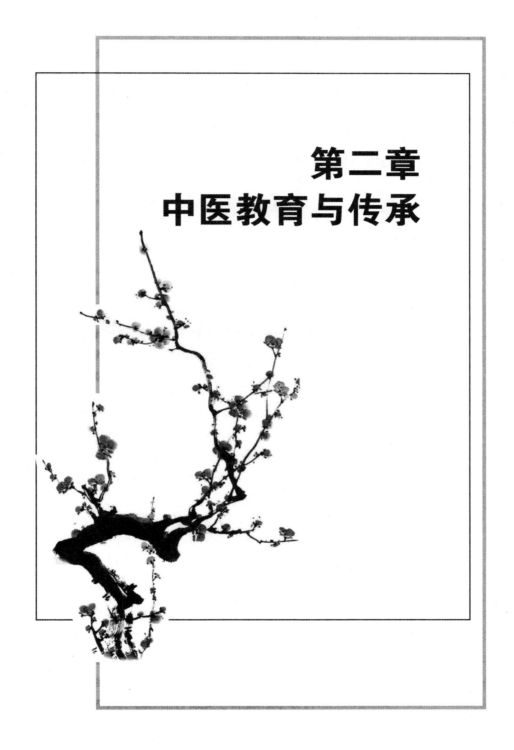

医德是习医立业的根本

我从事中医工作至今已经40余年，今天以“医德是习医立业的根本”为题，联系目前临床存在的某些问题，谈谈自己的心得体会，不妥之处，请同志们批评指正。

医为仁术，医生以救人疾苦拯人危难为己任，非品德高尚者不能胜任之，所以医德是我们习医立业的根本。作为老一辈中医，更有责任以身作则，为青年同志做榜样。

中医讲求医德，有着悠久的历史和良好的传统。古代有成就的医学家，首先都是具有高尚医德修养的人。扁鹊名闻天下，行医随俗为变，过邯郸则为带下医，至洛阳则为耳目痹医，入咸阳则为小儿医，受到群众的欢迎；张仲景感往昔之沦丧，伤横夭之莫救，勤求古训，博采众方，著《伤寒杂病论》，并痛斥了那种“务在口给”“按寸不及尺，握手不及足”草率从事的医疗作风，华佗不愿只为权贵服务，路见病人及时救治；孙思邈不顾为宦做官，精心为百姓治病；李东垣张贴治大头瘟效方，普救疫区人民。似此者，历代不乏其人，至今仍为人们所传颂。孙思邈说：“凡大医治病，必当安神定志，无欲无求，先发大慈恻隐之心，誓愿普救苍灵之苦。”中医之重视医德，于此可见一斑。

过去选择学生，必将品德操行列为首要条件。《史记》载长桑君与扁鹊出入10余年，认为扁鹊“非常人也”，才传之以禁方。罗天益曾拜李东垣为师，李(东垣)首先询问他说：“汝来学觅钱医人乎？学传道医人乎?”对他进行考察，可谓“非其人不传”。先辈们良好的医德，也是中华民族的宝贵遗产，在继承发扬祖国医药学遗产的同时，继承医德修养，是我们的任务之一。

作为现代中医，更应该加强医德修养。所谓“德才兼备，又红又专”，就包括了对医生医德方面的要求。绝大部分中医工作者，继承了前人的传统，注意医德修养。但对社会上存在的一些不良风气，也必须随时警惕，不断磨炼自己；对自己身上存在的问题，更要痛下针砭，及时纠正。我认为一个医生的医德修养，应从以下几个方面去努力：

一、省病问疾，皆如至亲

医生要急病人之所急，痛病人之所痛，待病人如亲人，抛除一切私心杂念，全心全意地为病人解除疾苦。

医疗工作事关人命，切忌粗枝大叶，草率从事。态度要严肃负责，精力集中，诊察仔细认真，方能减少差错，收到预期的效果。古人说："胆欲大而心欲细，智欲圆而行欲方"。只有待病人如亲人，才能真正做到。

病人有职业不同，长幼妍媸、亲疏远近之异，只有抛除一切私心杂念，待病人如亲人，才能做到普同一等，我在医疗工作中，无论是领导干部还是普通工作人员找我看病，都是随叫随到，绝没有因为他们的职位不同而区别对待，绝不草率处理、不负责任。每天还有一些病人晚间到家里来，我虽然劳累一天，晚间还常有工作，也同样认真接待，从未把病人拒之门外。

医生要详尽了解病情，而病人出于对医生的尊敬及治病的迫切心情，于是无话不说，我们要为病人保密。特别是不要宣扬病者的隐私、或作为笑谈。有些病人对治疗失去信心，我们还要做好思想开导工作，尤其切忌任意夸大病情使患者恐惧，以炫耀自己高明。医生一切言谈举止，总以有利于病人为原则。

二、虚心学习，精益求精

我们不仅要有为人民服务的思想，还要有过硬的医疗技术。古人说："医而无术，则不足以生人"。岐黄之学，博大精深；古今医著，汗牛充栋。医生习业，必须"博极医源，精勤不倦，不得道听途说，而言医道已了。"学然后知不足，我自1939年独立应诊后，凡日间疑似难辩，立法处方无确定把握的，晚间就研读有关书籍，进行学习。这种每晚读书学习的习惯，一直保持下来，直至今日，其趣不减。

向书本学习是一个方面，还应该向别人学习。医生要虚怀若谷，不耻下问，切忌不懂装懂，故步自封。我带过不少西学中的同志、中医学院实习生、外地进修生，近几年来又带过6名研究生，我们经常一起学习，讨论有关问题，在教他们的过程中，我自己也从中学习到不少知识。去年年底，有的研究生毕业了，我给他们题词："学如逆水行舟不进则退"，就是勉励他们不要放松学习。过去我经常到外地出差，每到一处都要拜访当地的名老中医，向他们学习，从中确实受益不浅。学者之病最忌自高与自狭，自高如峭壁巍然，时雨过之，须臾流散，不能分润；自狭者瓮盎矣；善学者，其如海乎？旱九年而不枯，受八洲之水而不满。

医疗技术要精益求精。再高明的医生也有治不好的病，医学还在不断地向前发展，有许多东西还有待于我们去研究探索。只有勤奋学习，精益求精，才能有所创新，不断前进。孙思邈说："读方三年，便谓天下无病可治，及治病三年，乃知天下无方可用。"

三、谦虚谨慎，团结友爱

谦虚对医生来说更为重要。随着年龄的增长，经验积累多了疗效会有所提高，更应该谦虚谨慎。人各有所长，也各有所短，绝不能以己之长，度他人之短，更忌诋毁别人以抬高自己。故孙思邈说："偶然治瘥一病，则昂头戴面，而有自许之貌，谓天下无双，此医之膏肓也。"历史上叶天士与薛生白同为温病学家，开始时二人互相不服，竞相诋毁，经过医疗交流，互相学习，终成至交，传为美谈。中医要弃除门户之见，取长补短，团结友爱。即使是他人失败的教训，也正是自己值得借鉴的地方，丝毫不可有轻侮傲慢之心。1942 年，乡中陈某患温逾月，屡治不效，延请往视，至时家人正焚香拜佛，祈祷神灵。患者年方十七，观其僵卧于炕，两目直视不眴，面色晦滞，昏睡不醒；舌质黯而紫，苔黄厚而干；切其脉如转索左右弹指；扪鼻察息，呼吸虽慢而尚匀，吐气虽微而仍温，四肢逆冷。索观前医处方数 10 张，多宗白虎汤加减，而方中石膏用量颇重，初用 2 两，渐增至半斤，且皆煅用。面对此等危证，一时难于决断，沉思良久，悟出此系石膏用之不当。石膏煅用，失却解肌之效，而成寒凝之弊，遂致邪热内伏不得外达，成此逆证。犯了温病"汗不出者，不可与也"之戒。欲解其凝，必用温通。虽热伏于内，但元气已衰，遂以参附汤化裁，以人参、淡附片、紫油桂各 5 分，煎水频服，以观其动静。翌晨，家人喜来相告，谓药后至夜半时，病者眼启能言，少思饮食，四肢转温而能屈伸。我因忙于诊务，以为既已见效，可守方不变，属其继进 2 剂，孰知 3 日后家属张惶来告，言服完 2 剂后骤然烦躁不安，赤身裸体，言语不休，行动狂妄，如有神凭。我急忙诊视，果如所述。见其面色红赤，舌质红绛，苔黄燥而有芒刺；询其大便数日未行，口渴思饮，手足濈然汗出，其脉沉实有力，纯系一派阳明腑实之候。遂用增液承气化裁，以滋阴润燥，荡涤腑实。药后当晚下燥屎 20 余枚，二日后热退神清。我自责临证草率从事，致生变端。本例初用温通回阳之桂、附，原为救急扶正之图，既已奏效，则当更议它法，然未详察，以为得效而原方药少量小力薄，可再继进，致使燥烈之性激发伏热，二火交炽，充盛莫制，遂成阳明腑实之证。误治之失，深为内疚，深感医者责任重大，且医理精深，必须详究。倘稍有疏忽，则祸不旋踵。更不能五十步而笑百步，以他人之误而称已之能。前医误用石膏，固非正法；自己过用温通，亦致变证。两相比较，始悟智者千虑，终有一失之理，同志们宜引以为戒。

（编者注：1980 年完稿）

如何培养名副其实的中医名家

2003年一场突如其来的“非典”，我们仍然记忆犹新，面对这样残酷的现实，中医参与了，但实际上是处于很边缘的境地，这难道不让我们感到很尴尬吗？中医治疗急症有几千年的历史，从华佗、扁鹊到近代的名老中医们，让多少百姓免于死亡，让多少后学为之惊叹，可是今天却束之高阁，为什么？是中医药失效了？还是适应不了？或许是我们的医疗环境阻止我们发挥优势？不能不引起我们的反思。作为一个中医工作者，有责任去认真思考。中医历来强调医德，视患者为亲人，我们有义务拯救黎民于水火，有责任为百姓疏困解厄，济世救人。“非典”给人们敲响了警钟，也给中医教育以深刻的启示。怎样培养名副其实的中医名家？这是摆在当前的重要而又无法回避的问题。

一、注重理论与实践相结合

我国自恢复学位考试制度以来，中医院校培养了不少合格的高层次人才，做出了卓有成效的成绩，这是毋庸置疑的。但抗击“非典”中出现的中医理论与实践脱节的现象，说明中医教育改革刻不容缓。对于中医教育而言，光有理论没有实践，在突发疾病面前往往惊慌失措、束手无策，这不仅贻误患者病情，还给中医发展带来了严重影响。所以现行高等中医药院校的课程设置、教育方向、培养思路、教育质量、临证实习等，都与中医药发展的要求相距甚远，应加大中医药教育的投入，加快中医药教育改革的步伐，培养真正高水平的中医药人才。

从目前的调查来看，普遍反映现在中医学院毕业出来的学生不会用中医看病，有些分配到乡镇医院去的中医大学生不如跟师学徒的。为什么出现这种状况？据了解，学生在中医学院学5年，中医和西医课程的比例说是7∶3，但学生用在西医上花费的时间不少于50%。除去一年的临床实习和寒暑假，真正用在中医上的功夫不到2年，这与韩愈所说的“闻道有先后，术业有专攻”背道而驰。

医生是个需要终身学习的职业，在院校时间有限，主要是打好中医基本功的初级阶段，就应以中医基础理论课程为主，适当学习一些西医生理解剖等知识是应该的，但不能以西代中，反客为主。毕业后根据工作实际需要，再进修或钻研更深的中、西医课程。中医硕士、博士教育也应该改革，要从临床实际出发，不宜固定一种模式，脱离临床实践，片面单搞一方面的实验研究。只有理论紧密结合临床，形成学中干、干中学、口传心授的氛围，正如“熟读王叔和，还要临证多”，才能造就出既有很深的理论造诣，能教学又能看急性危重大病，深受群众爱戴的中医学家。

中国历史上发生瘟疫几百次，而中医就是在对付传染病的斗争中发展起来的，所以建议教育部门要设置流行性传染病课程，传授防治知识，培养专门人才；要组织中医药专家们编写一套防治急性热性传染病学，如《中医瘟疫学》，作为中青年中医复习温病的教材，以提高理论水平和治疗急症的能力。

二、构建中医自身发展规律的学术评估体系

从医几十年的体会是：越是民族的，越是世界的。真正替患者解除病痛，中医疗效自然令人信服。我曾多次到国外讲学与考察，看到或听说有的打着传统中医的旗号，但就是看不好病，不用几次，人家就不找了。这不仅降低了中医的威信，还败坏了中医中药的声誉。西方国家不少大学聘请来自国内各地的博士生和硕士生，他们是否原原本本地把系统的中医理论交给洋学生，还是采用西医的术语和理论削足适履地去套中医的理论和实践，不得而知。这些人往往在中医面前是西医专家，在西医面前是中医专家，坐而论道，不求实际。如果不进行改革，中医确实有生存危机。

综观今天我们国内中医的状况或情形，我们汗颜地发现患者到医院每每选择的是西医第一，中医为其次，而且甚至就是我们中医院的很多医师面对患者的时候，首先考虑的是用西药，然后再配合中药。当然，我们承认中西医各有优势，但是我们是否曾扪心自问既然我们从事了中医药事业，是否把中医学理论学透？是否真正掌握了辨证论治的精髓，并娴熟于胸，临证运用中医药左右逢源，得心应手？同时具有应用中医药处置急危重证的能力？我们是否将中医药发挥到了极致？能否给患者满意的疗效？

我们建议，人事评定部门应加速构建按中医自身发展规律制定的学术评估体系，卫生教育部门要鼓励我们的中医院校的学生和在职中医师在古汉语和中医历代经典著作上下功夫，感受中华优秀传统文化的深邃，体会中国古代

医学大家们的风范，耳濡目染，必须钻进去、再钻出来，才能了解到中医理论的真谛，才能牢牢地掌握中医理论基础，才能在临床上充分发挥中医的优势和特色，真正用传统中医的方法解决患者的问题，赢得患者的信任，成为中医的后继人才。

三、博采众方汲取各家之长

中国古代有句话叫“不为良相，便为良医”，实际上表达了这样一个意境，就是在古代作为一名中医，应如良相一样胸怀大志，博学多才，善于治国，方能国泰民安。中国传统医学是中华文化的瑰宝，是集中国文、史、哲学大成于一炉的生命科学，具有明显的特点，如它的整体观念和因时、因地、因人制宜的动态的辨证方法。所以，早在《黄帝内经》中就强调，作为真正的中医师，应上知天文，下知地理，中知人事。从古到今，凡是中医界的大家无不通古博今，从而形成了雄厚的文化底蕴，宽广的认识视角，独特的思维方式，精准的辨证思路，为临床提供可靠的疗效。只有锲而不舍地长期钻研学术和临证积累，不断丰富提炼精华，才能造就真正的名医。

中医的鼻祖张仲景是“勤求古训，博采众方”的倡导者，他以自身的实例为后学者树立了楷模。所以，作为临床中医师在遍览古典医籍的同时，应研究历代名家的医案医话，从中汲取其学术思想的精华，开拓临床治疗思路。如对于胆结石，近年来临床多以大剂清利，甚或“总攻”治之，施于肝胆湿热者，收效恒多，而用于体质素亏、脾胃虚弱、排石无力者，则非攻下所宜，而纯事清下，不予辨析，致苦寒伤胃者有之。根据仲景“见肝之病，知肝传脾，当先实脾”之教，岂能忽之。因此，我对于此类病症多以健脾和胃和清利湿热法同用，寓攻于补，攻补结合，取得满意疗效。

四、尊重中医“治神”的观念

自春秋战国《黄帝内经》成书的时代以来，历代医家们多奉为圭臬，不论在四诊和临证中，还是在养生保健、针灸等方面，均非常注重人的“精、气、神”，如《素问·移精变气论》所言：“得神者昌，失神者亡”。可以看出“神”在人体中具有十分重要的作用。《灵枢·九针十二原》：“粗守形，上守神，神乎神，客在门”；《灵枢·小针解》：“神者，正气也”及“上守神者，守人之血气有余不足。”明确要求高水平的医师在治疗中时时顾及患者的“神”，因此，《黄帝内经》提出“治神”的观念，在四诊和治疗疾病的过程中无不重视“治神”的作用。“治神”体现在医疗过程的各个环节。举一个简单的例子，如喻嘉言曰：

“色者，神之旗也”，故眼贵有神；心主血脉而藏神，故脉贵有神；同时强调胃、神、根的重要意义。此外，从当今工作节奏加快，竞争激烈，久之导致人们精神情志失调，思想压力大，因此心神疾病增多。“心病还要心药医”，故前人注意心理情志的调理，创以情胜情、心理开导、祝由方法等。《灵枢·师传》有“告之以其败，语之以其善，导之以其所便，开之以其所苦，虽有无道之人，恶有不听者乎?”等论述。似乎可以从中医强调“治神”的重要性中找到它的源头。在临证时，患者自然地依从我们的治疗、遵照我们的医嘱，为医者把握患者的“神”起到了关键的作用，有利于提高临床疗效。如几十年的从医经验，我们不可否认地感到医缘的存在，这或许就是医患之间的认可形成的配合默契，显然对治疗是有帮助的。

总之，培养名副其实的中医名家是一个中医药发展中的系统工程，应从中医基础教育抓起，从临床见习和实习做起，从临床实习基地改革开始，改变过去课堂上讲中医课，临床实习多是西医的局面。提高中医师传统文化素养，根据中医药学科的特点规划教育方向，建立有效地激励机制，形成有利于中医药发展规律的导向。同时国家卫生部门应根据党中央的指示，给中医创造一个有利于自身学术发展的条件和环境，改革过去中医晋升，强调考试西医课，忽视中医课程的不合理的办法，这样才能有利于中医认真钻研中医学术，提高临床业务水平的积极性，为全面推动中医药的发展培养更多的中医名家。

（编者注：本文作者路志正、万文蓉，刊载于《中医药通报》2004 年第 3 卷第 6 期 1-3 页）

对中医教育的反思和学习经典著作的几点体会

一、中西医培养目标不同、分工有异

中医院校教育从1956年创办以来，已取得了较大的成绩，但也存在着一些问题。

新中国成立后国家制定了“党的中医政策”，使中医医、教、研都得到了很大的发展，培养出一大批高级中医药人才，俊彦若星光灿烂，成为中医药学术骨干和管理人才。但经“文化大革命”的挫折，中医教育受到严重干扰，教育与实习、课程设置、教材编写、中医经典著作的安排等方面，一直处于摇摆之中，虽几经整顿有所好转，但学术问题是基础建设的大事，“十年树木，百年树人”，不能一蹴而就，后继乏人乏术依然存在。

中医院校，顾名思义，是培养高级中医药人才的最高学府，其间适当学些西医基础课和常用现代检查是必要的，但不能过多，反客为主，以西代中。然而，目前存在的普遍现象，如重西轻中、中西医课程比例严重失调；中医院“西化”；中医毕业生开不好一张中医处方；重外语轻中文。文是基础医是楼，重视外语没错，关键是自己的母语应该学好。学中医与古典文学有着密切联系，没有一定文学基础，对学中医就会带来一定困难。

现在做一名中医很难，而做一名真正合格的中医药人员更难。一则中医理论博大精深，文字古奥，内容丰富，涉及哲学、天文、气象、地理、心理、社会、养生、防病保健等多个方面；二是中医药古籍汗牛充栋，据不完全统计约13 000多种，而一个人的精力有限，能打好基础，又能博览群书，熟练掌握，灵活运用，得心应手，精于某一专科尤难；三是要学一定的西医课程、计算机知识等。

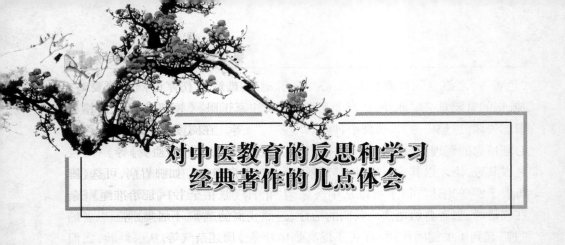

中国教育，不仅仅中医院校，我国各大院校普遍存在重外文轻中文的情况，所以现在正在纠正。1997年香港国际文教基金会主席、著名学者南怀瑾

先生，将台湾王财贵推广儿童读物的方法，纳入其基金会的日常工作。中国青少年发展基金会2000年计划：要用10年时间，组织300万~500万孩子读经。国家科技部一项研究评估结果，94.2%的家长和教师认为，诵读古代文化经典对提高孩子的语言文学能力有好处，有的孩子下笔成文，出口成章，并吸取了做人的精神，气质也大大提高，能学以致用。所以，这些值得同学们参考。

二、中医善于吸收外来优秀文化和科技

自古以来，我国学者就善于吸收当时的各种优秀文化和思潮，汲取外来对我国有用的药物和科技，以不断补充提高自己的素质。如战国时期百家争鸣，中医学亦不例外，吸收了当时的哲学、天文、气象、节令、情志养生等。但要经过咀嚼、消化融为己用，否则难以纳入中医学术体系。如眼科《龙树菩萨眼论》《千金方》中的“地、水、火、风”，就是吸收融合印度医学；《本草纲目》记载的有些中药来自国外，如番木鳖、血竭等，经中药学家的消化、吸收、融合、运用之后，辨别其性味、归经、功能、主治等，将其纳入我国本草学，丝毫看不出外来痕迹，说明中医善于吸收外来优秀文化和科技，绝不保守、故步自封，这正是我国文化“和而不同，同则不继”的精华所在。

三、实践是检验真理的唯一标准

中医学是否科学，争论到现在，基本上取得了共识。首先是中央领导人的重视，多次指示、讲话，肯定了其科学价值和前景广阔的应用价值。有全国广大民众的信誉基础和需求市场。中医药学和针灸学已跻身于世界医学之林，国际医界需要中医学。

据不完全统计，目前散布在世界各地的中医师和针灸师人数已达23万多人，英国有中医诊所3000多家，这些中医通道是我国改革开放后20世纪80年代走出国门，艰苦创业，靠的是疗效，并不是现代化、科学化。曼彻斯特就有王绵之教授的一位博士生，开办了时珍医药集团，集医、教、研、科、工、贸一体，搞得很大，设有中医学院和医院诊所，并有旅游服务、批发药材等业务。我院研究生高铎在伦敦搞了几间诊所，请英国人做医助秘书，为中医走出国门而自豪。

去年，我到香港理工大学中医门诊部讲学，见到广州中医药大学老毕业生梅岭昌教授，我问他在香港进步快还是在国内进步快，他说：“在香港进步快，因香港不准许中医师用西药，为了提高疗效，逼着你钻研中医学术；不像在国内中西药乱用，对中医学有可有可无的错误认识。”这给我启发很大。新中国成立前，中医处于被消灭状态，为了求生存，弘扬祖国医学，必须刻苦求索，研

究学术,从前人医案中寻找智慧,求得良效,包括急性传染病、疑难病等。所以,当时尽管受到压抑,但从事中医事业者很多成为名家。新中国成立后,中医院校教育课堂与见习、理论与实践脱节,中医院完全照搬西医院模式,没有按照中医学自身的发展规律办院,这无形中促使中医学生和临床人员向西医方面发展。

四、打好中医药理论坚实基础

要想学好中医药基础理论,首先应树立热爱中医学的事业思想,增强自信心和耐心,不受外界干扰,专心致志做学问。对《黄帝内经》《伤寒论》《金匮要略》《温病学》等重要章节、诊断、中药、方剂该背的背诵,该理解的理解。早见习、早临床、多临床,从临床中体会中医理论的指导价值,通过治愈病例,才认识到中医之可贵,激发其自信、刻苦钻研、热爱中医之效果。

(一)研读《黄帝内经》

《黄帝内经》由《素问》与《灵枢》两部分组成,各 81 篇,以岐伯、黄帝等问答形式,来阐明医学生理、病理等问题,故称为“神灵之枢要”。又因《灵枢》有大量研究脏腑经络、经脉运行、三才合道、九针目法等内容,故又称为“针经”。盖前人有“一针二灸三服药”之说。唐·王冰称本书:“其文简,其意博,其理奥,其趣深”,是中医理论之基础,它吸取了当时的哲学、天文、地理、气象、历法、数术、物候、证候、心理、养生、治则等多学科知识,总结了春秋战国以前医家和劳动人民与疾病斗争的经验,上升到理论,反过来指导临床实践,它是华夏民族高度智慧的结晶,可谓“百科全书”,被誉为“东方传统生命科学”,是我们必读的经典著作之一,是取之不尽、用之不竭的宝藏,有待我们认真发掘,整理和提高。下面谈谈我对学习本书的体会与不足:

过去对本书学习只选一些重要篇章,而不作系统的研读。如:我们研究热性疫病写文章时,统统引用“五疫之至,皆相染易,无问大小,病状形似。”前年“非典”肆虐,又复习了《素问·刺法论》遗篇,惊奇地发现,前人对疫疠早有预防方法,包括针灸预防、气功心理、保持清洁卫生、用药沐浴、服小金丹(雄黄、朱砂等)等综合防治法,特别是在进入病室为病人诊病时,先调节身心,培养正气,振奋精神,消除思想上的恐惧心理,运用气功,似有五色华光罩顶等方法,确有至理,值得深入学习与运用。

《素问·八正神明论》中,讨论针灸补泻必须与四时八正、日月星辰的气候变化相参,以确定补泻的原则,如“天温日明,则人血淖液而卫气浮,故血易泻,气易行;天寒日阴,则人血凝泣而卫气沉。月始生,则血气始精,卫气始行;

月郭满，则血气实，肌肉坚；月郭空，则肌肉减，经络虚，卫气去，形独居。是以因天时而调血气也。是以天寒无刺，天温无疑。月生无泻，月满无补，月郭空无治，是谓得时而调之。因天之序，盛虚之时，移光定位，正立而待之。故日月生而泻，是谓藏虚；月满而补，血气扬溢，络有留血，命曰重实；月郭空而治，是谓乱经。阴阳相错，真邪不别，沉以留止，外虚内乱，淫邪乃起。”上述文字，虽是谈的针刺法，实际同样可用于妇科月经病。美国精神病学家利伯在《月球的作用——生物潮与人的情绪》一书中指出：人体内有80%的液体，月球引力也能像引起海洋潮汐那样对人体中的液体发生作用，称之为“生物潮”，满月时，太阳和月亮的引力潮，直接影响到人的情绪，人容易激动，乃产生吵架和打架等恶劣后果。对临证指导妇科月经病有着重要的意义。

因此，《黄帝内经》中提出一些理论和原则，在今天同样有着重要价值。如《灵枢·师传》曰：“入国问俗，入家问讳，上堂问礼，临病人问所便”，确是至理名言。我多次出国赴东南亚、欧洲等20多个国家地区，靠的就是上述几句话，得以顺利完成讲学、交流和临证诊疗的任务。

现今国外盛行一种顺势疗法，其实在《灵枢·师传》篇中早有记载，如“夫治民与自治，治彼与治此，治小与治大，治国与治家，未有逆而能治之也，夫惟顺而已矣。”而对于“骄恣纵欲轻人，而无能禁之，禁之则逆其志，顺之则加其病，便之奈何？岐伯曰：人之情，莫不恶死而乐生，告之以其败，语之以其善，导之以其所便，开之以其所苦，虽有无道之人，恶有不听者乎？”清代龙绘堂《蠢子医》更明确提出：“病寻出路，宜顺势而导之”。

《素问·热论》载：“阳明与太阴俱病，则腹痛、身热、不欲食、谵语”“阳明者，十二经脉之长也，其血气盛，故不知人”。《素问·厥论》载：“阳明之厥，则癫疾欲走呼，腹满不得卧，面赤而热，妄见而妄言”。《灵枢·癫狂》载：“癫疾始生，先不乐，头重痛……取手太阳、阳明、太阴”“狂始生，先自悲也，善忘、苦怒、善恐者……取足太阴、阳明”。这些记载清楚表明，中医已认识到：脾胃功能失调对神志疾病的产生有着密切关系，因而治疗常用治脾胃病的方法，而获得较好疗效。近年研究发现，胃肠道组织中神经细胞之多与大脑接近，同时发现阿尔海默茨症的大脑细胞特异性淀粉样变会出现在肠道，而帕金森病患者脑组织中的雷锥小体也会出现在肠组织中。为此，美国神经生物学家将肠神经等统称为人体的“第二大脑”，并认为肠神经系统不仅会独立主持胃肠的功能活动，而且与恐怖症、抑郁症等部分心理障碍及精神疾病有着密切联系。中医在这方面有着极大的优势，例如脑中风之通腑导浊法，调理脾胃法治失眠等，俯拾即是，难以枚举。

胸痹心痛，病位在心，却不止于心。我根据《灵枢·厥病》："厥心痛，与背相控，善瘛，如从后触其心，伛偻者，肾心痛也……厥心痛，腹胀胸满，心尤痛甚，胃心痛也……厥心痛，痛如以锥针刺其心，心痛甚者，脾心痛也……厥心痛，色苍苍如死状，终日不得太息，肝心痛也……"等经文的启示，先后临床观察研究了脾（胃）心痛、肝心痛、肾心痛，调理脾胃法治疗胸痹心痛的临床研究附300例总结，获得国家中医药管理局中医药基础研究二等奖，为防治冠心病又开阔了新的途径。

（二）研读《伤寒论》

汉代张仲景《伤寒论》，系作者"感往昔之沦亡，伤横夭之莫救，乃勤求古训，博采众方，撰用《灵枢·九卷》《八十一难》……"编撰而成。共11卷，397法，113方。其组方严谨，药少力专，为医门之准绳，辨证论治之根本，也是第一部理论方药俱备的医学典籍。阐明了多种外感疾病的病机变化规律，总结出"六经证治"（实际是八纲辨证运用的圭臬）。然而又不限于外感疫病的辨治，如能深入研索、探其奥旨，灵活运用于内伤杂病，同样可以收到良好的效果。因此，对临床辨证具有普遍的指导意义。兹举例如下：

桂枝汤被后世誉为群方之冠，主治太阳中风表虚证。虽然组成仅五味药，可是药味与分量稍一变化，就形成诸多新的汤剂。如本方去桂枝、姜、枣，为芍药甘草汤；去芍药、姜、枣，为桂枝甘草汤；加龙骨、牡蛎，为桂枝甘草龙骨牡蛎汤等，真是神龙出没，变化无穷。我宗桂枝甘草汤意，曾治心气虚衰之急症，收到意想不到的疗效。余如治疗蓄水证之五苓散、温阳发表之麻黄附子细辛汤、回阳救逆之四逆汤、真武汤等，临床均有很好的经验，这里不赘。至于煎药、服药方法，更有其独到之处。辨证准确，熟练运用，细心品味，自知其奥。

《金匮要略》原与《伤寒论》是一书，即《伤寒卒病论》。《金匮要略》是治疗杂病（内伤疾病）的最早专著，是以脏腑经络病理变化、结合八纲探讨内伤疾病的病机，是辨病与辨证、遣药组方的典范，对后世内科学的发展起到了奠基作用。直到现在仍有效地指导着临床，只要辨证准确，用药恰当，效如桴鼓。当然，我们学习本书更多地是学习其根据《黄帝内经》整体恒动观，以脏腑经络生理病理为着眼点，运用辨病与平脉辨证相结合的诊断与鉴别诊断的方法，达到辨证论治的目的。贵院金匮教研室的老师都有很好的造诣，我对此只是初学，尚未登堂入室，现仅举两例。

学习《痉湿暍病脉证并治第二》篇中的湿痉，应联系临床实践，并与《黄帝内经》《伤寒论》结合研读。《素问·至真要大论》"诸痉项强，皆属于湿"，《五十二病方·婴儿索痉》："索痉者，如产时居湿地久所致。"系指妇女在分娩时在潮湿屋中太久，受到湿邪的侵袭，郁滞经脉，而引起颈项强急、口噤、搐搦的痉病。1956年北京出现流脑，因夏季多湿邪，蒲辅周老先生用苍术白虎汤而起沉疴。因此，临证必须结合舌脉，如舌苔雪白黏腻，口不渴或渴喜热饮，脉濡缓等，始能诊为因湿致痉。如本篇"太阳病，发热无汗，反恶寒者，名曰刚痉……发热汗出，而不恶寒，名曰柔痉。"以有汗、无汗、发热、恶寒，作为刚痉、柔痉的鉴别点。并与误汗、误下耗伤津液所致的痉病相鉴别，指出"疮家虽身痛，不可发汗，汗出则痉"等汗法禁忌。在治疗上，兼太阳伤寒证用葛根汤，兼中风证用括蒌桂枝汤，兼太阳阳明证用大承气汤。所以本书与《伤寒论》是一书，应相互参照。

我们在阅读本书时，不要因其病名怪癖而认为不科学将其抛弃，如《百合狐蜮阴阳毒病脉证治第三》篇中的狐蜮病，从病名看均觉怪异，如结合临床才能有所认识。现代医学白塞病，可参照狐蜮病辨治。对于湿热中阻、脾胃不和者，以甘草泻心汤运中焦、调升降、化湿热；湿热瘀毒、热腐成脓者，以赤小豆当归散清热利湿、活血排脓；还可配合苦参汤、雄黄散等熏洗外治法，至今对临床仍有重要指导价值。

（编者注：2005年完稿）

为山东中医药大学教育改革叫好

从《中国中医药报》去年11月22日报道获悉："山东中医药大学以强化中医经典学习为契机，创办七年制传统班，淡化英语、计算机、西医等课程，探索中医传统的师带徒的形式人才培养的新路子"的消息，非常高兴，不禁为之鼓掌叫好。山东素有"孔孟之邦，礼仪之乡"的美誉，是设坛带徒的肇始，是中国优秀文化的发祥地，虽历经2000多年，其儒学和合之风迄今尚存。所以，该校在20世纪80年代曾举办过3届中医少年班，取得了一些很好经验，在此基础上经过认真研究，招收20名热爱中医的学生作试点，将原来的中西医课程改为现在的4∶1，强化中医的四大经典，又增加《神农本草经》《易经》与中国传统文化课程，特别注意早实习，从青少年抓起，符合中医培养人才规律，从而为中医教育改革做出了大胆的尝试，是落实自主创新的有效措施。

1994年，《中国中医药报》主任记者周颖同志为中医教育采访我时，写了篇"将优秀的传统教育方法继承下去"的文章，提出改革中医教育时不我待的呼吁，不少名老中医亦做过同样的建议，但均未得到足够的重视，致使中医出现后继乏术的情况，令人担忧。我国中医药高等教育始于20世纪50年代，50多年来为我国培养出了大批活跃在中医临床、教学和科研领域的人才。但是，目前教育体制仍然是西医课程过多，出现反客为主的倾向，其教学方法是先基础、后临床，以课堂和教师为中心，实习基地多是采用西医院的模式，与中医注重临床实践脱节，学用不一，缺乏改革创新，这种教育模式，已不能适应21世纪新医学模式的要求。

2007年2月1日中国中医药报又载：山东省中医管理局"要在3年内对全省从事中医临床医生都要参加《黄帝内经》等四部经典著作的全省统一考试，并作为中医年度考核、任期考核和职称晋升、执业注册的必要条件。"读后感到这是从根本上提高中医理论水平和业务能力的关键措施。正如山东中医药大学附院于文生先生所说："此举主要是提高中医门槛，淘汰一些'江湖郎中’”，这与去年南京中医药大学干祖望教授提出：“净化中医队伍”的意见不谋而合。

在课程设置、教与学等方面如何进行切实有效的探索，将传承教育与院校教育做到有机的结合，以解决后继乏术问题，这是关系到中医兴衰存亡的重大课题，祝愿山东在中医医、教、研工作中为全国起个示范作用，真正落实吴仪副总理在2004年中医厅局长会议上提出的“要树立科学发展观，坚持中医药的继承创新……走出一条中医药健康发展的路子来。”

（编者注：本文刊载于《中国中医药报》2007年4月2日第4版）

声援“恢复河北中医学院独立建制”呼吁书

尊敬的河北省、教育部及中央领导同志：

您们好！

在河北中医药同仁、再次向上级领导提出“关于‘恢复河北中医学院独立建制’的报告”之际，我们几位老中医药工作者深表支持，并呼吁尽快实施。

我们认为中医药学是中华文化的重要载体，千百年来，曾为中华民族的世代繁衍和昌盛做出过不可磨灭的贡献。中医具有简、便、验、廉的特点，又因为中医文化经过两三千年的积淀，在全国尤其在广大农村，具有举足轻重的影响和深厚的群众基础。因此，坚持中西医并重方针，充分发挥中医药在卫生体制重大改革中的作用，可谓更加符合国情，具有巨大的现实意义和实用价值。

河北是中医药文化的发祥地之一，在这块土地上曾经出现过不少大师级乃至“医仙”级的人物，比如扁鹊、刘完素、张洁古、李东垣、王清任、张锡纯……等，可以说“燕赵大地，历史悠久，名医辈出！”然而令人遗憾的是，河北省是目前全国唯一没有设立独立的中医校院的省份，这与其在人口、地域和中药资源等方面都是一个大省的地位极其不符。从河北中医药同仁的“报告”中不难看出，它已成为影响河北中医药事业大发展的“瓶颈”。表面看来把“河北中医学院”合并到“河北医科大学”，可以“优势互补，资源共享”。但是，中医是具有与西医完全不同理论体系和实践经验的一门生命科学，中医教育自有其内在的规律性，在治学理念、教学方法、临床实践以及学校管理等方面，与西医院校有着很大差异。二者合并，不利于中医药人才的培养，不利于与兄弟院校的交流，也不利于走出国门，更难满足逐渐富裕起来的广大人民群众对卫生保健工作的基本需求。

不过，从他们的“报告”中我们也欣喜地看到，虽然以往各级领导也主张将“二校”分离，但受条件所限，难于实施。而今万事已备，只需痛下决心而已。由于中医药事业是党的事业、更是人民的事业，因此，作为老一代中医工作者，我们真切地希望河北省、教育部及中央领导同志，在学习实践活动中从实际出发，切实解决好“恢复河北中医学院独立建制”的问题，因为，早分比晚分更有利于河北中医药及全国医疗保健大业的健康发展。如是，我们将万分高兴！

专此

敬礼！

路志正　老中医药工作者敬上

2009 年 9 月 9 日

中医传承博士后工作站、名中医工作室揭牌仪式讲话

"好是春风花草香，绝胜杨柳满京城"。在春意盎然即将进入初夏的今天，我们在这里隆重举行中医传承博士后工作站、名中医工作室揭牌仪式，这预示着我院的中医传承工作迈出了可喜的一步。中医药传承是推进中医事业发展的先决条件，中医是一门实践性很强的应用科学，历代名家无不是在"勤求古训、博采众方"的基础上，勤于临床，勇于实践，提高疗效，善于总结，千百年来锤炼积淀而成的。发展中医就是要在临床中继承、继承中创新。这也是发展中医十分重要的战略定位。继承创新首要寻中医的根，还中医之本色，唐代魏征在《谏太宗十思疏》中所论："求本之木者，必固其根；欲流之远者，必浚其源泉。"我想经典是中医的"根"，是历代名家学说的"本"，多读书勤思善悟，多临证提高疗效，融会新知，积累经验，这些是中医发展的源泉。目前中医有釜底抽薪之忧，故挖掘和保护名老中医的学术资源，如学术思想与技艺，特别是对辨证思维方法进行抢救，以保持和发扬中医认知生命和疾病的方法，尤为迫切。此次中国中医科学院在人事部、财政部、国家局等领导部门的关心领导下，率先成立了中医博士后工作站暨名中医工作室，使名中医的传承及培养工作进入发展的轨道。这是我院改革创新的重大举措，我们无不感到欣慰，对此我们致以衷心的感谢。

最近，中国中医科学院出台了传承博士后工作指导方案，体现了与时俱进、自主创新的中医科学发展观，突出名老中医临床疗效与经验的总结。对可重复久经锤炼的经验进行实验研究，使名老中医的传承工作更为深入。面对中医传承博士后的工作，我深深感到才疏学浅，带博士后没有经验，但我们愿本着"教学相长，相互切磋"的精神，互相学习，共同促进中医事业的发展。

"落红不是无情物，化作春泥更护花"。我们虽已至耄耋之年，但从未觉老，"夕阳无限好，红霞正漫天"，为中医药事业的发展，为培养一代新人，我们

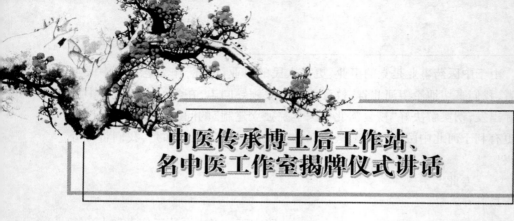

甘为人梯，在继承发展中医这一伟大的事业中再立新功。

最后，祝愿博士后同志与我们一起，刻苦求索，勇于开拓，戒骄戒躁，潜心学问，要有苦行僧的思想准备，为继承发扬中医药学，落实科学发展观做出新的贡献，祝愿中医药事业兴旺发达、源远流长。

（编者注：本文系路志正教授2009年在中医传承博士后工作站、名中医工作室揭牌仪式上的讲话）

关于中医师承教育的思考

大家下午好！感谢范（吉平）院长对我的介绍。我到哈尔滨参加了一个学术会议，刚回来院领导就给我一个任务，让我就中医传承、师承问题做一次专门报告。这个工作，我们已经提过多次，可以说是老生常谈。但是，现在我们还有疑意，今天跟大家谈谈我的一些看法，不对的地方请大家指正。

上个月，中共中央、国务院召开的全国教育工作会议刚刚结束，胡主席、温家宝总理，还有刘延东政治局委员都参加了，而且都提出了很高的要求。胡主席在会议上强调，大力发展教育事业，是全面建设小康社会、加快推进社会主义现代化、实现中华民族伟大复兴的必由之路。这跟江主席提出的中华民族伟大复兴的宣言是一致的。这里面蕴藏着什么呢？大家都知道，我国是一个有五千年光辉灿烂文化的古国、礼仪之邦。我们在教学方面开展师承教育，并不是只有中医带过头，各行各业都有带过头的，像绘画、雕塑、艺术，包括现在的京剧等。我国在西周的时候就开始建学校了，而且在甲骨文里面就出现了“师”，并且是“问师”，对“师”还有一些要求。到东汉的时候，又提出了“师范”，老师要起到模范作用，要有“师表”。孔子是万世师表，也就是说老师要起到表率的作用。教育工作会议提出了未来十年的教育规划纲要，其中有很多内容与我们中医相关，值得我们深入学习，认真贯彻。

2009 年 10 月，人民卫生出版社的一个国际教育论坛，我有幸参加了，请了很多国际的顾问专家，也有很多中医院校领导参加。听了他们发言以后，我感觉没有一个中医的声音。中国教育有没有好的政策呢？有，就是没有中医的声音。因此，散会后我就找到上海中医药大学的严世芸同志，还有别的学院院长，我说你们能不能把中医带徒弟的问题、师承的问题总结一下，你们发发言行不行？介绍一下经验。前几天，又开国际教育会议，引起我对这个问题的重视，这是我今天给大家介绍个人一些意见的由来。

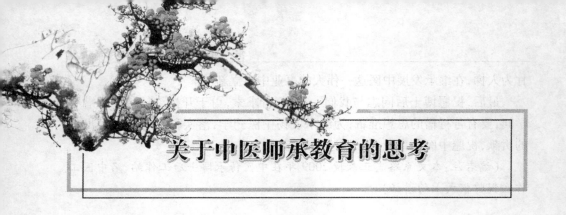

一、师承教学的优缺点

优点大家都知道了，现在提一些缺点。因为大家可能都认为，你们中医老说师承、师承的，没完没了。师承，简单地说是师傅将他的专业知识传授给学生徒弟，徒弟接过接力棒，继承老师的经验、老师的技术。这是一种好的方式，我们要继承精华，弃其糟粕。自古以来，很多行业都是按这个方式继承下来的，包括曲艺、艺术等，中医也不例外，我就是这么学过来的。

记得当时跟着孟（正己）老师学习的时候，每天天刚亮的时候，我就起来读书、背书，老师上班以后就看病，老师怎么说我怎么写，怎么说我怎么记，下午我们就要读书。还记得有一次随师伯（路益修）侍诊看一个病人，他不到 30 岁，外表看得很壮实，但大汗淋漓，而且是黏汗，这是急性病，汗多亡阳，伯父用的参附汤，就是红参、附子，抓来之后不要泡了，随煎随喝。当时出汗的状况，几个擦汗毛巾都湿了，五六个毛巾换着擦。吃药后不到 2 个小时，慢慢缓解了。所以给我印象很深，（该病证）我们叫"大汗亡阳"，怎么体会？中医没有实验，就是要通过临床才能体会到中医理论的正确性。通过看这个病例以后，我们回来反复读一些文献，（认识到该患者的病）叫结证，（结证）分为胆结、热结、寒结、气结、阴结、阳结等，我就加深了对中医理论的理解和记忆；我们把药再学习一下，更加深了对中药中各味药的理解。

下午大部分的时间，就是读一些指定书，就是大家常说的经典著作，我们都要学习。另外，还有很多参考的书目，像《白话易经》等。我们中医学博大精深，善于吸纳各个方面有用的、先进的技术，并不是封闭的。到第 3 年，有了基础，跟着老师出诊，有时候老师即刻就考你，然后再给你讲解、给你修改。我 17 岁到 20 岁，已经在当地稍微有点名气了。但是，中医学是博大精深的，农村过去缺医少药，因此直到现在，我感到学无专长，没有术业有专攻，什么都懂点，但都没有学好。有时候老师因年龄大了不能出诊，派我去出诊，让我把病情、症状都记好，应该用什么方子，给老师看，老师再改，再给病人吃药。经过这样锻炼，我以后才慢慢独立出诊。就是这样一个过程。当时我们做中医，很年轻，有点担心不安，给人看过病，就要问病人效果怎么样，很惦记，每次告诉他，你吃了药见效不见效都要马上告诉我。经过长期锻炼以后，慢慢地得到了提高。这是我过去的经历。

师带徒，从现在来看仍是一种有效的教学模式，但是一直在我们的教育系统里是一种补充形式，从来没有被院校教育正式采用。以前我在卫生部工作过，咱们的院士陈可冀同志就是师带徒带出来的，给他评了院士之后，有人跟我反映，他没有经过系统学习，我说系统学习固然很好，关键是有没有学好，最终要拿出东西来。陈院士还出版了书，书中有赵老（锡武）的、岳老（美中）等治心脏病的临床经验，如实地传承了他们各自学术特色，我很好地学习后，就给学生们推荐，而且向院士推荐，都说这本书出得好。虽然他没有在中医院校系统学习，但能将中医做到这种程度，院士是当之无愧了。

有人认为，中医带徒弟是以个人为主的，一是个人的经验太局限，教学内容不够规范；二是培养学生数量少，不宜落实于院校进行大批量学生的讲授；三是师资不足，没法开展；四是不便集中授课、统一管理；五是最大的问题，即形式古老，是传统的，有人认为是不科学的，就应该打破取消。关键就是最后这一条，这是对我们中华民族优秀文化没有理解的表现，属于认识问题，是对中医不重视，对中国文化不了解。今年在澳大利亚墨尔本皇家理工大学建立了中医孔子学院，习近平主席还亲自讲话，说中医孔子学院是为澳方打开了中华文化的一个窗口，是了解中医文化的一个途径，也是对我们中医很高的评价。孔子弟子三千、七十二贤，东汉的马融带学生一千多人，别的书院就不用讲了。所以这些问题（上述五个问题）是不是可以克服？是可以克服的。因为我们国家要讲原创性，传承中医是中华民族的光荣，不是中医的个人问题。我向来愿为中医界说话，我希望在座的多考虑这个问题。

师带徒教育优点很多。首先老师要有师德，以德立身，以身作则；其次老师对中国文化，包括医学要有很深的造诣，还要有临床经验。第三，老师要把学生看成未来大有作为的人才，学生们后生可畏，青出于蓝而胜于蓝。第四，师徒教学相长，互相学习。老师和学生是朋友的关系，诲人不倦，学而不厌。第五，老师因材施教，循循善诱，博学约取，而且希望学生能够超过自己；学习方法上，时习与温故并行，学思结合，循序渐进，培养独立思考能力。第六，转益多师，像叶天士有十几个老师，他的老师不反对。我也是这样，我的学生凡是愿意拜师的，愿意跟谁学就跟谁学，只跟我一个不行，师无常师，转益多师。第七，理论与实践相结合，学以致用。在临床跟诊中，可以随时诘问、解惑、释疑，学生边学边看，就理解了这种病应该这么治，这就是学以致用。

二、现行教育的问题

大家都常看报纸，很多人都给现行中医教育体系提过意见。其实比较而言，现在的教育体系，成绩是有的。1955 年，那个时候的中西医教学内容比例是 8∶2，以后是 7∶3，并且先中后西。前几年我带着李平等几位同志去看前卫生部书记、副部长（徐运北），他 90 多岁了，见我第一句话就问："老路，你记得吗？中医学院学生因当时建校没有条件闹意见。”（20世纪50年代，遵照毛泽东主席批示，成立北京中医学院，因没有创造好条件仓促上马，致学生有意见，徐副部长要我陪同去处理）我说，记得，这不能怨学生，得怨我们，我们没给他们创造条件，没准备好就叫他们来了。他们学什么？住没有住的地方，吃也没有吃的地方。我现在好长时间没有下去了，脱离群众，脱离基层了。即使在北京，一般的会也不参加，我主要从报纸媒体、从有关各方面的反映等方面收集资料，来关注教育问题。上海的颜德馨教授，2009年10月14日通过《解放日报》特约记者对中医教育提了几条意见，有关内容都见报了。其中有一些关键性的问题，如课程比例、课程学制、临床实践、中医文化的缺失等，集中提了几条。另外，今年7月21日，河南中医学院的贾成祥先生，在《中国中医药报》上发表了一篇文章，他说中国中医文化学的根本任务是内承外传。这篇文章指出，在近一个世纪以来，中医教育严重西化。在语言上，汉语水平不高，缺乏古籍阅读能力，许多学生基本不看、也看不懂中医古籍；在课程体系构建上，中西课时几乎相等。中医理论学习和中医临床实践严重不足，甚至《黄帝内经》等经典也不再研读，更不会用中医思维方法去看病；不少中医硕士、博士不会用中医理论与技能诊治疾病，难以被称为真正的中医。究其根源，就在于传统文化知识的缺乏，使得中医理论的学习与继承成为无源之水。这些声音很有代表性。因此，广东邓铁涛教授提出做“铁杆中医”，这未免有点矫枉过正，但他的观念是有道理的，是担心中医学术的萎缩。当前这个时代，我们要与时俱进，要学习现代科学技术。但是中医学院的目标是什么？硕士、博士不会用中医理论给病人看病，难以成为真正的中医。我认为造成这种情况的原因不在学生，而在于领导。是有关领导没有把党中央关于中医教育的精神实质领会好、贯彻好。

刚才我说到中西医课程比例的问题，现在是一半一半了，中西医课程同步开。前不久的教育会议上提出了“培养什么人”“怎么培养人”的问题。胡锦涛主席讲话，作为中医药高等学府，是培养高级中医人才的摇篮。学点现代科学技术是无可非议的，但是我们在执行过程中如果没有把握好度，反客为主，这就是错误的了，就成了中医教育的怪现象。

三、师承是有效的教育模式

今年夏天，我做了一些调查，调查范围很小，我的三个孙子和一个孙女。他们有两个在日本，一个在法国，一个在中国，其中一个是在国内学中医。在日本的老大学医后，在各个医院轮流转，然后进入临床，现在可以做小手术了，骨科一般手术都能做。在日本的孙女上了两个大学，一个生命科学院，一个医学院，到临床呼吸科工作。在法国念书的孙子，是法国巴黎第五医学院，大学医学部，普通学科是6年，专科是10年，加上预科班共12年，他今年回去上四年级。从二年级开始就上临床，每周4个小时，学习打针、喂药、翻身、拍背，都是护士的一些基本工作；三年级每周学10个小时；第四年，半天上病房，半天学习。并在老师带领下值夜班，而且课程是对应的，比如上午到病房是妇科，下午就讲妇科。我从他带来的书籍里面学到很多东西。他已挣工资，当然挣得低了。我的第四个孙子在中医药大学学习，中西医一起讲，好像孩子学说话，一会儿学中文，一会儿学英文，两者体系构成和思维方式不一样，完全不同，概念也不一样，令他无所适从。现在的孩子们脑子比我们强，都有经济头脑，有些学生看中医没有什么前途，就去学西医了，因为西医好学，看得见摸得着，中医看不见摸不着，中医与西医的体系构成和思维方法完全不同，在有限的时间里，有些学生就看哪种信息量最大，哪种最实用、能挣钱，哪种学习起来更容易，他就偏向哪一边。有人说学中医吃不上饭，中医不科学，他就侧重学西医了。结果，中医院校以后培养出来的都是西医。甚至有些讲课的老师就当面跟学生们讲，他没有中医深厚的基础。我们看看法国是怎么教学的，临床和授课是对应的。上午临床是妇科，下午就由临床妇科主任给讲妇科，法国的教育就是师带徒。也就是说，理论紧密结合实践，学生容易懂，记得牢，与我70年前学中医极为相似，也就是师带徒。

最近中国人民大学法学院召开了案例教学与案例指导国际研讨会，案例教学在法学和工商管理学等领域是非常重要的教育模式。无独有偶，中医师带徒模式的临床教学也属于典型的案例教学和案例指导，这应该属于我国在教育领域的原创成果。

四、师带徒是快捷的教学模式

师带徒为什么是快捷的教学模式？因为中医完全靠实践、靠实际应用，是实践性非常强的应用科学。我前面讲了半天，都是教学方面的，更有力的是通过临床病例的疗效说明问题，就容易理解了。师带徒，使学生在短时间之内，将理论与实践经验紧密结合，把前辈许多宝贵经验继承下来，而不必甚至少走弯路。人们常说，中医学是经验医学。难道西医是唯科学主义就算科学的吗？所以我常在想，研究对象都是病人，中国人学的西医为中国人服务，所以西医的技术也可以为中医所用，也是中国的。我常跟西医同仁讲，我们都是为中国人服务，都是一家，要团结合作，要共同来发掘中医这个宝藏。

我举两个例子。我的老伴角膜溃疡，要角膜移植，我们准备到医院去，大家都说，你不要找博士，博士不会做手术，你要找搞临床的。另外一个病人是大企业家，四川地震捐了1个亿，有人告诉他，你的血管瘤应该摘除了，如果破裂后果不堪设想。他就在多家医院检查、咨询，是否一定要手术。结果又发现了胆囊萎缩，医生告诉他，你的胆囊也应该切除，不切除的话，萎缩以后会发生恶变。需要左边一刀右边一刀，他很紧张。我给他看病那段时间，给他找了个专家为他检查，这个专家也70多岁了，检查胆囊，是体位的问题没有显示，不是萎缩，也不用做手术。经过调整体位，看到了胆囊，而且还很好，所以就不必手术了。这个例子说明经验的重要性。对西医而言经验也很重要，就像这个病例，如果一刀下去，胆囊没有萎缩，那胆囊摘还是不摘？中医看病最大的优点是，跟病人心理的沟通，注重心理的调节，现在的医生诊断主要靠仪器，跟病人少了直接的沟通。因此，我们在座的都是专家，我们应该对中医深入钻研体会，我们要用历史唯物主义和辩证唯物主义看待这个问题，绝不能抛开历史来要求中医。甚至有人说，现在比张仲景时期强，张仲景那时候有飞机吗？中医专家能说出这种话！中医学博大精深，学问是无止境的。

说到经验，西医同样重视经验，我认识很多专家，都有经验。西医也带徒弟，学生毕业以后轮转科，你转到外科主刀拿掉脑膜瘤，老师不带你行吗？以上是我的一小部分调查，没有大样本，不符合现在的科研要求，但是很说明问题了，一个是日本，一个是法国，一个是中国。

五、师承也需要与时俱进

因为时代变了，旧社会中医没有地位，要被取消的，新中国成立之后，中医有了几次大的翻身。1954年，毛主席说中医是伟大的宝库，刘少奇同志提出“系统学习，全面掌握，总结提高”。“文化大革命”以后，又遭到了一些挫折，党中央及时提出“中医不能丢”。因此，我们中医自己应该严格要求，要跟上时代的步伐。不见得都出国，都看外文资料，老外学中医应该学我们的。我认为，目前主要的问题是如何研究？我们应该落实科学发展观，开拓创新，在中医理论指导下可以开展实验研究。在传承临床经验基础上搞点研究好不好？把经验进一步深化，我认为可以做，不是不可以做。但是，中医学强调整体恒动观，中西医关键是怎么结合？当然，把中医和西医都学好了那更好，但是一个人的精力是有限的，虽说我们天天读那些中医经典，真正把《金匮要略》吃透就不得了，事实上我们还没有吃透。

所以，无论是临床研究还是动物实验，都应该在中医理论指导下进行，才能创新，才能取得较快的进步。如果没有临床疗效作基础，就像西方国家，他们把各国的植物药从植物化学分析研究，那就费事了。我们中药，从《神农本草经》记载365种直到现在多达8000余种，近几十年的实验研究表明，许多药的功能主治和本草学讲的基本相吻合，当然药理研究也有突破。我们院组织研制青蒿素，开始用各种方法提取，最后从晋·葛洪《肘后方》中绞取自然汁的方法得到启示。研究方法多多益善，只要解决人们的痛苦就可以，不要排斥。但是，这些所解决的还多是解决表面问题，许多中医问题没有得到实质性揭示，一些临床疾病还没有得到根本解决。

我们老了，以后参政议政都是你们的工作，不是我们的任务了。可是前天我看到《人民日报》报道，有人参政议政提到中医药教育的问题，触发了我在这方面的思考。我觉得要跟着时代前进，要特别关注中医教学和科研思路方法学的问题。以前胡熙明同志任卫生部副部长的时候，曾经问过我们："你们中医搞科研的，有方法没有？"我们几个老头都在认真学习中医科研思路与方法学，直到现在我还很关注这方面的进展，常常去书店，看看有没有对我们中医有帮助的书籍。我曾经买过一本书，叫《古代文学教学创新与大学生能力建设》，是2006年出版的，我认真学习过，很多东西我都加了批，包括中国传统文化、中国古代教育史。作者认为中医学是中华优秀文化的重要组成部分，强调我们应该在继承名老中医学术思想基础上，对其经验进行提炼，有针对性地进行实验摸索，探究病理机制，从而指导临床提高疗效。只有站在前人的肩膀上才能早出成果、快出成果。现在研究中医药最大的难点是什么呢？中医药成分最复杂，一个药就多种成分，比如我们治疗风湿病的药，有些药毒性很大，直到现在，其毒性还没有完全搞清楚。前几年我担任卫生药品评定委员会委员的时候，李炎唐和沈自尹来找我，希望我们同意他们用雷公藤这味毒性药物制作一个免疫抑制剂，那时候张(文康)部长在，给批了，现在是第三代产品。但是我们在内科学会里没有推广，因为这味药有好多成分，毒副反应难点特别大。

6月3日的报纸报道，现在外国在中国注册了4种植物药，成功了，中国在国外注册的一个都没有，我们看了很惭愧。中国人就没有这么点志气？我觉得在座的都可以搞。我们的法规没有制定一个中国的标准，让人家钻了空子。现在我们是用管理西医西药的方法管中药，结果80%的原料药供给韩国和日本，对方凭借先进植物化学制药等技术，反过来赚我们的钱。我们应该感到羞耻，现在我们需要出成果。我在飞机上看《人民日报》报道，天士力丹参滴丸打入国际市场，按照人家的要求，就差一步了。我们应该有我们自己的标准，你跟着人家跑，人家就限制你。我们要有我们的法规，不符合我们的法规，不经过我的实验要求，你就不能进来。现在我上年纪了，没有这个精力打仗，我有精力的话，就找卫生部去了，从十几个经验方药中拿出一种来，我看看能不能搞出来！

我们要加强责任感。中医院校学生出来不用中医方法看病，这还了得吗？要有危机感。老大夫都很担心，我们这么大年龄还有什么其他要求？只希望我们的事业后继有人！

这本书（《古代文学教学创新与大学生能力建设》）里还说，每一个创作者在他成长的过程中都会阅读大量的文学作品——古代文学作品、现代文学作品、外国文学作品等，它们在潜移默化中影响着读者。尤其古代文学，因其不论在价值观念、审美趣味还是情感上都与我们声息相通、血脉相承，所以它比现代文学和外国文学能更深层次地影响着我们的创作。作者又说，当我们打开古代文学的宝库，气势宏大的诗，像毛主席的“红军不怕远征难”“北国风光”，婉约细腻的词，情节动人的小说，韵味悠长的戏曲等纷至沓来，它如一块丰腴的沃土，不但温暖了我们的人生，也催生出一代又一代的文学之花。当我们徜徉其间、含英咀华、用志覃研的时候，我们的情感、感受、现象、思维、审美等方面都会受到深刻而有力的训练，从而使文学素养得到提升。一个创作者有无深厚的文学素养，其作品自有高低雅俗之分。古人云：“继往圣，开来学”（朱熹《四书集注·中庸章句》）；“不深于古，无以见后”（叶适《习学记言》）；“非尽百家之美，不能成一人之奇；非取法至高之境，不能开独造之域”。从这些书里面我们得到一些启发，我们在阅读古典书籍时，要考虑原创性的问题。

然而，长期以来，我们在教学中就漠视了古代文学这一强大的功能，不注重用它来培养大学生的各方面能力，包括非常重要的文学创作能力，这不能不说是一种缺憾。这种现象产生的原因归咎于传统教学中存在着严重的重知识、轻能力的倾向。我们现在对古典医书，有的名字大家还不知道，但我们这代人多能知道。有些医案，很多是没有出名的人所写，真正有学问的不见得出名，因为忙于看病，就很难出名。“文化大革命”后，研究院医务处让我跟大家讲中医学怎么提高的问题，我就介绍清代程钟龄的《医学心悟》一书，是他教学 30 年的体验积累的心得，内容丰富，但是不是抄袭的。

上面举的例子，说明祖国的文化是相通的，前人的书籍和经验是我们取之不尽、用之不竭的创新源泉。师承或者传承也好，师带徒也好，不是中医独有的，是实践科学所共有的、必需的，不需要特殊的政策照顾。常常有领导说，要不要给你们出一些政策，我说我们不需要，我们都是中医，我们不需要特殊照顾，我们要一般的正常待遇。上海师承搞得很好，需要准入考试，考试以后学3年，工资、待遇都不受影响，还提升，有激励机制。我给卫生部建议过，上海中医院沈丕安教授带徒弟了，也出了一本书。可是有的地方发展不平衡，因此这项工作一定要加强和改进。我们不需要特殊性的照顾，而是大力推广、大力发展，培养实用型人才。传承教育最重要的是"学以致用"，它不是空的，学一个出来一个，要能应用。还要注意培养新型的中医高等人才。

下面我想对中医教育提几点希望：

第一，真正落实教育发展实施纲要，明确教学目的。中医学教育培养什么人，中医院校是干什么的，是中西结合还是以中医为主，如果长期这么下来，不能用中医看病，那会有什么样的结果？疗效是评价中医能否存在的唯一标准。随着我们国家经济建设、综合国力的提高，我们要出国讲学、出国医疗，国外有孔子学院、有中医，如果出去不能看病，干什么去呀，光讲讲就行了吗？现在英国3000多个中医门诊部，而且有公费医疗，在瑞士我也待过，瑞士记者采访我的时候，我说科学无国界，只要有效就受欢迎。我们要在中医方面多下点功夫，我们需要一些全科医生，一个医院不可能光是专科，对人才的要求也应该是多面手。中国是中医的发祥地，我们应该明确培养目的，按照胡主席、温总理的指示办事。

第二，建立纯中医实习基地。现在我们的实习基地都是中不中、西不西，因为是照西医院模式办的。建立纯中医实习基地，这是一个长期坚持的过程。临证如何诊脉，什么是八怪脉，光说不行，必须亲自体验。我们派出去的中医如果不知道这些，那肯定不行。

第三，提高师资素质，加强师资临床水平。教师在中医学院教学，我建议要有5年以上的临床基础，如果没有5年以上的临床基础就不要在这里教课，教得不深入，不能结合临证体验，所以就照本宣科，自己都糊弄自己，这也是个继续教育问题。现在学生，理解快，记忆差。我们学习时背的东西，不用想就能脱口而出。什么道理？就是过去的童子功，背得多。你给学生讲课，自己不下功夫行吗？没有这个基础，连脉都不会摸，怎么教学生。

第四，调整中西医课程与中西医课程安排的先后。20世纪50年代中医学院开始课程安排是先中医后西医，因为两者不是一个学术体系。同时要增加临床教学实习基地，提高动手能力。

第五，增加中医中专教育，为农村定向培养人才。我今天刚来的时候看到《中国中医药报》有一个全国培训基地，但是中医教育是缺位或不到位的，只有中医药大学、中医学院。好多地方没有中医，农村没有中医，农村也留不住中医人才，培养的大学生也不愿去农村。所以，我建议成立中专中医教育，定向招生，从农村招生，鼓励学成再回到农村，如果不解决这个问题，仅仅搞几个基地，没有实际的教学目标，也没有意义。中医院、中西医结合医院，给他们分配教学任务，他们有这个精力条件吗？他们本身还需要提高呢。因此，建议增加建立中医学校，应该从过去卫校转过来。新中国成立初期西医才多少人，现在几百万，把过去的卫校都变成学院了。现在赶快建中医专科学校，请有经验的人来培养学生，定向为农村、为社区培养人才。光培养还不够，还有提高的问题、继续教育问题，这些问题都非常重要。

第六，真正落实名老中医经验继承工作，为国家加快出成果、出人才。最后我想跟大家汇报一下，科技部长讲过，中医也可能是突破口。比如痛风，朱丹溪在《格致余论》中提出痛风，我对此进行了研究，这个痛风是不是与风湿病一样？研究结果，它是因血受热，血分沸腾，复受风寒导致的。朱丹溪在该书中记载了多个病历，均经其治愈。同时，我还注意病人的生活习惯和当地的气候、社会环境。为此，我又查看了《贞观之治》《元史》，朱丹溪家乡当时经济富足程度可与贞观之治、文景之治相比。以此分析朱丹溪提出痛风的发病机制，与现在代谢性疾病痛风性关节炎十分吻合。最后我们与杭州武警医院院长合作，他是学西医的，就治痛风，他说请我到这儿当老师，我说你已经是院长了，我们可以互相学习，我们合作专门在那儿搞了一个痛风专科门诊，治疗很多病人，重点观察 100 例痛风患者，收集资料，撰写论文，还参加了国际痛风病会议。我们不断加强研究、加强实验。今年汇报的意思是，我这个观点是不是对，或者不对，我们也做一些研究，也搞一些药理实验，重点是要与临床紧密结合，以疗效作为验证标准，在这个基础上搞出来一些成果。

今天见到大家很高兴，都是我们中医药界的同仁。中医药事业是要靠你们，你们在中医的不同岗位上，掌握的理论比我多，成绩比我好，要多出成果，要为国家出力。现在是最好时期，是最重要的时期，希望寄托在你们身上！

今天我就简单给大家汇报这些，不对的地方请大家批评。谢谢！

（编者注：本文由路志正教授 2010 年 8 月 13 日在中国中医科学院中医药发展讲坛演讲录音整理）

改革师承教育　弘扬中医文化

今年9月结束的全国第四届教育工作会议，强调发展教育事业是实现中华民族伟大复兴的必由之路，提出了未来10年的教育规划纲要，其中很多内容与中医教育有关，值得我们深入学习、认真贯彻。为此，我对中医师承式教育改革谈三点认识。

一、师承式教学应纳入本科教育

新中国成立以来，在党的领导下，我国中医药事业发展成绩斐然。但中医教育近年来出现的一些问题也不容忽视。虽然各级政府举办了多所中医高等院校，但因基础学习阶段外语及西医课程占据过半，中、西课程比例不当，使中医面临西化、失去特色的倾向。在教学中，很多老师没有临床经历，只能照本宣科，使学生难以看到中医的诊疗过程和疗效。临床实习阶段接触的多是西医方法，难觅中医特色浓厚的实习基地，进一步“强化了西医，丢弃了中医”。所以很多本科学生感到迷茫、困惑，最终相当一部分毕业后改做西医。近年有些院校尝试将师承式教学应用于七年制高等教育，是个很好的开端。

师承式教学，简单地说就是师傅将某种技能教给学生，徒弟继承了老师的技艺。我国自古以来，很多行业的技能都是以这种方式传承下来的，比如烹饪、曲艺、绘画等艺术。中医也不例外，我就是这样学出来的。

今年夏天我的孙子们回来看我。他们中有三个在国外学习西医，一个在国内学中医。学西医的两个在日本、一个在法国。在日本的一个刚从学校毕业，做第一年研修生，每天有一个上级医生负责指导他们临床，他们先接诊患者，老师同意治疗方案后，给病人出方，下午讲课，晚上要写病案，轮流值夜班。一个孙子在法国巴黎第五大学医学部，他们普通医科学制6年，专科医生学制10年，加上预科班，一共要学12年。他从2年级开始上临床，每周4小时，是些护士的基础工作。3年级每周10个小时临床，开始帮上级医生写病历。从

4 年级起学习临床课程，一共 3 年，每天上午临床，下午听课，并在老师的带领下值夜班。我第 4 个是外孙子在国内中医药大学学习，今年第 5 年，进入临床实习。他们是 1~4 年级在课堂讲理论，而且是中医、西医一起讲，就像是一个孩子学说话，一会儿说中文，一会说英文，两者的表现形式和思维方法完全不同，在有限的时间内，就看哪种信息量更多，孩子就熟悉哪一个。听人们说学中医吃不上饭，中医不科学，学生就多看西医，结果中医院校培养出的多是西医人才。

从这几个孩子的学习经历看，我认为法国的教育方式最合理，理论与实践结合得最紧密，学生容易懂，记得牢。这和我 70 年前学中医的方法极其相似，就是“师带徒”。可见师带徒不是中医独有的，而是实践科学所共有的、必需的。我们应该汲取前人和国外的成功经验，结合我国的实际情况，将师承教育纳入到本科教育中，改革教学方法，在实践中学习临床课程，为国家培养实用型、创新型人才。

二、师承教育需要现代基础研究的支撑和制度保障

近年国家在科研方面加大了投入力度，旨在用科学方法促进学科进步，提高临床疗效。去年，我和弟子们以“化浊祛湿通心方治疗胸痹的研究”为题，获得了国家“973”项目的支持。在课题的整体实施中，我们坚持临床与现代基础研究紧密结合的主导思想，定期开会分析研究交流成果和问题，结合临床实际对实验方法进行修正。目前，基础研究经过 10 个多月的实验，初步显示：组方除对脂质大分子物质有改善外，还对机体内源性代谢小分子有显著的影响。该实验提示我们，在临床中具有明确疗效的中药复方，对机体的作用方式可能是多环节、多层次、多方位的，说明以西医靶点式评价中药的作用机制，是不全面、不准确的。近期，实验正在将动物与人的血清进行对比分析，希望从中得到更多的启示。

本课题虽然尚未获得最终的结论，但这种工作方法得到了基础科研人员的认同，值得提倡。一些名老中医经过几十年的摸索，对临床常见病有其独特的认识和效验方，师承教育在跟师抄方、总结经验的同时，对一些关键点开展现代基础研究，可以加深对疾病的认识，从而指导临床提高疗效。这比缺乏临床指导的单纯实验研究，或脱离基础研究、单纯师承方式更合理。这可能是突破传统师承的一种创新模式。所以师承式教育也应与时俱进，重视并加强基础研究，使师承教育得到现代基础研究的支撑，并得到制度保障。

三、完善和改革师承教育是中医文化传承的重要途径

中医药文明是华夏祖先对人类文明的伟大贡献,传承中医文化也是现代中国人责无旁贷的历史重任。我刚才讲的两个问题,实际上从微观层面看,是中医学科需要师承和如何师承的问题;从宏观层面看,则是中医药文化的现代传承问题。

中医药学是实践性极强的学科。一段时期以来,中医药传承出现了诸多问题和困境。如中医西医化、中医疗效下降和人才短缺等。除去体制机制等因素外,从某种意义上说,是忽视文化传承的具体表现。由于上述微观层面的缺陷,制约和影响了中医药的文化传承和广布。中医文化的传承,既需要传统的师承,更需要传承方式的创新,以适应社会发展,尤其现今世界进入信息化时代,无疑需要信息化手段进行中医文化传承。

为了使博大精深的中医文化得到继承和弘扬,防止有着数千年文明史的中医文化在我们手上失传,我们亟须从完善和改革师承教育做起。

(编者注:2010 年完稿)

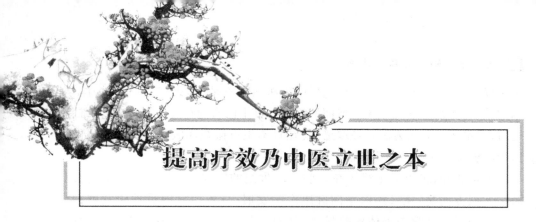

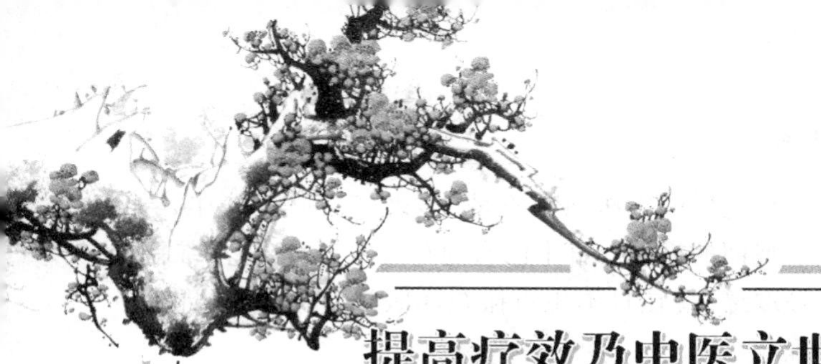

提高疗效乃中医立世之本

——与中青年医师谈如何提高中医临床疗效

胡锦涛主席在今年全国政协会上明确指出:“中西医并重是党的方针政策,要坚定不移地贯彻执行;西医有西医的优势,中医有中医的优势,中医药保持发扬自己的特色,要把中药搞好。”

2009年,国家已颁布《国务院关于扶持和促进中医药事业发展的若干意见》十条:一、充分认识扶持和促进中医药事业发展的重要性和紧迫性。二、发展中医药事业的指导思想和基本原则。基本原则内容:坚持中西医并重,把中医药与西医药摆在同等重要的位置;坚持继承与创新的辩证统一,既要保持特色优势又要积极利用现代科技;坚持中医与西医相互取长补短、发挥各自优势,促进中西医结合;坚持统筹兼顾,推进中医药医疗、保健、科研、教育、产业、文化全面发展;坚持发挥政府扶持作用,动员各方面力量共同促进中医药事业发展。三、发展中医医疗和预防保健服务。四、推进中医药继承与创新。五、加强中医药人才队伍建设。六、提升中药产业发展水平。七、加快民族医药发展。八、繁荣发展中医药文化。九、推动中医药走向世界。十、完善中医药事业发展保障措施。

2011年党的十七届六中全会上《中共中央关于深化文化体制改革推动社会主义文化大发展大繁荣若干重大问题的决定》中,强调在日趋激烈的综合国力竞争形势下,我们必须大力弘扬中华优秀传统文化,大力发展社会主义先进文化,不断扩大中华文化国际影响力。

当今世界范围欧美医学为主流医学,各民族传统医学相继隐退萎缩,但中医学历经几千年之挫折而不衰,其生命力就在于疗效!那么,获得疗效背后的原理和依据是什么?正是自《黄帝内经》创立、经历代发展、至清末日臻成熟的中医学术体系。如果我们中医学人在当前浮华的社会环境中急功近利、舍本求末,忽视甚至舍弃中医理法方药的精髓,那么,热闹非凡场面的背后,将是中医界整体水平的苍白与贫乏，这样的中医热岂不是“虚火”？特别是中医学术的丢失，将是中华民族无法挽回的损失。日本已有前车之鉴，日本明治维新之后，日本医学和汉方医学被取缔，现在日本想重振东洋医学实际已不可能，这个历史覆辙我们不能重蹈。

大家熟知，世界卫生组织在《迎接21世纪的挑战》报告中指出：21世纪医学发展方向是：从疾病医学向健康医学发展；从重治疗向重预防发展；从对病源的对抗治疗向整体治疗发展；从对病灶的改善向重视生态环境的改善发展，从群体治疗向个体治疗发展，从生物治疗向心身综合治疗发展，从强调医生的作用向重视病人自我保健作用发展，从以疾病为中心向以病人为中心发展。

具有几千余年历史的中医学，重视养生、治未病，开展整体动态辨证论治的个体化治疗，以人为本、重视激发正气和机体自稳调控能力，医学与人文科学紧密结合，强调心身和谐与生态环境等，这些观念与未来医学发展方向十分吻合。并且中医诸多先进理论思想，仍引领未来医学发展方向。如今我们大力发展中医药事业，一是弘扬中华优秀文化，更是在防病治病方面提供另一种有效思路、方法和选择，惠及全球人类。

2010年9月国内发布《中医药民众认知度调查报告》显示，90%的民众关注中医药发展，88%的民众有过中医药接触经历。随着2010年11月16日“中医针灸”被世界非物质文化遗产大会列入“人类非物质文化遗产代表作名录”，近年来中医“外热内冷”局面得到改善；尤其近百年来西学东渐，国学蒙尘，中医学作为中华民族传统文化的代表，历遭磨难、饱经沧桑的命运彻底改观。这与党和国家对中医药事业重视支持、与几代中医人艰苦努力，更与我国国力增强、中华民族伟大文化复兴分不开。这样大好的中医形势来之不易！有人可能会说，国内中医院普遍中西医合用，因此才能获得收入，且晋升职称主要靠科研课题，无需耗时费神苦练中医功夫。这种想法很现实，无可厚非。但随着民众的需求、国家医疗制度改革和中医政策导向，我想这种短期效应不会长久。

当今是科技信息、包括医学信息大爆炸的时代，我最近读了几本书：《溯本求源平脉辨证》（李士懋、田淑霄著）、《中国宫廷医学》（陈可冀、李春生编）、《医道求真》（烟建华著）、《人体复杂系统科学探索》（佘振苏、倪志勇编著，为纪念钱学森先生百年诞辰献礼）。为此，结合读书与临床体会，与青年同仁谈谈如何提高中医临床疗效？

一、提升中医理论水平、运用中医思维和方法指导临床

中医学理论体系的形成，既有长期医疗实践的基础，又有古代自然科学、社会科学的知识和方法的渗透，特别是与中国古代哲学思想的影响分不开。世界各民族医药学分别建立在多元文化基础上。现今东西方两大文化体系，以中华民族文化为代表的传统文化和文艺复兴以来迅速发展的欧美文化，二者在哲学观念、认知思路、科学研究方法与价值观上存在根本差异；用以研究人类生命规律和医学防病治病，建立了中西两套医学学术体系。自有人类、自有求生的愿望，与疾病作斗争而经过无数次的正反经验教训，通过理论升华而产生中国自己的中医药学。中药几千年应用不衰，大家一直应用非常恒定，如当归等道地药材，经现代研究，与传统记载的功能主治基本符合，与西药更新换代不同，越纯毒性越大。中医药学几千年来指导临床实践，维护中华民族繁衍昌盛，具有人类原创性质，是中华民族传统文化硕果仅存或有限的代表。

大家以往学习过中医基础理论许多内容，但是在中西医结合临床环境下，我们中青年医生头脑中、重西轻中的意识仍然较深，如果不能熟练运用中医理论、思维和方法指导临床，提高中医疗效就无从谈起。这里我想补充强调的是，中医学与古代自然科学、社会人文科学，在自然观、社会观和方法论上是一脉相承的。在两千年前科学技术尚不发达条件下，先人借助中国古代自然哲学——精气论或元气论、阴阳五行论等思维工具参与和概括，形成了中医学术体系。这些独特的认识论与方法论构成了中医理论的方法学基础。

在认识论方面，包括意象思维、主客一体思维、辩证思维等，它们在中医学中的应用，如藏象理论中人与自然和谐观、形神统一的整体观，生命神机阴阳消长、五行生克制化有序运动的恒动观；病因病机理论中正邪对立斗争发病观、脏腑经络气血失调病理观、疾病动态演变观；诊法理论中司外揣内、知常达变、四诊合参、天地人三才并察；论治理论中治未病、治病求本、补泻调和、因势利导、三因制宜、个体化治疗等思想。

在方法论方面，中医学蕴含着系统方法和辩证逻辑。新近出版的《人体复杂系统科学探索》一书，运用了钱学森复杂系统思想，渗透量子力学新知，探索建立一个具有完整的哲学基础、系统的科学原理、系列的人体优化技术和人体社会工程前景的理论框架。该书中吸收了大量儒释道和中医理论和思想，是集现代科技与国学大成的一本著作。

总之，自《黄帝内经》创立而发展的中医天地人三才医学模式，也即自然-社会-人体整体恒动医学模式，与近年医学界提出的"自然-社会-心理-生物医

学模式"基本点是相通的。其可贵之处,是它已完全融入自己的理论,指导医疗实践,并经受了千百年临床验证,对人类医学科学具有重要的价值和贡献。

二、辨证论治是中医学之精髓、以病统证、象数思辨

中医辨证论治、及辨病辨证相结合,创立于张仲景《伤寒卒病论》,该书分为两部分内容,《伤寒论》每篇冠以"辨某病脉证并治",《金匮要略》篇目如"脏腑经络先后病脉证""痉湿暍病脉证"等,表明辨病、平脉、辨证是中医学一大特色。清代徐大椿《医学源流论》曾说:"凡病之总者谓之病,而一病必有数证"。

中医辨证论治溯源于《黄帝内经》审机论治。审机,就是审察病机,它通过对临床信息的搜集、分析、综合,对疾病过程中致病因素与机体相互作用而整体失调本质的概括,且因时、因地、因人而异,后世演化为"辨证"。即在运用中医理论与方法中,体现象数思辨特点。中医病因病机理论和辨证方法内容丰富,如《黄帝内经》病机十九条,八纲、六经、脏腑、经络、气血、津液、卫气营血、三焦、病因等辨证方法,只有通过不断读经典医籍、反复临床实践,才能熟练掌握中医辨证方法,提高思辨能力。

中医将"证"作为治疗依据。因而,中医论治观念与思路,对于人和病,更重视人;对于病变机体的整体与局部、功能与形质,更重视整体和功能;对于病变的共性"证"和各种具体疾病,更重视共性的"证"。因此,当临床运用中医诊治病人,就要用中医意象、辨证思维,运用中医辨证论治共性原理,病证结合展开治疗。例如,在《伤寒论》"太阳病篇",伤寒中风因误下导致脾气虚寒、胃蕴湿热、寒热互结的心下痞满,仲景治以甘草泻心汤,辛开苦降、清化湿热、补虚温中。在《金匮要略》狐蜮病篇,仲景以同样治法方药,治疗狐蜮病湿热内蕴、脾气虚寒证。这种异病同治正是辨证论治的范例。如今不少的中医院多数按西医院模式办院分科,使中医整体辨证论治的特色受到干扰。而目前常用的辨病分型,虽然有利于初学掌握,但是当面对现实患者如多种疾病、或寒热虚实错杂的疑难疾病时,就要靠医者通过四诊综合提炼,抓住主要矛盾,辨证论治,治病求本才能执简驭繁,获取佳效。

中医辨证理论的产生,是通过长期临床实践而来,尽管辨证方法不同各有其特点,侧重运用于外感或内伤、伤寒或温病等不同范围,但因中医学注重功能、联系、运动和整体,各种辨证方法具有相通性,运用于外感与内伤、伤寒与温病诊治中,常交叉补充、相互为用。例如《伤寒论》、温病学的桂枝汤、小柴胡汤、升降散、承气剂等证治已广泛应用于内科杂病;治疗内伤虚劳的补益之

剂，也被应用于慢性感染性虚损性疾病，如慢性肝炎、艾滋病等。因此，掌握好中医辨证论治之精髓和方法，才能在临床上做到以不变应万变！

三、夯实中医临床基本功，熟练掌握理法方药

中医学是一门关于人类健康和疾病防治的应用科学，不仅具有博大精深的医道，并有丰富多彩的诊治技术。做中医就需要全面提高理论与临床水平。只重医术技巧，缺乏中医理论底蕴，难以提高境界；相反只会谈医论道、没有精湛医术，甚至缺乏中医临床基本功，也只能纸上谈兵。

中医临床基本功，除了掌握丰富的中医理论、辨证方法，还应熟练掌握诊法、治则治法，善于选方遣药。我的学生中不乏从医几十年者，但锤炼基本功仍是他们提高临床诊治水平所必需的科目，这与目前中西结合临床、重西轻中原因分不开。中医四诊望、闻、问、切，获取的信息源于病人机体的自然流露，是对患者机体失调整体动态反应的观察。特别是加强训练舌诊、脉诊、腹诊的技巧。通过四诊合参、去伪存真、去粗取精，做到辨证准确，才能指导临床，使法随证出、方以法立、组方遣药。

在这我还要插一句，现在门诊中医病历书写过简，特别是支持辨证的中医信息缺失，应强调病历四诊采集的中医特色，否则难以更好地指导辨证立法、处方用药。大家读一读清代喻嘉言《寓意草》，书中记载与门人讨论病历格式，主张先议病后用药。另外明代《韩氏医通》也记载了医案内容格式要求：

式云某处有某人某年月日。

望形色：形肥胖瘦瘠中长短魁小、色黑白赤青黄丰润枯槁。

闻声音：声清高浊下平音长洪散短细暗。

问情状：何处苦楚？何因而致？何日为始？昼夜孰甚？寒热孰多？喜恶何物？曾服何药？曾经何地？

切脉理：左部右部、寸关尺、浮中沉。

论病原：某人素禀孰盛？其病今在何类？标本孰居？毕竟何如？服药宜如何将息？病疾沉疴今在何际？

治方术：主治用何法？先后用何方？

以上六部分内容，包括了望、闻、问、切、论、治。我们在新时期传承发展中医，首先不能丢弃自我，要重点研究中医自己的东西，借助新知识、新技术为我所用，既不自闭虚无，也不夜郎自大。

除此之外，还要加强治则治法、方剂中药的学习与训练。如《黄帝内经》记载主要治则：治病求本、协调阴阳、扶正祛邪、正反逆从、标本缓急、因势利导

等;常用治法:如寒者热之、热者寒之、虚者补之、实者泻之、高者抑之、下者举之、客者除之、结者散之、坚者消之、留者攻之、开之发之、祛淤陈莝、开鬼门、洁净府、燥者濡之、急者缓之、逸者行之、惊者平之、损者温之、劳者温之等,使“疏其气血,令其调达,而致和平”“疏气令调,则其道也”(《素问·至真要大论》)。

中药、方剂更要有坚实的基本功,因为方剂由单味药组成,不明药物性味归经、功能主治,不知方剂君臣佐使、七情和合,临证无异于渴而掘井、斗而铸锥。历代名医大家无不在中药、方剂方面下功夫,他们在立法遣药中,组方严谨巧妙,变化灵活多样。比如《伤寒论》桂枝汤,外证得之解肌和营卫,内证用之化气和阴阳;桂枝汤仅5味药,但桂枝甘草汤为温通心阳之峻剂,去桂只用芍甘汤则治脚挛急;在煎服法与调摄后,还记载了10余种加减变化,我每次温习均有新的收获,桂枝汤不愧群方之冠。因此,大家要重视夯实中医基本功,熟练掌握诊法、方剂和中药;并且在服药方法上也很有讲究,必须掌握,否则提高中医疗效只是空谈。

现在临床上有过度治疗、堆砌大方药的倾向,这与中医药的基本理论格格不入,不能体现中医方剂学组方原则和规律。《本草蒙筌》曰:“治病在药,用药由人,切勿索骥按图,务须活泼泼地。先正尝曰:医无定体,应变而施,药不执方,合宜而用。”当然,有些疾病复杂,可以用大方,但不能没有尺度。什么叫方,方就是约,约就是约束,开方要有法度。如果开方不讲中医辨证,不讲用药君臣佐使、寒热温凉、七情和合等理论,那就不叫中医了。我常对学生们讲,一个好的医生,除了中医基本理论外,一定要在学习方药上下功夫。中药的优化组合或剂量变化,就能组合出不同的方剂,治疗不同的疾病,运筹帷幄、排兵布阵大有学问。中医临床取效的关键,还包括了组方、遣药和剂量的变化。所以前人有谓:“中医不传之秘在于药物剂量”。

四、读经典做临床,圆机活法学以致用

每天抽出一定时间读书,特别是结合临床问题和季节气候变化等情况,选择所读书的内容,已成为我多年养成的习惯。大家虽然有一定理论基础和临床经验,但还要在“熟”字上下功夫,不仅复习《中医基础理论》《中医诊断学》《方剂学》《中药学》《中医内科学》、本专业书等,做到熟能生巧、温故知新,还要有计划反复研读中医经典古籍。据不完全统计,中医古籍多达13 000余种,如何选择自己有用的读,常使人茫然,但还是有规律可循。中医书籍可归纳为以下几类:

一是经典医籍，需要必读。如《黄帝内经》《难经》《伤寒论》《金匮要略》《温热论》《温病条辨》《温热经纬》《脉经》《诊家正眼》《频湖脉学》《四诊心法》《神农本草经》《本草备要》《删补名医方论》等。在阅读深奥经典时，可借助后世通俗、浅显的注本，如《内经知要》《金匮要略心典》《金匮翼》等。

二是有代表性书籍，结合本人专业和研究方向遴选。如脾胃病，可选《脾胃论》《临证指南医案》《赤水玄珠》《类证治裁》《景岳全书》《证治准绳》《杂病广要》等；慢性虚损病，可结合《慎柔五书》《红炉点雪》《不居集》等。

三是参考书籍，如《医贯》所论命门《瘟疫论》所述杂气等。

四是用于查阅博览的书籍，如《医部全录》《珍本医书集成》《医方类聚》之类。

五是医案类，如《寓意草》《柳选四家医案》《临证指南医案》《名医类案》《续名医类案》等。

另外，像《医学心悟》《症因脉治》《脉因证治》《辨证奇闻》《笔花医镜》《临证验舌法》《形色外诊简摩》等小册医话医书，对中医临床理法方药的运用，有很实用的指导价值。

读书要注意活学活用，理论与实践相结合，不断在临床实际中进行运用和发挥。譬如学习仲景之学，将《伤寒论》理法方药灵活运用于外感温病、内伤杂病的临床。总之，读经典，做临床，圆机活法，学以致用，是提升中医临床水平的重要途径。

五、同病异治在辨证、异病同治抓病机

中医辨病与辨证相结合，由医圣张仲景所创立。缘于同一种疾病因人、因时、因地有多种病机变化，可出现不同的证候，需运用不同的治法；而看似不相关的疾病，在其某一阶段出现同类的病机和证候，从而采用相同的治法，这就是临床中经常遇到的同病异治、异病同治。同病异治、异病同治正是意象思维指导下的辨证论治的具体体现。意象思维主要指取象比类，它所比附与推演的“类”是现象之间相同状态、类似格局，注重把握事物功能、联系、运动和整体，更接近于系统科学的认识方法。中医意象思维在临床运用的突出体现，即辨证论治原则。中医治病特点，就是根据临床不同具体情况，着眼“同病异治在辨证、异病同治抓病机”。譬如20世纪50年代中医药介入治疗乙脑，1954—1955年在石家庄地区取得了清热、解毒、养阴原则的治疗经验，1956年北京地区乙脑流行，开始因忽视辨证论治，生搬硬套石家庄治疗方法，结果效果不佳。后来组织著名中医蒲辅周、赵心波等中医专家支援参战，考虑该年北京阴雨较多、天气湿热，采用宣化湿热和芳香透窍法治疗获得成功。说明同一

疾病，因不同地域、不同气候环境会产生不同的发病因素；因不同人群或个体禀赋体质、文化心理，会产生不同的感受和反应，因此需要若干不同的治法方药。实践证明，辨证论治、同病异治是中医治病魅力所在，脱离病人具体情况，按照一方一病的思路，生搬硬套别人的经验，希望一蹴而就治愈百病，是不切实际的空想，甚至迷失方向。

此外，同一疾病在不同发展阶段、或不同体质条件，出现不同病机、证候特点，例如《金匮要略》“痉湿暍病篇”中风湿病的证治，同为风湿在表但治有不同，表实无汗宜发表散湿，属风寒湿者用麻黄加术汤，属风湿化热者用麻杏薏甘汤；表虚汗出宜防己黄芪益气固表祛湿；若湿盛阳微，虽有表证，当选桂枝附子汤、桂枝附子去桂加白术汤、甘草附子汤等温经助阳、散风祛湿。因此，同病异治在于辨证。

那么，异病同治抓病机，尤其在同一患者多种疾病共存或病情错综复杂情况下，更凸现辨证论治的优势。我曾治疗一位女性患者，40 岁，山西大同郊区农民，患脓样便、腹痛 4 年，小便淋漓不尽、带下脓血样分泌物 1 年，伴月经前期，色黯有块，尿细菌培养为链球菌、白色念珠菌生长，曾接受西医抗生素、激素等治疗和中医多处诊治，疗效不显。病情久延，患者精神压力巨大，伴心烦、急躁、恐惧，腰酸、多汗、肛门下坠，舌体瘦、舌质淡，苔薄腻水滑，脉沉滑。诊断：肠澼、淋证、带下病、月经不调、脏躁。综合分析病机，证系湿热久蕴成毒、流注下焦、脾肾亏虚、肝郁气滞血瘀。治以健脾益气、清化湿热解毒、调气和血。药用太子参、生黄芪、炒白术、炒苍术、土茯苓、萆薢、炒薏苡仁、炒杏仁、桃仁、败酱草、车前子、苦参、盐黄柏、广木香、白头翁、醋香附，水煎 2 次分服，第 3 煎去渣，分 4 次熏洗阴部。药后小便通畅、白带减少、大便黏液及小腹疼痛消失，仍觉小腹坠胀、头顶重压感，舌瘦质淡、苔薄白，脉沉细小弦，继拟升阳除湿、健脾补肾、佐和血调气法，药用天麻、炒白蒺藜、炒芥穗、藁本、炒苍术、炒白术、炒山药、车前子、土茯苓、败酱草、丹参、川芎、乌药、广木香、生龙骨、生牡蛎等，水煎服，第 3 煎外洗，继调治 2 个月余诸证杳，经年痼疾得以痊愈，随访年余未复发。

该患者病程日久、虚象已显，但湿热积滞未除，实为大实有羸状，仍宜清腑中湿热、调和气血为主，兼清利下焦、健脾益气，以自拟乌梅败酱汤加减而获取佳效。

随着社会发展，人类疾病谱发生改变，心脑血管病、肿瘤、代谢综合征、老年病、心身疾病、环境及医源性疾病、重大传染病等复杂性疾病，给医学界提出新的挑战。面对疑难复杂性疾病，中医辨证论治、以证统病、同病异治、异病同治等将最大地发挥其优势。但是，辨证论治原则性和临床运用的灵活性并不完全一致，关键在于要用中医辨证思维，一定不能被西医病名所囿、限制了自己的思路，这一点对年轻中医医生来说尤为重要。譬如，疑难病重辨证，抓主要病机，要知常达变、圆机活法、杂合以治；慢性病宜缓图，分步骤、有方有守；老年病慎攻伐、疏利有度。我体会，治疗慢性复杂性虚损性疾病，宜“上下交损治其中”。因为中焦脾胃为后天之本，运化水谷，生化气血，为人体气机升降之枢纽，脾主思、为思维情志调控中介。运用“持中央、运四旁，怡情志、调升降，顾润燥、纳化常”学术思想指导，以达健脾胃、调五脏，滋化源、益元气之目的。

20世纪80年代，一位老年胆结石患者，籍贯南方，久居北京，平素抽烟、喜甜食，体瘦。因高热不退，胁下包块，怀疑肿瘤，住入北京某医院。由卫生部介绍，来诊时症见：腹部胀满，厌食，口苦口干，不喜饮水，舌苔黄厚腻，脉弦滑。考虑老人病程虽久，但仍属湿热阻滞肝胆，应清热祛湿、芳香化浊。开方7剂，服后热退身凉，病情好转。随后检查结果为胆总管结石，排除了肿瘤。因老人拒绝胆囊摘除手术和导管引流，坚持继续服中药治疗。当时我考虑病人年事已高，久病体虚，不能峻攻，就用补中益气汤加化湿排石的金钱草膏、鸡内金、虎杖等，采取消补兼施方法。治到2个月的时候，小便出现混浊，大便开始排出泥沙状结石，右胁的包块也逐渐缩小，后来又排出一些似树皮年轮状结石，经一段时间调治，病人康复出院。

另外，治疗一位22岁男性，患“红斑狼疮、狼疮肾5年”，5年前始于感冒，持续发热，明显脱发，3个月后出现尿浊，面、耳、手指肚等部位红斑，采用激素治疗，就诊时症见：神疲乏力，面色晦暗，鼻部斑疹，皮肤粗糙，头沉困倦，眠浅梦多，纳差，大便溏薄2～3次/日，尿浊，肢体疼痛、食冷凉加重，舌质淡有齿痕、苔白腻，脉弦细。本病属中医“血痹”“虚劳”范畴，辨证系湿热内伏血分、气血阴阳俱虚，治宜健脾补肾以资化源，佐清热利湿、凉营活血。药用：太子参、炒白术、炒苍术、炒山药、莲子肉、炒芡实、炒杜仲、桑寄生、旱莲草、女贞子、炒黄柏、炒薏苡仁、怀牛膝、益母草，水煎服；另予茶饮方：西洋参、麦冬、石斛、绿萼梅、玉米须、金樱子、白茅根。服药2周后乏力、食欲、睡眠、精神改善，续服半年诸症明显减轻，病情稳定。

总而言之，我们无论做中医临床还是搞科研，都必须遵循理法方药贯通一体；忽视了辨证论治，无疑丢掉中医疗效的法宝。中医药学博大精深，入门易、学精难，做到学以致用、治愈疑难疾病更难。只有树仁爱为怀之心、立济世救人之志，做到勤学、勤思、勤问、勤记、勤用，持之以恒，不断总结经验、吸取教训，切忌浮躁自满、浅尝辄止，就一定能培养成为学验俱丰的医学大家。

（编者注：本文系路志正教授2012年4月18日在广安门医院广安讲坛讲演稿，杨凤珍整理）

“书院”的形成和发展历史及其对当代教育的启示

一、书院的形成及其发展

（一）书院的形成过程

书院的出现始于唐代，唐末至五代期间，战乱频繁，官学衰败，许多读书人遂避居山林，模仿佛教禅林讲经形式而创办书院，从而开创了中国封建社会的一种新型的教育组织形式。书院是实施藏书、教学与研究三结合的高等教育机构，是理学家或学者讲学之所，其目的为自由研究学问，加强身心修养。书院虽不反对科举，但却不重视科举，在政治上则多少是代表“清议”，批评朝政，事实上是地主阶级内部反对派的学术基地。

（二）书院的发展历程

书院在唐代分官私两类。私人书院最初为私人读书的书房，唐贞观九年（635 年）设在遂宁县的张九宗书院，为较早的私人书院。官立书院初为中书省或侍讲的机构，唐玄宗开元六年（718 年）将乾元院改名为丽正修书院，开元十三年（725 年）又改为集贤殿书院，并置学士、直学士、侍读学士、修撰官，掌刊辑经籍、搜求遗书、辨明典章，以备顾问应对。而真正具有聚徒讲学性质的书院于五代末期才基本形成，主要培养学生参加科举考试。

宋至清代的书院则是私人或官府设立的供人读书、讲学的处所，有专人主持。宋代书院以讲论经籍为主，其中最著名的有四大书院：江西庐山的白鹿洞书院、湖南长沙的岳麓书院、河南商丘的应天府书院及湖南衡阳石鼓书院（一说为河南登封的嵩阳书院），此四者亦被后世称为“中国古代四大书院”。元代书院遍及各路、州、府。明清书院更多，但多为习举业而设，并且期间还出现了明代最著名的江苏无锡东林书院。清光绪二十七年后改全国省、县书院为学堂，书院之名遂废。

总而言之，书院制度萌芽于唐，完备与宋，废止于清，前后千余年的历史，对中国封建社会教育与文化的发展产生了重要的影响。

二、书院的教学及思想

书院的教学精神主要是自学，同时，一方面与共同讲习相结合，一方面与教师的指导相结合。书院的讲学内容上不只是传授儒家的知识，还重视讲明义理，更注重把义理在身心修养上躬行实践。教师自身特别重视身教，常以“人师”自勉自任，其尤为注重对学生个人的指导启发，引导学生重视自身的道德修养。

教者与学者间重视学术上讲辩讨论，书院亦有时约请学有成就的大学者来参加共同辩论或讲解自己的学术主张，如南宋陆九渊到朱熹所主持的白鹿洞书院讲学便是一个典型的例子。教师的讲稿名之为“讲义”，学生记录教师的讲话名之为“语录”。“讲义”多是教师自己主张的发挥，“语录”多为教师对学生进行个别指导或解惑时的答语。

大师所主持的书院多各自有其学术宗旨及学规，师生需共同遵守。如宋代最著名的学规即是朱熹的白鹿洞学规，这是后来学规的一个范本。朱熹在这里提出了教育的目标和内容、为学的程序和修身、处事接物的纲领。

宋明清各朝代书院的学风，常为该时期学风的倡导者与传播者引领，如宋代的程朱一派的学风、明代王守仁及弟子的书院所倡导的讲明良知之学、东林书院的评议朝政学术风格等，皆在学界蔚然一时，并且历代的学风又是当时政治要求的反映。

三、白鹿洞书院及其影响

谈到书院，我们难免要谈到白鹿洞书院，因其曾在中国教育史上留下过渲染一笔，现特简介如下：白鹿洞书院在江西庐山，南唐升元中置田以给诸生，学者大集，当时谓之白鹿洞国学。宋太平兴国二年（公元 977 年），知江州周述言：庐山白鹿洞书院学生数千人，请赐《九经》书肄习。后来南宋时朱熹又加重建，并将其发扬光大。朱熹时期白鹿洞书院学规，可以说是“大学”阶段的教育，概括有如下几点：

1. 朱熹在其学规中首先确定了教育的目标，是封建等级与家族伦理密切结合的五教五常，为学就是要讲明这个“义理”，并将其应用到日常道德修养上。后又提出“为学之序”是学、问、思、辩以穷理，笃行以体事。再进一步提出“修身”“处事”“接物”之要，并将其作为实际生活与思想教育的准绳。

2. 教人为学与自己讲学问的目的，不只是为了学得杂博的知识，做得华丽的文字用来沽名钓誉、争权夺利，而是为了懂得做人道理，修己治人，而且这些道理都在经书上，所以无论教人与自学都必须读书穷理，身体力行。

3. 朱熹开创了一种开放、严谨的学风。朱熹当时与吕祖谦、张杭、陆九龄、陆九渊、陈亮等人的学术辩难，是学术史上的重要事件，开启了后来书院讲学、讲会、会讲之风气，提倡自由讲学、各抒己见、同意采纳，否则不变其说的精神。朱熹与门人论学亦遵循“往复诘难，其辩愈详，其义愈精”的理念，其开放、严谨的学风亦可见一斑。

总而言之，白鹿洞学规把世界观和政治要求、教育方向以及进行学习修养的途径都结合起来，形成了一种较为完整的教育理论体系。这也使得白鹿洞书院的学规被后世众多书院尊为楷模。

四、书院思想对现代教育的启示

从我们前面对书院的介绍中可以看出，中国古代书院教育的特点主要有：

1. 自由研究学问，加强身心修养。即广纳博学，躬亲践行，修己正心，利己达人，以促道扬。

2. 自由讲学，各抒己见，同意采纳，否则不变其说的精神。即百家争鸣，学术之花遍开；各汲所长，道德之泉永流。

3.“往复诘难，其辩愈详，其义愈精”。即熟读深思，刨根问底，究本溯源，以明道理。

并且，毛泽东同志曾在《创立湖南自修大学宣言》中指出书院自修、讨论等优点，而这种严谨、踏实、求真、开放、自由、包容的治学态度与精神也正是当今中国学术界所应提倡的。

（编著注：本文系路志正教授2012年6月8日于江西关于创建岐黄书院研讨会上的讲演稿）

在河北省中医药传承拜师大会上的讲话

今天,看到如此多的领导、同仁出席“河北省中医药传承拜师大会”,作为一名河北籍的中医老兵,我很高兴。针对中医药的发展,我重点讲两个问题:

第一大问题:中医药学是我国劳动人民在与疾病斗争过程形成的完全不同于西医的具有独立自主、防治并重、以人为本的医学科学,是我国劳动人民的智慧结晶。两千多年来,中医药学为中华民族世代繁衍和昌盛做出过不可磨灭的贡献,这一史实我们永远不能忘记。在中医药传承发展的各个阶段,河北中医的发展功不可没,为什么这么说呢?

1. 从历史发掘考证来看,藁城台西村商代遗址出土了砭镰、骨针、酒曲、植物种仁……;满城汉墓出土了金针、银针。由此可知,早在3400多年前仰韶文化时期,生活在这片土地上的先民,就已经用草药、针砭防病治病了,这些史实从一个侧面证明:燕赵大地是中医药文化发祥地之一。

2. 从中华医药发展史来看,神医扁鹊就是河北任丘人,他在救治虢太子尸厥的时候,身旁已有子明、子同、子仪等弟子协同。他医术高明,就连医圣张仲景也曾发出“每览而辄叹”的感叹!“流派纷立,百家争鸣”是中华医药走向成熟的重要标志。金元时期河北籍的名医首开此先河,先后涌现出河间刘完素、易水张元素、正定李东垣、赵州的王好古、藁城的罗天益、邯郸肥乡的针灸大家窦汉卿等,实可谓“群星灿烂,尽创河北中医药文化的昔日辉煌”。及至明清时期,河北籍的名医更是枚不胜举,如王清任、张锡纯等。

当历史走入近现代,据我所知,源于河北籍的名医杏林满园,如袁鹤侪、郭可明、高式国、哈荔田、瞿文楼、赵炳南、焦树德等。前不久我看到了省中医药管理局组织编写的“河北中医名师图录”一书,这里面还介绍了如赵玉庸、李士懋、王国三、李佃贵、吴以岭等107位名老中医和后起之秀,其实我以为还有不少学验俱丰或有一技之长者未收其内。这些事实无不说明燕赵大地人才济济,名医辈出贯古今。

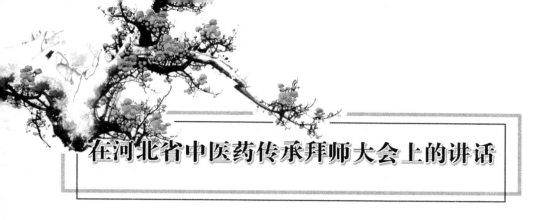

3. 河北中医药资源十分丰富，据不完全统计，适于大规模种植、养殖的品种，就高达百拾余种。安国、张家口等地，早在清代就已成为了北方重要的药材市场和集散地。更可喜的是，改革开放以来，以岭药业从无到有，经过近20多年的创业发展，已成为我国举足轻重的现代化中医药企业。

燕赵大地人杰地灵，名医辈出贯穿古今。昔日的河北是一个中医药大省、强省，在中医药发展史上占有重要的一页，彰显并创造了中医药文化的辉煌。

第二大问题：后继有人是中医事业繁荣、发展的前提。就目前来说，学院教育和师承教育是培养中医优秀人才的两种不可缺少形式，前者是基础，后者是关键。令人欣慰的是，河北省政府、卫生厅、中医药管理局十分重视中医师承工作，他们尊师重教，褒奖名师，激励后学，借助省内外乃至全国的中医力量，连续培养了多批中医优才，在全国优秀临床人才的选拔和培养过程中，几次独占鳌头，成绩斐然。

昨天晚上，我和不少省市及医界领导见了面，通过交谈，我已感受到他们对中医药工作的重视和关切，当听说“恢复河北省中医大学独立建制的工作”正在加速进行时，我十分高兴，因为任何事业的发展都离不开党的领导，离不开政府的支持。有了这一条，我想河北中医药的复兴指日可待！

最后，我还要说的一点是，召开如此大规模的“中医师承拜师会”，这在河北医药史上还是第一次，这着实让我兴奋，令我感慨！现在东风应时已动，我真诚地祝愿，导师要“严”字当头，倾其所有，教书又育人；学生要抱着感恩之心，抓住这难得的机遇，脚踏实地，认认真真地学，争取3年后成为河北省中医药事业发展的中坚人才。

愿我们师生和各级领导同心同德、紧密合作，共复河北中医的昔日辉煌并进而创造河北中医的美好未来！

（编者注：本文系路志正教授在2012年7月17日河北省中医药传承拜师大会上发言）

在2012年名老中医学术思想研修班上致词

在这秋风送爽、硕果累累的季节，与各位共谋中医药传承与发展，交流名老中医学术思想与经验，可谓是幸事！

中医药学源远流长数千年，是中华民族文化瑰宝，更是防病治病、益寿延年的科学结晶与硕果。尽管在上个世纪中医几多磨难、饱经沧桑，却屹立而不衰。新中国成立后，党和政府十分重视中医药发展，制定各项政策，促使在医、教、研等方面有了长足进步，取得许多重大成果。尤其近20年，国内外掀起“中医热潮”，一份国内《2009中医基本现状调查报告》显示，每年9亿人次看中医。2010年11月，“中医针灸”被世界非物质文化遗产大会列入“人类非物质文化遗产代表作名录”；2011年5月，联合国教科文组织通过了《黄帝内经》《本草纲目》入选世界记忆名录；国家“十二五”拟为中医药发展的重要战略期，2011年中央财政支持中医药发展专项资金59.5亿元，创新中国成立以来新高。这与党和国家对中医药事业重视支持，与几代中医人艰苦努力，更与我国国力增强、中华民族伟大文化复兴分不开。各位中医同仁们，时不待我，抓住这来之不易的中医大好形势，苦练内功，不负己任！

世界卫生组织提出21世纪医学发展方向是：从疾病医学向健康医学发展；从重治疗向重预防发展；从对病源的对抗治疗向整体治疗发展；从对病灶的改善向重视生态环境的改善发展，从群体治疗向个体治疗发展，从生物治疗向心身综合治疗发展，从强调医生的作用向重视病人自我保健作用发展，从以疾病为中心向以病人为中心发展。中医学重视养生、治未病，整体恒动辨证论治的个体化治疗，以人为本、重视正气自稳能力，医学与人文科学紧密结合，强调心身和谐、生态环境等，这些观念与未来医学发展方向十分吻合。并且中医诸多先进理念，仍引领着未来医学的发展方向。

胡锦涛主席在今年全国政协会上指出：中西医并重是党的方针政策，要坚定不移地贯彻执行；西医有西医的优势，中医有中医的优势，中医药保持发扬自己的特色，要把中药搞好。

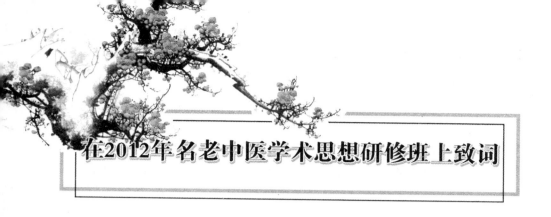

因此，我们大力发展中医药事业，不仅有利于弘扬中华优秀文化，更是在防病治病方面提供另一种有效的思路、方法和选择，惠及全球人类！

自春秋战国至两汉，《黄帝内经》《伤寒杂病论》等经典医著问世，代表了中医药学术理论体系的基本确立。在中华文化背景下形成的中医学术体系，采取了我国传统文化、传统科学共同发展模式——经典引申、或学术贯通的发展形式（烟建华《医道求真》）。在其发展的历史长河中，历代名医由于所处时代的社会发展、自然气候、地理环境、疾病谱特点，以及学术背景、师承授受、知识结构、思维方式、医疗实践经验及其感悟等不同，使之面对同一种疾病、同一个命题，在医疗实践基础上凝练出不同学术见解，由此创立新学说、新理论，充实和完善中医学理论体系，促进指导医疗实践。他们往往是领受中国文化、哲学思想的名医大儒，他们的临床体验和学术主张具有鲜明特色，敢于质问"权威"、批判时弊，并以师承为纽带传承光大，形成不同学派。纵观历史，只有出现活跃的学术争鸣，才使中医学术得以创新发展而充满活力。

近几十年中医药发展可谓盛况空前。除了全国中医药工作者的辛勤努力外，半个世纪来涌现出众多名医确也功不可没。他们穷毕生之精力，孜孜不倦，在医海中上下求索，从不同角度为中医药学的继承与发展建立了不朽的功勋。

中医学术代有传人，继承与发扬是永恒的主题。我以为继承是基础、是发展的条件；发展是方向、是继承的目的，二者相辅相成。如果继承搞不好，发展就成了无源之水、无本之木。正确处理好继承和发展的关系，才能实现保持中医特色的中医药现代化。在国家中医药管理局的领导下，近30年来，我国开展了多种形式的符合中医成才规律的师承教育，包括传统师承教育、院校师承教育、优秀中医临床人才研修等，这几年各地名老中医传承工作室纷纷建立，大力开展名老中医学术经验传承研究等。总之，在促进中医学术继承发展、中医药人才培养等方面，各位同仁正在为之辛勤努力并工作卓有成效。

进入21世纪以来，随着疾病谱的转变，疑难复杂疾病日渐增多。辨治疑难病，不仅能集中反映医者的理论造诣和医术水平，也是中医药21世纪走向世界的突破口。张景岳说过："医不贵能愈病，而贵能愈难病……病之难也，非常医所能疗"（《景岳全书》）。这是中医赖以生存、发展，立于不败之地的关键所在。要达此目的，就需要每位中医学人必须有坚实的中医功力和丰富的临证经验。

同志们，长江后浪推前浪，一代更比一代强，让我们老中青共同携手并肩，承载起光耀先祖、造福子孙的中医大业！

（编者注：本文系路志正教授在2012年名老中医学术思想研修班上致词，杨凤珍整理）

师　训

拥护党的各项方针政策，贯彻党中央国务院卫生工作会议决议。克己奉公、遵纪守法，严以律己、宽以待人，勤求古训、博采众长，学贯古今、融会新知，继承先贤医德，弘扬岐黄大业，团结合作、锐意探索，仁德仁术、济世活人，加强实践，提高疗效，争做21世纪德才兼备之合格人才。

切忌沽名钓誉、恃才傲物、无视师长、不思进取、借老师之名行虚假宣传之实。愿师生共勉，为发展中医药学术而自强不息。

1997年8月6日

（编者注：本文系1997年路志正教授收徒仪式上弟子咏读的师训，2014年3月20日师训在前文基础上增添“加强实践、提高疗效”）

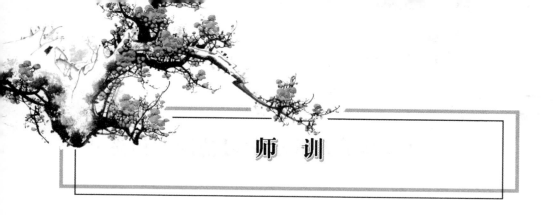

指导老师对继承人继承学习情况评语选录

一、对继承人永君继承学习情况的评语

永君同志是董老(建华)博士生,中医基础理论雄厚,临证已有一定经验,通过3年来的临证(跟诊路志正教授),在辨证思维方面,既有中医之宏观,又能汲取现代之微观,择善而从,特别是学习谦虚谨慎,善于总结和科研设计、选题立项,贯彻执行。除完成我院各项任务外,积极参与我们干燥综合征的临证观察,对国家"十五"攻关计划(课题)亦能逐步完成。已具有独立进行科研的实力,加上临床疗效的提高,确有"海阔凭鱼跃,天高任鸟飞"的广阔前景!然学无止境,要抱有"做到老,学到老,学不了"的终身学习的信念,新一代大医可期矣!

路志正

2006年3月16日

二、对继承人华东继承学习情况的评语

华东同志得家传、学院教育、师承三结合最佳模式之学习与实践,既有坚实之理论基础,亦有多师之医疗经验,结合个人独立思考、长期实践,已能出神入化、存乎其人之妙。

学然后知不足,尤其中医学医籍浩瀚、医案如林,非短期所能泛览精读全部,只能涉猎一部分,是我们取之不尽、用之不竭的宝贵财富,望在此基础上养成好读书、开卷有益的良好习惯。当然要有选择地精读,撷英咀华,向着"大医精诚"发展。

西医学中有不少值得我们学习,应本着取其长补己之短,坚持我之意象思维、整体恒动观、辨证论治,走独立自主、以我为主的科学发展之路,不故步自封,不盲目崇拜,自能跻于医学之林,光我岐黄之路,望勉之。

路志正

2006年6月28日

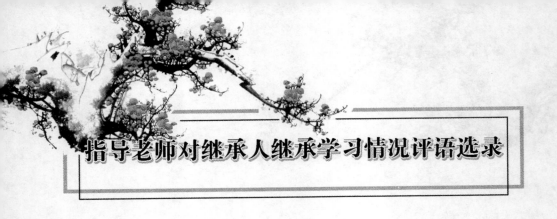

附:访谈报道链接

注重理论与实践结合

——路志正谈中医名家的培养

如何培养名副其实的中医名家?中国中医研究院资深研究员、著名老中医路志正提出,克服理论与实践脱节的弊端这一观点,不能不引起人们的反思和感悟。

我国自恢复学位考试制度以来,中医院校教育培养了不少合格的高层次人才,做出了卓越的成绩,这是毋庸置疑的。但抗击“非典”中出现的中医理论与实践脱节的现象,说明中医教育刻不容缓。

群众反映,现在中医学院毕业出来的学生不会用中医看病;有些分配到乡镇医院去的中医大学生不如跟师学徒的。现在有很深的理论造诣,能教学、又能看急性重危大病,深受群众爱戴的中医学家,在国内已屈指可数。

为什么出现这种状况?据了解,学生在中医学院学5年,中医和西医课程的比例说是7∶3,但学生用在西医上的时间不少于50%。除去一年的临床实习和寒暑假,真正用在中医上的功夫不到2年,这与韩愈所说的“闻道有先后,术业有专攻”背道而驰。据山东省卫生厅原副厅长张奇文反映,目前中医队伍中的专家有3种:一是研究中医古典著作的学者,他们致力于古代医籍考证、诠释和注解,著述颇多,但几十年不看病了。所带的硕士生、博士生,也多半走了老师的这条路子。可以说,他们在整理研究中医理论方面功不可没。二是专事教学的教授,年复一年、日复一日从事教学、备课、写文章。其中有博导,有硕导,也有的被评为全省甚至全国的名老中医。三是中医临床家,这些人专事看病,在一省一市一县颇有名气,“排号排队摆长龙,挨号不等到天明,一天能看百十号,累得腰酸背又疼”。这些专家受人尊敬,但无时间总结自己的临床经验,写不出很多的学术著作,因而也就很少能评上什么教授、主任医师、研究员之类的职称。

路老从医几十年的体会是,越是民族的,越是世界的。真正替患者解除病痛,中医疗效自然令人信服。他曾多次到国外讲学与考察,看到或听说有的打着博士的旗号,但就是看不好病,不用几次,人家就不找了。这不仅降低了中国博士生的威信,还败坏了中医中药的声誉。西方国家不少大学聘请来自广州、南京、北京、上海等地的博士生和硕士生。他们是否原原本本地把系统的中医理论教给洋学生,还是采用西医的术语和理论削足适履地去套中医的理论和实践,不得而知。这些人往往在中医面前是西医专家,在西医面前是中医专家,坐而论道,不求实际。如果不进行改革,中医确实有生存危机。

“非典”给人们敲响了警钟,也给中医教育以深刻的启示。怎样培养中医名家?路老说,对于教育来说,要注重理论与实践相结合,光有理论,没有实践,在突发疾病面前,往往惊慌失措、束手无策。这不仅贻误患者病情,还给中医发展带来了严重影响。医生这个职业是终身学习的,在院校时间有限,主要以中医课程为主,适当学习一些西医生理解剖等知识是应该的,但不能反客为主。因此,中医学院应多培养出一批既有真才实学,又有实际临床经验的人才,毕业后,根据工作实际需要,再进修成钻研更深的中、西医课程。博士教育也应该改革,要从临床实际出发,不宜固定一种模式。

教育部门要鼓励学生在古汉语和经典著作上下功夫,在干中学、学中干,耳濡目染,口传心授,牢牢地掌握中医理论基础。作为学生,必须钻进去、再钻出来,才能体会到中医理论的真谛;必须“熟读王叔和,还要临证多”,理论与实践紧密结合,才能得到病人的信任,成为中医的后继人才。

他建议,教育部门要设置流行性传染病课程,传授防治知识,培养专门人才;要组织专家编写一套中医防治急性热性传染病学,如《中医瘟疫学》,作为青壮年中医复习温课的教材,以提高理论水平和治疗急症的能力。

(编者注:本文由周颖报道,刊载于《中国中医药报》2003年6月30日)

将优秀的传统教育方法继承下去

——路志正教授谈中医教育

中国中医研究院资深研究员路志正教授,重德精技,为人谦和,无数患者慕名纷至沓来。这位德高望重、功成名就的老中医虽年过八旬,还四处奔波呼吁,走南闯北讲学。其目的只有一个,就是实现中医振兴,培养后继中医人才。他崇高的使命感和强烈的责任心,可以从对中医教育事业的倾情相注和良苦用心中窥见一斑。

一、改革中医教育时不我待

据统计,来中国学习的外国留学生中,除学习中文的之外,就数学习中医的最多了,可见中医药在世界的影响之大。这其中不少是从事西医药工作的人员,正是由于他们在医疗工作中对一些疾病的诊治感到束手无策,初步接触或学习中医后看到了中医的独特疗效,进而认识到中医内在的科学性,甚至还萌发了要真正掌握这门古老而又神奇的中国医学的坚定决心。事实上,整个世界发展的客观规律已清楚地表明:越是民族的,越是世界的。

目前,中医药事业的现状越发强烈地显示了当前中医教育改革的迫切性和重要性。路志正告诉记者,今年春天在香港讲学期间,曾与香港理工大学门诊部教授、原广州中医药大学的毕业生梅岭昌谈起一些问题，其中之一是中医技术在大陆进步快？还是在香港进步快？梅岭昌回答在香港要进步快些。其原因之一是香港政府不允许中医大夫使用西药治病，于是就逼着中医师要努力钻研学习纯正的中医药学，以提高中医诊疗水平，切实保证中医的临床疗效。透过这一现象，路老强调应该正视、分析和思索目前国内中医教育现状中存在的某些问题，同时警示和提醒我们，中医教育的体制改革刻不容缓，否则有人提出的“中医正濒临失去真正的临床基地”之说将不会是一种危言耸听，甚至不久的将来就要成为现实。

谈起中医的学院教育，路老同样感到担心。当今学生在中医学院学习5年，中医和西医课程的比例说是7：3，但实际上学生用在西医上的时间不少于50%，除去1年的临床实习和寒暑假，真正用在学习中医上的功夫不到2年时间，不仅与韩愈所说的“闻道有先后，术业有专攻”背道而驰，而且从医之后，中不中，西不西，根本解决不了临床实际问题。

为什么会这样？中医教育没有把优秀的传统教育方法继承发扬下去是根本原因之一。路志正回忆说，中医院校建立之初曾经取得很好的办学经验，可惜未能坚持，以后把好的也逐渐丢掉了。当时中医和西医课程是8：2，注重先中后西，中医经典、中药、方剂的重要篇章内容强调背诵熟记，因此教学质量得到了保证。以后中医和西医课程就改为7：3，再改6：4，以至5：5，到“文化大革命”时达到高峰，中医药事业受到了严重摧残。“文化大革命”后的第一批研究生，如姚乃礼、高荣林、朱建贵、胡荫奇等，以整理、继承老中医的经验为主，他们通过老师的言传身教、耳提面命，以扎实的中医理论功底和丰富的临床实践经验，逐步成为中医药行业的栋梁之才。

路老还提到，在20世纪80年代，鉴于当时中医院全是模仿西医院模式，自己曾与中国中医研究院广安门医院原副院长赵金铎一道创办了中医内科教研室。他们从当时的中医学术自身建设入手，在中医病历书写、查房、会诊、病历讨论、收治急性病、疑难病等方面都突出了中医的诊疗特色，受到患者和同仁的好评，但以后因种种原因而被迫取消。河南的计划带徒、山东创办的少年班也都先后停办，致使好的教学方法没能继承下来，中医人才培养未能达到应有的目的。目前的大多数中医院仍是按照西医院的管理经营模式办院，故学生们临证时接受的几乎全是西医的内容，根本无法学习到真正的中医临床知识和诊疗技能。其实早在1984年任职北京市卫生局的巫君玉副局长就在路老主编的《中医内科急症》一书所作的跋中明确指出：“求中医之振兴，必先有中医院，俾医、教、研得所凭藉。而中医院之能以致信于群众而益强者，则唯治疗之效且速也。”因此,路老强调,办好中医教育除进行改革之外,还必须办好真正意义上的中医院,实现教学与临床密切结合,改变过去课堂上教的是中医,但实习时却是西医的局面,并进一步将传统教育方法与现代教育方法结合起来并发扬下去。这是非常重要的。过去的经验已经证明,中医是完全能够办好属于自己的医院和学院的。

路老特别强调和建议,学院教育应以经典为必修课,适当增加现有课时,尽可能使学生系统学习中医基础理论知识和基本诊疗技能,重点内容能够背诵熟记。而中西医课程设置应是中医学习在先,西医学习在后;中医课程比例要增加,西医课程要相应缩减。教学应以开放式为主,多安排临证以及中药采集、加工、炮制、辨认等学习实践的机会,使新一代中医以提高临床疗效为首务,逐渐掌握和真正运用中医方法诊断常见病、多发病,尤其能运用中医思维和理法方药进行辨证论治,并指导临床工作。

二、培养真才实学的中医临床家是当务之急

群众反映,现在中医学院毕业出来的学生中医看不好,西医看不了。有些分配到乡镇医院去的中医大学生实际能力还不如跟师学徒的。而现在,有很深的理论造诣,能教学授徒,又能看危急疑难重病,深受人民群众爱戴的纯中医学家非常少。为什么国家花了大量财力、物力、人力,培养出来的中医后继者,却在临诊实践中不能运用中医知识辨证论治、治病救人呢?

关键原因就是理论教育与临床实践严重脱节。中医学是一门实践性很强的生命科学,既有系统理论,又有丰富的临床经验。而师承教育就是名医成长的一条必由之路。路志正从自己的成长经历和培养后学的经验中,得出了一条重要启示:疗效是中医的生命力!没有疗效,一切无从谈起!而良好疗效的取得,则是来源于扎实的中医基础理论知识和中医临证基本功。而且只有多临证多实践,才能学以致用,并不断地提高临床疗效。跟师学习这种传统教育方式,就是既临证又学习,可以说是能够真正解决理论与实践脱节的问题。因为中医的许多理论知识、基本辨证技能和辨证思维,如舌象、脉象、脉证舍从、四诊八纲等问题,只有通过临床实践,才能慢慢领悟、感受,真正有所认识、体会和真正掌握。特别是通过侍诊临证,亲眼目睹一些疑难重症经老师诊治后而霍然病愈的实例,才能感受到中医确实的疗效,从而提高自信心和专业兴趣,自发主动学习钻研业务的兴趣,为中医事业而献身。这些单靠书本是不能完全表达清楚的。这就是师承教育的特点和关键所在。但有人认为师承教育方式似乎远远不能满足现在迅猛增加的教育需求,但其实不然。数年来,路志正教授在教学岗位中一直注重口传心授、因人施教,培养了一大批的中医临床名家，包括许多西学中人才。如今无论是南国北疆，还是国内国外，路老带教出的学生可谓是桃李满天下。用亲身实践证明了师承教育方式的有效性和内在价值。

三、终生从医，终身教育

路老认为，师承教育模式是中医学历教育后的继续教育，是解决中医队伍后继乏才的重要途径，是保持和发扬中医特色所不可缺少的一个环节。路老不仅在临证医疗中谨遵"三因制宜"的重要原则，在带教学生上更是因材施教，根据学生的专业所长、培养目的和工作地域以及个性特点等不同，而分别提出指导性意见和指定相关的学习书目。如对西学中的学生，教其钻研《伤寒论》等中医典籍，并结合常见病、多发病，将中医的宏观调控与西医的微观检测有机结合起来，不仅达到整体与局部认识的协调统一，而且相互取长补短，进而探讨一些疑难病证的中西医结合治法。如对一位科班出身并在肺病专科有研究的中医学生，路老要求他再读《赤水玄珠》和《理虚元鉴》，结合临证需要，进一步提高其临床辨治能力。另有一学生专攻脑病，路老还进一步指导其编写《癫痫中西医诊治》专著，并亲为作序。对一位来自河北农村、生活拮据的自费进修生，路老不仅向他传授医理，还在生活上处处关心。后来这位学生学成回乡，以老师为榜样，在当地开办了痔瘘专科学校，甚至免费为残疾人办班传授中医技术，为社会做出了很大的贡献。

尤其是对广东省中医院率先请进全国的中医名师带徒之举，路老大加赞赏，对自己的高徒王小云、魏华更是关爱有加。除了当面传授医理方药治学之术外，还谆谆教诲他们如何做人做事的为人立业之道。因此，在路老的精心培育和悉心指导下，一批批研究生、留学生、高徒、学术继承人和后起之秀脱颖而出，并不断在继承和发展中医药的事业中做出了积极的贡献，甚至有些人正在我国的中医药事业中担当着重要的领导职务。

四、熟读王叔和，还要临证多

中华民族优秀的文化瑰宝中医药学，既存于浩如烟海的历代医学著作中，也掌握在一些确有丰富临床经验的名老中医和学有所成的青壮年中医手中。继承和弘扬中医药学，二者均不能忽视和偏废。路志正介绍，中医注重人与自然、整体观念、辨证论治。如对外感病毒性疾病，虽不似西医学可以验知出其为何种病原微生物，但是可据其临床表现而分别以邪、正两方面为切入点，既能直接祛邪外出，又可扶正抗邪，即调动人体自身的抗病力而抗邪外出；而在方法上有汗之、涌之、泄之、渗之等多种祛邪途径和手段，而非药物疗法，如针灸、推拿、刮痧、拔罐等更是多种多样、丰富多彩。

研究经典，博览群书，随师临证，积累经验，是路志正一辈子从医的体会。

他告诫青年，学中医比学西医难学，必须钻进去，再钻出来，才体会到中医理论的真谛。如对中医经典著作的研读，书中重要章节都必须烂熟于心、出口成诵。成为名医，必须"熟读王叔和，还要临证多"。日中诊病遇到疑难杂症，要在夜深人静之时阅读大量医案，学习前人治验，并深入研究探索。久之，必有大悟独识，而后验之实践，使自己的医术铢积寸累，运用得心应手而疗效日增。只有长期注重理论与实践相结合，在学习中善于发皇古义，知常达变，融会新知，有所创新，才能解决疑难杂症，得到病人的信任。

近来，在日本明治维新时期曾被抛弃一个多世纪的瑰宝——中医药，被平反昭雪，甚至被当作"女神"重新请回日本。虽然日本在研发中药上处于世界领先水平，但小柴胡汤事件正是其"废医存药"之产物。这不能不引起我国决策层的深思与警醒。路志正指出，在中医药昂首走向世界的今天，我们要保持中医药学在世界的领先地位，必须重视中医教育，改革中医院模式，重视继承和应用优秀的传统教育方法培养大批合格的、社会需求的真正中医后继人才，为21世纪中医的腾飞架设高速公路。路老寄语青年中医：怀济世救人之心，对事业孜孜以求，中医药振兴必将指日可待！广大青年学子必能成为更有作为甚至超越前人的新一代高级人才！

（编者注：本文由周颖报道，刊载于《中国中医药报》2004年10月13日第4版）

国医大师路志正论中医师承人才培养

新闻办、学术处消息：8月13日，中国中医科学院中医药发展讲坛2010年第三讲在北京举行，国医大师、中国中医科学院荣誉首席研究员路志正就中医人才培养发表演讲。国家中医药管理局有关司办领导，中国中医科学院领导、专家、学者及研究生代表和中医药信息管理研究生课程班学员180余人参加了讲坛。讲坛由中国中医科学院副院长范吉平主持。

路志正研究员幼承家学，少年时便苦读《黄帝内经》《难经》《伤寒论》《金匮要略》等医学经典。19岁时学业有成，悬壶乡里，10年间便声誉鹊起，医名大噪。路志正在学术上推崇李东垣的脾胃学说，谙熟温病学说之精要，临证善于博采众长，医技精湛。行医70年，擅长中医内科、针灸，对妇、儿科亦有精到见解。年近九十的路志正教授坚持临床工作，其健康的体魄、旺盛的精力也得益于中医养生观。现任中国中医科学院学术委员会副主任、荣誉首席研究员、博士生导师，享受国务院特殊津贴；兼任国家药典委员会委员、国家中医药管理局中医药专家咨询委员会委员、重大科技成果评审委员会委员、卫生部药品评审委员会顾问，国家中医药品种保护委员会顾问；曾任全国政协第六届、第七届、第八届委员，医卫体委员会委员，国务院参事。2008年入选国家级非物质文化遗产项目代表性传承人，2009年获“国医大师”称号。

党和国家高度重视中医药事业发展，国际社会也对中医药寄予期望。由于多年来在中医人才培养方面存在的问题，尽管培养出一大批杰出人才，但“中医博士不会用中医治病”等现象也随着高等教育规模的扩大而普遍存在。路志正在报告中指出，现行的中医教育存在的问题，主要体现在中医教育严重西化，如中西医教学内容比例不合理、学生缺乏古籍阅读能力、学用脱离等。根据自身学习成长的经历以及自古以来和近年来的实践，路志正教授强调中医师承教育具有院校教育不能替代的作用，最重要的就是学与用的紧密结合，能够做到学以致用，是一种特色的教学模式。他提出应当从真正落实国家教育发展规划实施纲要，明确教学目的；建立真正的中医实习基地；提高师资素质、加强师资临床水平；调整中西医课程及授课先后顺序；增加中医中专教育，为农村定向培养人才；真正落实名老中医经验继承工作，加快出成果、出人才等七个方面着眼，切实扭转不利于中医人才培养的局面。他着重强调，学习中医也是“功夫在诗外”，要成为一个优秀的中医，必须具有深厚的国学功底，因为这是阅读包括中医经典在内的一切典籍的基础。在这些典籍中，不仅有行医必须具备的知识，更蕴涵着先贤的思想方法和思维模式。古人云“继往圣，开来学”，“不深于古，无以见后”，“非尽百家之美，不能成一人之奇；非取法至高之境，不能开独造之域”，只有长期潜心于中华文明知识宝库之中，才能真正领悟前人的思想精髓，才能在扎实继承的基础上有所创新。当然，师承教育也要与时俱进，我们不仅应该认识到“师无长师”，更应提倡“转益多师”。中医教育必须能够顺应中医的特点，这样有利于培养出符合时代要求的真正的中医人才。

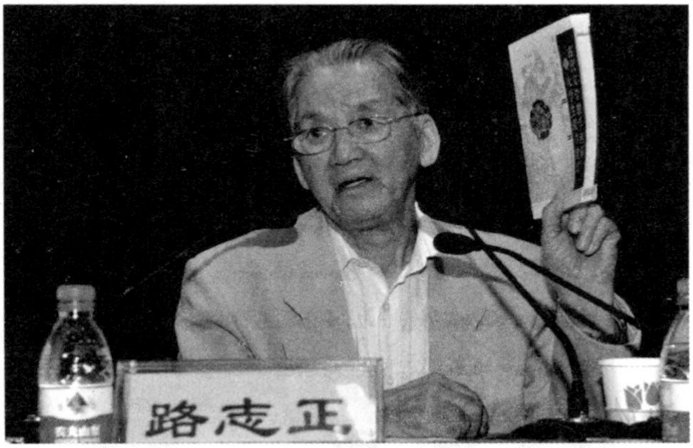

（编者注：秦秋报道，刊载于中国中医科学院网站2010年8月16日）

路志正对中医教育提出七项建议

本报讯(记者向佳)“目前中医教育存在的最大问题,在于缺少中医的‘声音’和顺应中医的特点。中医师承教育应该引起重视。”这是国医大师路志正在中国中医科学院8月13日举办的本年度中医药发展论坛第三讲上发出的呼吁。在论坛上,路志正还就中医教育和传承问题提出了明确教育目的、建设纯中医实习基地、提高师资素质等7项建议。

路志正结合自身跟师学习、工作成长经历,认为中医师承教育自古以来一直是培养中医人才的最佳途径,学生不仅继承了老师的经验、技术、特长,也在临床实践中体会经典、对照加深理解。而针对目前有人质疑师承教育可能导致学得太随意、不规范,培养学生少、不利于管理等,路志正认为,这是对中华民族传统文化和中医文化精髓缺乏深刻了解所致。路志正说,中医学是一门实践性很强的生命科学,既需要系统理论,又需要丰富的临床经验,而师承教育就是有效的教学模式,让学生多临证多实践,做到学以致用、提高临床疗效。

针对近期以来中医教育西化严重、理论和临床学习严重不足、缺乏中医思维培养等问题,路志正提出七点建议:希望有关部门落实第四届教育工作会议提出的教育规划纲要,明确中医教育目的;建设纯中医实习基地;提高师资素质,加强师资培训,避免照本宣科;调整中西医科目比例,以中医教学为主;增加临床教学、培养学生动手能力;成立中医中专学校,为农村基层卫生所定向培养人才;名老中医经验的传承要尽快出成果、出人才。

中国中医科学院下属各研究院、各附属医院的代表100多人听取了报告。

(编者注:本文刊载于《中国中医药报》2010年8月16日第1版)

尹蔚民部长向国医大师路志正送新春祝福

——希望您把宝贵经验传下去

1月18日,中组部副部长、人力资源和社会保障部部长尹蔚民看望国医

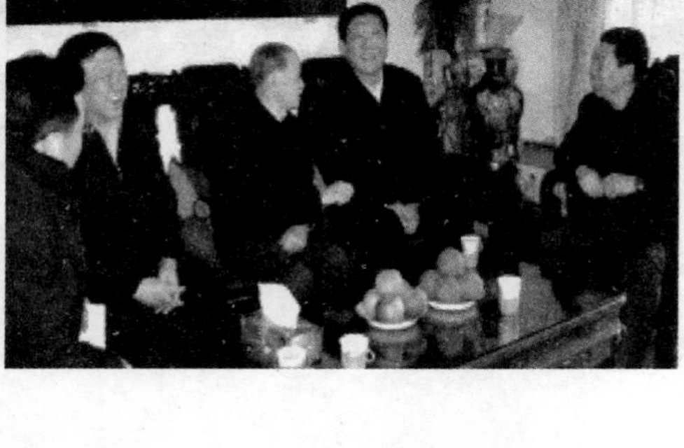

大师路志正，送来新春祝福，畅谈中医传承——“希望您把宝贵经验传下去”。

1月18日下午，北京德胜门外冰窖口胡同国医大师路志正的家中，暖意融融。中组部副部长、人力资源和社会保障部部长尹蔚民（右二）专程登门看望路老（右三），致以新春问候。国家中医药管理局副局长吴刚（左二），局党组成员、中国中医科学院党委书记王志勇（右一）陪同慰问。

93岁的路志正精神矍铄。尹蔚民了解到路老从事临床已有73个年头，至今仍出门诊，不由感慨地说，中医药是中华一绝，“我们国家几千年文明史，维护健康长期靠的是中医药。”

“中医药理念疗法独到，特别是对慢性病，作用不可替代”，尹蔚民握着路老的手说，“您的任务很重，既要出诊，还要带学生，关键是把重要的理念、方法传承下去”，“有些出身中医世家的老中医，积累了很多经验，但在研究总结和传承方面不足。这方面路老做得好，著述多，至少有十多种专著。”翻看路老相赠的《路志正诗书墨迹选》《无病到天年》等书，尹蔚民赞叹，所谓大家，都是融会贯通的，尤其中医也是国医，与国学相通。

尹蔚民向路老介绍，人力资源和社会保障部是政府人才工作的综合部门，“这几年，我们不断加大人才培养力度，在人才选拔、引进、使用等方面都采取了许多措施，国家发展关键靠人才，人才是第一资源。您是我们的宝贵人才。我们来看您，给您拜个早年，希望您保重身体，并继续发扬中医的光荣传统，把宝贵经验传承下来，让您的学生能够掌握独到理念和独特方法。”

人力资源和社会保障部与卫生部、国家中医药管理局联合举办的国医大师评选活动在中医药行业和社会上反响强烈，师承制高端人才培养工作顺利开展，尹蔚民认为，“国医大师是荣誉，是激励，也具有导向性”，所评选出的大师必须“名副其实、德高望重、业内公认、社会认可”，“要作为一个长期项目扎实推进”。

路老对尹蔚民的话表示赞同，就中医传承问题，他提出，应打好中医药教育基础，培养中医队伍，特别是针对农村基层培养专科人才，“每省搞一个中医专科学校，教学相长，培养人才，充实基层”。干部队伍建设对事业发展作用重要，路老建议，在加强中医药管理干部队伍建设的同时应保持队伍的相对稳定，更加重视中医药领导干部的推荐选拔，更好地推动中医药和卫生事业发展。

（编者注：任状报道，刊载于《中国中医药报》2013年1月21日第1版）

附:资料链接

十二位名老中医致中青年医生和学子的一封信

中青年中医药工作者们、莘莘学子:

你们好!

我们非常高兴能与大家一起参与由中华中医药学会主办的全国“读中医经典,学中医名著”读书活动。多年来,中医药学术的传承得到了党和政府的高度重视,十几年前,在庄严的人民大会堂举行的首届拜师大会上,邓铁涛等中医药学家提出了“学我者,必须超过我”的号召。近年来,看到中医药学后继有人,我们在深感欣慰的同时,对全国中青年中医药工作者与在校的同学们更是怀有殷切的期望。

中医药学源远流长,学术体系博大精深,与我国传统文化一脉相承。几千年来,中医药学以她独特的学术体系和丰富多样的防治手段,为中华民族的繁衍昌盛、健康保障,做出了杰出的贡献。即使是在现代医学迅速发展的今天,中医药仍然在为维护人民群众的健康发挥着不可替代的作用,她与现代医学一起,构成我国卫生体制的“一体两翼”,是我国人民防病治病不可缺少的重要卫生力量。目前,随着科技的发展、社会的进步、人类生存环境的改变以及人口老龄化引起的疾病谱的变化和医学模式的转变,人类健康面临着许多前所未有的挑战。回归自然、追求健康已日益成为人类的共同需求。与现代医学有着不同学术体系的中医学在许多疾病的防治中显示出了其独特的优势,不仅中国人民的健康保健需要中医药的保驾护航,世界上其他国家的许多人民对中医药的需求也日益增多。随着中医药国际交流和合作的不断扩大深入,中医药必将在世界范围内为人类健康发挥着越来越重要的作用。

中青年同志们,为了更好地促进中医药学术的继承与创新,不断提高应用中医药防病治病的能力和水平,让中医药为世界人民的健康做出更大的贡献,你们必须认真打好中医基础。实践证明,没有坚实的基础理论功底,成不了优秀中医人才,也不会成为中医大家、名家,所以我们倡导大家要学好中医的经典著作。

抚今思昔,与我们相比,你们是幸运的。我们的青少年时期,是在旧中国度过的。我们除了亲身经历了旧社会的灾难之外,还饱受了排斥中医、取消中医给我们带来的精神和事业上的双重创伤。但即使如此,我们仍然认真学习、传承中医学。回首过去,我们禁不住感叹,今天的中医事业是多么的来之不易。

目前尽管中医药在发展中确实面临一些困难和问题,但中医药的科学性是不容置疑的，中医药的特色与优势是客观存在的。胡锦涛总书记在党的十七大报告中明确提出了要“中西医并重”，“扶持中医药和民族医药事业发展”，这都充分表明了党中央和国务院高度重视和大力支持中医药事业发展的鲜明态度和坚定立场，也标志着中医药事业发展迎来了前所未有的发展战略机遇期。由此可见，我们党和政府对中医药事业的发展是极其重视的，你们生活在这样时代里，是多么的幸运和幸福！青年是闪光的年华，带着一身锐气进行人生和学术的追求，中青年中医则是中医学赖以延伸发展的希望之光，你们这一代人既要努力追求，又要开拓未来、承前启后，肩负着新的历史使命，勤求古训，博采众长，需要做艰苦的千里之行。

“读万卷书，行万里路，与天下名士游”，是古人对治学之道的高度总结。中医人才的培养，离不开读书、临证、师承这三大要素。读书是认识中医、接受中医学术的重要源泉。历代医家为我们留下了大量的医学名著。这些名著既是历代医家智慧的结晶，也是其学术经验的积淀和理论的升华。源远流长的中医药学术、根基深厚的中医药理论体系，蕴藏于历代医药典籍之中。博览群书，精研覃思，从中汲取前人的宝贵经验和学术精华，是造就自身良好学术素质的必由之路。

获得中华中医药学会“首届中医药传承特别贡献奖”的名老中医药专家们一致认为，经典是中医的“根”，历代各家学说是中医的“本”，临床疗效是中医的生命线，“仁心仁术”是中医之魂，德才兼备是对苍生大医的严格要求。中医理论得益于丰厚的中华文化，你们有良好的现代科技基础，更要努力学好传统文化，才能在未来肩负起历史的重任。

中华中医药学会在全国范围内发起的“读中医经典，学中医名著”的大型读书活动，对于促进中医药学术的继承与发展具有重要的意义，我们非常希望你们积极参加到这次读书活动中来，多读一些经典著作，并在此理论的指导下不断实践，为日后创新论、成名家奠定坚实的基础，使中医药队伍永远保持旺盛的生机。

“人事有代谢，往来成古今，江山留胜迹，我辈复登临。”未来的世界是你们的，让中医药发展的道路在你们脚下跨越延伸！

签名：干祖望、任继学、邓铁涛、朱良春、
何　任、张大宁、张学文、李辅仁、
唐由之、路志正、颜正华、颜德馨

附：2008 年 7 月 18 日由中华中医药学会主办“读中医经典，学中医名著”读书活动得到了邓铁涛、路志正、朱良春等 12 位名老中医药专家的肯定和大

力支持。这12位名老中医为本次活动共同拟就“致全国中青年中医药工作者和学生的一封信”,号召当代广大中青年中医药工作者和学生开拓未来、承前启后,勤求古训,博采众长,努力学好传统文化,切实肩负起发展中医药的历史重任。

(编者按:本文刊载于2008年7月23日《中国中医药报》第3版)

关于联合创办“国医传承书院”的商请函

太湖文化论坛:

中医药学是中华民族优秀文化的瑰宝和重要载体,大力发展中医药学、弘扬中华传统文化,已经成为提高国家文化软势力、增强中华民族凝聚力的重要措施。近百年来受西方文化与科技的冲击,特别是西方教育制度、教育模式的全面引入,我国以中医药为代表的传统学科,在价值标准、人才培养、教育模式等方面,没有体现与传统学科知识体系及自身发展相适应的特征与规律,导致传承不足、创新乏力、人才匮乏,逐步丧失所具有的优势与竞争力。在中医药学科突出表现在中医临床人才的教育与培养上具有中医思维、高水平的中医师严重匮乏,已引起老一辈著名中医药专家的忧虑。

2010年国医大师路志正先生上书中央领导,呼吁重视传统教育模式在中医药人才培养中的重要地位与作用,倡导建立传统师承制教育制度,受到了中央领导同志的高度重视,并做出重要批示。太湖文化论坛是服务于党和国家的战略布局,按照中央总体部署有效地开展活动,为推动我国文化繁荣发展,促进中外文化交流的全国性民间社团组织,有着很强的优势资源,为此,中国中医科学院中医临床基础医学研究所和北京路志正中医研究院与贵论坛共同创办“国医传承书院”,并选择国内政策环境条件较好的高等中医药院校联合举办一所独立学院——“国医传承书院”,以落实中央领导的批示,在著名老中医专家指导下,积极探索中医药师承教育制度的具体内容与措施,创新中医药教育模式,为弘扬中华优秀传统文化、培养高层次中医药传承人才做出积极的贡献。特此商榷,请复!

附件:关于中医药传承教育发展的建议(中央领导批示件)

此致

敬礼!

中国中医科学院中医临床基础医学研究所

北京路志正中医研究院

2012年5月7日

第三章
学术发展与方法

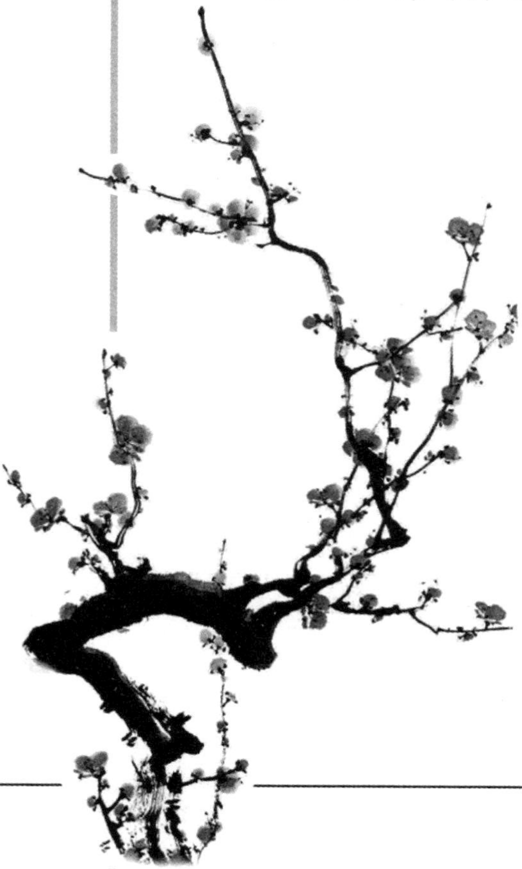

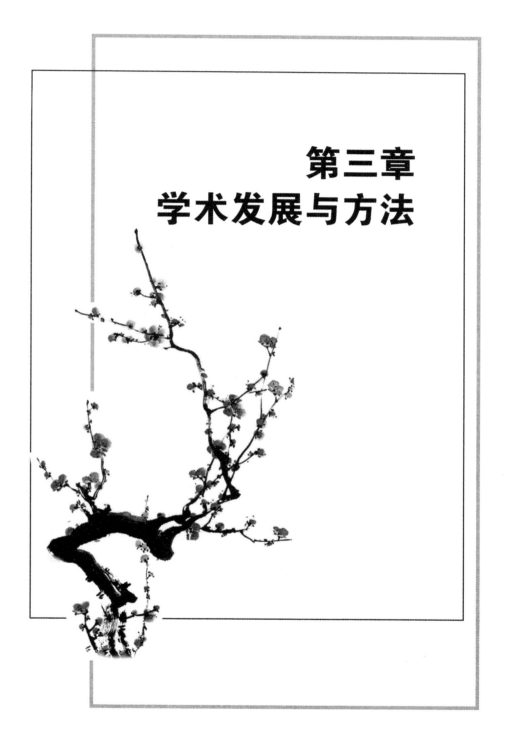

略谈个案总结

随着医学科学的发展,人们日益感到中医临床总结方法十分重要。它不仅关系到中医理论能否在实践中得到继承,并积极地反作用于实践,而且也关系到中医水平的再提高。

目前,中医临床总结的方法虽然多种多样,但从有关材料来看,却有忽视个案总结的倾向。我们认为,个案总结是各种总结方法的基础,是最能体现中医学术特点的总结方法,应当提倡。

一、个案总结的学术价值

个案总结,就是运用中医学理论,对临床个案病例,进行研究性的总结。它既能充分反映疾病的个性,做到“具体问题具体分析”,也能反映疾病的共性,寓共性于个性之中,是理论与实践密切结合的最好形式。

辩证唯物主义的认识论告诉我们:把来源于实践的感性材料加工制作,形成概念和理论的系统,这是整个认识过程中的一个必要阶段。个案总结是把来源于实践的感性材料,经过医者加工制作,从而升华到理沦,是认识疾病过程中的必要阶段。东汉张仲景在“感往昔之沦丧,伤横夭之莫救”的临床实践中,在《素问》《九卷》《八十一难》《阴阳大论》等书的理论指导下,创立了辨证论治的理论体系和治疗法则,《伤寒论》397 法,每一条都是从大量个案中总结出来的规律,如“疮家”“汗家”“衄家”“亡血家”,皆不可发汗等,这些规律若没有仲景对个案的体验是无法总结出来的。清代温病学家吴鞠通,在精研叶天士临证个案总结中得到启发,并结合自己的实践体会,写成《温病条辨》,他说:“叶天士持论平和,立法精细,然叶氏吴人,所治多南方证,又立论甚简,但有医案散见于杂证之中,人多忽之而不深究,瑭故历诸贤精义,考之《黄帝内经》,参以心得,为是论之作。”试想,吴氏若没有叶氏的临证个案和自己的临床实践,要在温病理论上有较大的建树也是不可能的。

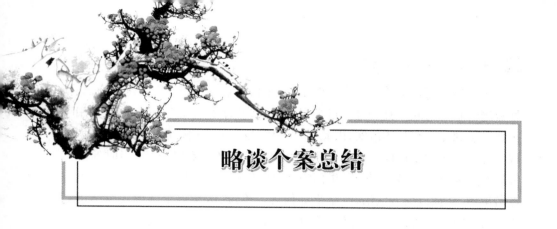

中医是一门传统的临床实践医学，它来源于临床实践，升华到理论，又指导着中医临证实践。且经过大量个案的总结，又升华到理论，而理论反作用于实践又是通过个案具体落实，因此，个案总结也有一个由低级到高级的升华过程。古代医案大多是以个案总结形式出现的，最早见于《周礼》，当时的医生每日看病都有记录，姓名住所、患何病、疗效如何……《史记》太仓公看病也有姓名里居，病症以何方法治疗、结果如何等。不过，医案以个案形式总结进到比较高一级的阶段，主要是在明、清以后，明代吴鹤皋《脉语》卷下拟出了医案格式，韩亦柔《医通》亦立有医案格式，如“式云某处有某人某年月日填医案一宗……”而清代吴昆的《脉案格式》、喻嘉言的《议病式》则要求又更高，这些医案格式都很详细，使个案总结初具楷模。

古代医案虽然写法不一，详略有异，但有很高的学术价值，具体而言：①能充分反映医者的学术见解和精湛独到的医疗经验，有利于交流经验，指导临床；②能帮助后学从疑难复杂多变的证候中，找出疾病症结之所在，提高辨证论治水平；③能密切理论与临床关系，既为理论研究提供宝贵的文献资料，也为临床总结提供可靠的科学论据。如《临证指南医案》《治验回忆录》《冉雪峰医案》等，都是较好的个案总结。事实证明，不同时代的个案总结，确能反映出不同时代的中医学术水平，故前人有云：“读书不如读案。”章太炎也说：“中医成绩，医案最著。”

二、个案总结的现实意义

中医的学术特点主要是整体观念和辨证论治，个案总结正是体现这些学术特点的较好方法。从整体观念出发，宏观地观察、认识人体生理病理的运动规律，并通过外在的表象去探讨机体动态变化的实质，从而把握疾病的共性；但时有春夏秋冬，邪有风寒暑湿燥火，地分东南西北，人有老幼壮羸，禀赋有阴阳，情志有喜乐，病程有长短，病情有顺逆，病势有进退，不同的发病条件，疾病也会表现出不同的个性。共性和个性是疾病的两个方面，疾病的共性不是“实例的总和”，疾病的个性也不是普遍规律，而个案总结的优点就在于：既掌握疾病的个性，又把握疾病的共性，既能体现整体观念，又能反映辨证论治的特色。所以，个案总结最宜于中医临床研究。

科学研究的方法可以多种多样，但任何一门科学都必须为实践服务，并接受其检验。个案总结是检验理论正确与否的一个途径。古往今来的医家都很重视。无论是医话医论、专题研究，或者分证总结，或一病一证，从几十例至上百例的统计研究，都不能脱离个案而存在，因此，搞好个案总结，是临床研究的基础。

名老中医的宝贵经验来之不易，他们高深的学术造诣，就体现在临床的个案治验之中。因此，抢救名老中医的经验最有效的方法，就是首先抓好个案总结，或以个案总结为基础，写出医话、医论等多种形式的经验集，才能比较全面地反映老中医的学术思想和临床经验。

但是，有人认为："中医经验不能重复"，从而否定个案总结的临床研究价值。中医基础理论，包括阴阳五行、四诊八纲、气血津液、脏象经络、六经、卫气营血、病因病机、治疗法则、药性归经、方剂等，都经历了"实践—认识—再实践"的过程，接受了几百年乃至几千年的重复和检验，至今仍是中医临床所必须遵循的理论。《伤寒论》这部巨著，就是从实践中上升到理论性经典著作，直到今天仍有很高的实用价值。所谓"重复"，不是"原方原药""一病一方"的重复，而是在中医基础理论指导下，辨证论治原则理法的重复。不同的病、不同的阶段，有不同的变化规律，如急性热病传变迅速，"到一境即转一象"，因此，论治也要有相应措施。若刻舟求剑，采用"一病一方"的对症重复，那就会丢失中医辨证论治的精华，也无法提高疗效。

三、个案总结的再提高

随着自然科学领域每一个划时代的发现，自然科学的本身也常常带来新的飞跃。古代医案，虽大多以个案总结的形式存在，但已不符合今天的要求。应当指出，现代个案总结，不是古人经验的简单重复，而是在继承前人学术思想的基础上，结合现代的科学技术，运用个案的形式，进行临床研究性的总结。

怎样做好个案总结呢？我们认为主要应抓以下几个环节：

（一）写好病历，为个案总结打好基础

病历是临床科研工作的真实记录，它既反映某个疾病的一般规律，也反映该病在个案中的特殊表现。一份完整的病历，是一份好的科研资料，可以根据新的实践经验，提出一些需要重新研究、或提出一些探讨性的意见。因此，写好完整的病历，是个案总结的基础。中医病历的书写首先要详细记载望、闻、问、切四诊所搜集的材料，并遵循中医的基本理论，作重点突出的、简明扼要的辨证分析和客观的诊断，为立法处方提供依据。复诊时必须对其转归、发展、疗效做出正确的判断。书写时，既要体现中医的诊疗特点，也务必保持理、法、方、药的一致性。目前，病历的书写，繁简不一，不利于临床总结，要使其条理化、系统化，需要有一套切实可行的病历格式，要避免遗漏，或文字上的冗长，做到绝对真实可靠。

（二）加强“证”的研究，提高个案总结质量

“证”是证据，是辨证论治的主要根据。它概括发病各方面的条件和因素，从而确立疾病的部位、性质，揭示发病机制、发展趋势，并提出治疗方法等。辨证论治是中医的精华，辨证是前提，从主要证候中推求主要病机之所在；论治是辨证的目的，是解决病机的主要点。因此，在整体宏观水平上，阐明“证”的实质和客观指征，既能发扬辨证论治的特点，也有利于提高个案总结的质量，张仲景强调“病脉证治”即是以证候为基础，如桂枝汤证、麻黄汤证等，只有强调“证”，才能在个案总结中分析综合个性，进而认识疾病发展变化的规律。

（三）探讨病与证的内在联系，促进个案总结再提高

辨证，固然可以解释疾病过程中出现某些证候的病理，但不能认识某一病的全部病理，若全部病理不明，立法就没有原则性，因此，还必须结合中医的辨病。中医所讲的“病’，决不是一个孤立的证候，也不是一个证候群，而是有病因、有发病机理、有发展过程、有规律可循、有预后可测的疾病，它的治法也有一定的原则。徐灵胎说：“症之总称为病，一病必有专症，比如疟疾是病，而寒热往来、呕吐、口苦等是症，但又有不同的证型，合之称为疟疾。”辨病，能把握病的全部病理发展过程，也可以指导预防性的治疗，如“见肝之病，知肝传脾，当先实脾”（《金匮要略·脏腑经络先后病脉证》），“或其人肾水素亏。病虽未及下焦……务在先安未受邪之地，恐其陷入易易耳”（《温热论》）。实践证明，只有通过辨病，才能体现中医整体观念的特点。当然，只辨病不辨证，辨病就无从入手。因此，探讨病与证的内在联系，才能揭示疾病的规律，只有把大量个案进行综合分析，加起来统计研究，才能把握疾病，做到胸有成竹。

（四）精研中医基础理论，指导个案总结的全过程

任何要成为科学都需要系统化，或者说科学就是理论的体系。中医具有独特的理论体系，它在阐明人体生理病理规律时，认识到许多相互联系、从属、转化的属性关系组成的整体。因此，中医学基础理论是个案总结的支柱，而个案总结则是中医基础理论的具体运用。个案总结的全过程，都必须以基础理论为指导，并使其理论得到进一步完善。

科学是务实的，进行个案总结，必须实事求是。记录病情要完整详细，分析病理要有的放矢，判定疗效要客观可靠，成功的经验要总结，失败的教训也要吸取，有条件的单位还应运用现代科学技术来整理充实，只有这样，才能使个案总结，真正为中医临床、教学、科研服务。

（编者注：本文刊载于《新中医》1982年第4期49~50页，程昭寰、高荣林整理）

中医传统科研方法与中医学术的发展

中国医学在我国有几千年的历史，有着较完整的理论体系和丰富的医疗经验，它是我国人民宝贵的财富，故党中央制定了继承与发扬的政策，通过多年来的贯彻实施，已取得了很大的成绩。针灸已跻身于世界医学之林，中医学中药学亦随着世界上出现的药源性疾病和难治性疾病，越来越被许多国家重视和注意，呈现出“中医热”的热潮。面对这种局面，我国作为中医药学的发源地，如何继续保持我们的优势和处于领先地位，不得不引起我们的反思和焦虑。尤其是卫生部1983年卫中字147号文件指出：“在科研队伍中，中医力量薄弱，青黄不接，没有形成梯队，不能在研究中起主导作用，科研选题和思路方法缺乏中医特色，尚未创出新路子，以致中医学术发展缓慢，不能适应中医事业发展的需要”的情况，确实依然存在。

一、中医传统科研方法的范例

中医科研方法，包括了中医文献整理和名老中医的学术思想与临床经验总结两个方面。整理中医文献包括了整理古籍、训诂、校勘、注释、汇编资料、编写专辑等方法。这是中医传统科研方法的重点，中医之所以几千年来有着巨大的生命力，至今能巍然屹立，并影响全世界，全在于其临床疗效优于其他任何医学。例如，张仲景总结了伤寒的辨证论治规律，写成了《伤寒杂病论》，成为后世辨证论治的准绳。叶天士根据温热病的发生和发展变化，总结出卫气营血四个阶段的传变和预后及转归的规律，著有《温热论》一书，这两种医籍至今仍有效地指导着热性病的防止工作。如今年国家中医药管理局评选出的江苏防治急性出血热的一级科技成果，就是运用温热病理论和治疗经验而取得的，且可跳过少尿期而顺利地康复，雄辩地说明中医治疗急性热病有着广阔的前景和优势，只要摆好继承和发扬的关系，保持中医特色，大批科研成果将会源源而至。当然要做艰苦的组织工作和医疗工作。还有当年有关名老中医学术思想与临床经验总结，如《蒲辅周医案》和专题笔谈等都是老中医行医几十年的经验结晶，其中有不少属于疑难危重病案。所有这些从临床入手，逐步升华为较高造诣的理论，更好地指导临床，从而推进了中医学术的发展。但只因没有所谓的“客观指标”，“病例少”等而不作为科研成果对待，被拒之于千里之外，这不能说不是一个很大的偏见，不符合“百花齐放，百家争鸣”的方针，更不符合党的中医政策。

二、中医传统科研方法的应用价值

1. 科学是非常复杂的，虽然现代科学以惊人的速度在向前发展，但它一直没有超脱微观世界的范围，许多生命现象和疑难杂病，得不到解释和根治。相反，中医传统科研方法，一直从宏观入手，将人体和自然界有机联系起来，分析人体正邪的恒动变化，通过“司外揣内”去诊断疾病，借助“审因论治”而立法处方，在解决临床实际问题方面，一直遥遥领先，许多现代医学无法解释和根治的难病，经中医治疗，出现了较好的苗头。例如：癌症，虽不能全部治愈，但有可能减轻症状、延长寿命和治愈的报道，其他病种更是不胜枚举，说明中医辨病与辨证结合的科研方法，有着实际的应用价值。如能进一步坚持，将会大大促进中医学术上的繁荣，否则将有失传和没落之虞！

2. 国外尤其是日本汉方医学的发展，反馈性的促使我们必须尽快实施中医传统科研方法。美国一学者 1987 年估计，应用中医防治病的人数占世界总人口的 1/3。美籍华人诺贝尔奖金获得者杨振宁博士所说的“中国诺贝尔奖金获得者将是中医”的预言，既是鼓励，又是鞭策！日本提出要将“东洋医学”发展为“第三医学”以适应“21 世纪是中医世纪”的预见，每年以近 2 亿多日元投入中医药研究，对证药都深入研究，特别是对辨证论治已开始给予高度重视。对于这一情况，我们绝不应等闲视之。

三、中医传统科研方法的具体实施和有待解决的问题

中医传统科研方法的具体实施，并不像我们想得那么容易，前人既未留下成熟的经验，中医院的一些规章制度又没有遵循中医自身的发展规律去制定，而是参照西医院的模式，中医学术和医疗保健方法难以发挥。为此，有些中医单位，完全按照现代医学的研究方法，忽视了中医的科研特色，如一病一方的研究，单味药的研究，虽然取得了一些成绩和疗效，但丢失中医辨证论治的因人、因时、因地制宜的活的灵魂。正如 1984 年 5 月 19 日中央领导同志在《光明日报》101 期“按西医模式研究中医造成不良后果”情况反映上的批示：“类

似反映很多，有人担心长此下去，中国传统医学不但不能发扬光大，将会衰败下去。”的确值得忧虑。那么，如何使中医传统科研方法具体实施？致其有利于中医发展呢？就是要在各项工作中突出中医特色，在科研设计中注意辨中医的病和辨证的关系，注意人体—自然—社会这一整体的恒动模式。

（一）辨病和辨证的研究

我认为在辨病和辨证的研究中，首先要搞清辨病论治和辨证论治两者有机的结合，突出辨证论治，这是中医学的一大特色。辨证论治是指导中医临床论治疾病的基本法则，它是通过四诊八纲、脏腑气血、病因病机等中医基础理论，对患者表现的具体症状或不同的病理阶段，进行综合分析，确立诊断，并在治疗方面力求和理法相契和。而辨病论治，从医学发展的角度来讲，要早于辨证论治，如《黄帝内经》有疟疾、臌胀、鸡矢醴方的记载。《金匮要略》有百合病、消渴、黄疸的病名。目前临床上有一些病，用辨病的方法，改用中医药治疗，有时是可行的。

从整体的角度考虑疾病，由于每种疾病都有自身的发生原因和传变规律，这种规律是由疾病的基本矛盾所决定的，所以掌握了这个基本矛盾，就可以制定治疗原则，投以行之有效的方药。但是虽同为一病，由于体质的差异，又会发生不同的转归，在不同的阶段出现不同的症状，这些不同症状的产生，正是由于每一时期和阶段的主要矛盾所决定的，及时抓住这个主要矛盾，认真系统的细致观察，注意正邪之间的动态变化而进行辨证，任何寒热错杂和虚实夹杂的证候，都不难辨出。由此观之，辨病可以“执简驭繁”，辨证可以“随机应变”，分阶段治疗，通过长期细致的深入观察，就可以逐步摸索到其治疗规律，由此而促使中医理论上的升华和飞跃。

例如哮喘，包括了西医的肺心病，缓解时是心肺功能代偿期，以肺肾气虚为主；发作时是心肺功能失代偿期，以痰热内蕴和寒痰内停为主，严重的有水饮内阻之势，三者可以相互兼夹出现，只是一个邪实和正虚孰轻孰重的问题，治疗时应注意阶段性治疗，急则治其标，缓则治其本，喘不作治肾，注意补中有清；喘作时治肺，注意清中有补，法随证变，方由证施。

其次，内、外、妇、儿都有其自身的特点，在科研设计上要注意。如妇科素有经、带、胎、产四大证，与男科不同。儿科幼儿脏腑娇嫩，形体未充，不耐寒暑，外邪易侵，高热可诱发惊风，麻疹可合并肺炎喘咳，长时流质饮食，易伤脾胃等均应顾及。内科我主张一个病一个病地研究，以临床观察为主，可结合季节之多发病和常见病（包括疑难杂证、危急重证），分批分期进行系统的课题设计，先定出诊断和疗效标准、治疗方案、实施细节，落实到人，预计完成时间。

科研病历一定要填写，做到层次清晰，病例翔实，说理细致，重点突出，辨证确切。在提高疗效的基础上积累经验，总结规律，吸取教训，及时改正。在设计中，要抓带有普遍性的证候，如湿热为患，既可见于痞证和黄疸，又可见于癃闭、淋浊、痢疾、腹泻等，由于湿热之邪侵犯的部位不同，证候稍异，治亦有别，但总的病机是共同的，只要祛除了湿热之邪，其他的症状和证候，将会迎刃而解。特别是每一疾病，大都经过初、中、末三个阶段，故前人治痢有初中末三期之治，这些都可借鉴。当然，每一疾病，有常有变，知常达变，始能赞育造化，力挽沉疴。

在辨病和辨证的研究中，应注意近年来依据西医辨病，再进行中医辨证的问题。例如，《辽宁中医杂志》1980 年 4 期“肺心病急性发作期 42 例辨证论治的体会”一文就是这种研究方法的代表。如此可取的是强调了中医的辨证论治，有利于中西医学的逐渐渗透，但不足的是忽视了中医病名，用西医病名取代中医病名，给人以中医没有病名之感。

综上所述，我们可以看出中医病名、证候、诊断标准规范化等，是当今亟待解决的问题。中医界的一些有识之士早已认识到这一点，1984 年中国中医研究院在北京曾召开《中医证候规范》编写会议，集中全中医精英，分工合作，1987 年出版了《中医证候鉴别诊断学》，紧接着湖南中医研究院于 1988 年完成了《中医病名诊断规范》初稿，这一切无疑给中医传统科研方法实施工作打下了初步的基础。1983 年中华全国内科学会，分别制定了十几种病的诊断标准和疗效评定标准，《北京中医学院学报》从 1984 年第 7 期开始进行了连载。北京中医学院东直门医院和西苑研究生部（中医研究院研究生部）对中风和脾气虚的各种症状和舌脉一一打分，而后依据分的多少，作为判断病症疗效的标准，这些都是一个大胆的尝试。我认为这属于中医学术的基本建设，需要我们从头做起，一边科研，一边修改补充，使其更加充实和完善，如果忽视这一环节，要想中医科技事业的腾飞是不现实的。

（二）人体、自然、社会的整体恒动观

中医传统科研方法还必须考虑人和自然及社会的关系，科研设计特别是在癌症、克山病、甲状腺病、黄疸、哮喘等疾病的研究中，均应注意季节气候、地理环境和生活习惯等因素。

中医传统科研工作进行的如何？与中医发展密切相关，而传统科研方法的具体实施和生产又紧密相联，要想达到中医的全面发展，就必须做到传统科研方法和中医医疗机构两方面的繁荣，建立或改造具有中医特色的医院，即第三代中医医院是当务之急。这种医院在结构上必须突出中医特色，以中医临床为中心，包括中医管理系统、中医检查系统、中医治疗系统、中医康复系统、中医养生系统，给中医创造必要的良好工作条件，使中医科研人员有职有权，以充分发挥其聪明才智，使其科研工作得以顺利进行。我不反对运用现代科技手段（包括西医各项检查）和学习多科之长（包括声、光、电等），中医历来有学习、吸取外国优秀文化和优良传统的作风，任何先进仪器均可为我所用以补我之不足，过去中医学说就吸取了当时的天文、气象、地理、易经、药物等学科之长，如关于脑的认识，中药之番木鳖、乳香、没药等都是从外学习而来，但均被溶化在中医药学理论之中，而看不出有外来字样。因此，第三代中医医院在突出特色进行辨证论治的同时，根据各自的设备条件，尽量运用现代检查手段（包括B超、CT、磁共振等），以延伸我们的检查范围。特别是要积极地研制具有中医特色的诊断医疗器械，如脉诊、舌诊仪等，以促进中医诊断的客观化。中华全国内科学会就设有现代仪器检测与辨证论治学组，经过近年不少同道的努力，已研制初步的脉诊仪等，出现了可喜的苗头，有待加强。第三代中医医院应当走向社会，为更多的人进行医疗保健，这既是中医传统科研方法的特色，也是历代中医学术赖以发展的关键所在。

四、结语

通过以上三个问题的讨论，我认为中医传统科研方法的实施不仅有利于中医学术的发展，更重要的是有利于中西医结合的推进，因中西医结合的目的，同样是为了继承与发扬中医学。西学中同志是我们可靠的同盟军，我们应持积极热情的欢迎态度，而不是排斥。他们有他们的研究方法，应该互相尊重、取长补短，共同为振兴我中医，把中医跻身于世界医林之目标而团结合作。但作为中医科研人员，应有自己的严格要求，如果中医本身学术萎缩，那么，中西医结合亦将是无源之水、无本之木，要想获得高深的科研成果也是困难的。由此，可否得出这样的结论，中医和西医结合是休戚与共、互相依赖的，更有待于中医学术的繁荣和昌盛。

我相信通过若干年或几个世纪的不懈努力，中西医学的不断渗透和合作，势将出现具有我国特色的医学体系，而屹立于世界。

（编者注：本文刊载于《吉林中医药》1989年特刊16~19页）

中医学术必须发展

中医学有着几千年的历史，它是我国古代劳动人民长期与疾病作斗争的宝贵财富，具有独特的理论体系，是经过几千年的艰苦努力才逐渐发展起来的，它永远不会停留在一个水平上。医学的发展有赖于生产力水平和整个社会的科学技术的发展水平，因此中医学术必然会根据社会生产水平的发展而得到发展。

当今时代社会生产力高度发展，加之我国改革开放政策使人们的物质生活水平大大改善，科学技术日新月异，信息潮流汹涌澎湃，工作节奏急骤变快，人际关系日趋复杂，在这种情况下，人类所患的疾病谱发生了新的变化。

一、疾病谱发生新的变化

（一）传统疾病，内容更新

当代的社会环境与古代不同，致病因素千变万化，古代的“三因学说”应赋予新的内容，传统的疾病内容已经起了很大变化。比如儿科，现代大都为独生子女家庭，父母溺爱、营养过剩成为普遍现象，特别是许多独生子女贪吃冷饮、巧克力致使脾胃大伤。因此，当代小儿脾胃病的研究应重点解决独生子女的饮食问题。再如妇科疾病，过去由于封建社会，男女授受不亲，导致妇科疾病比较单纯，当今则由于受西方性解放的影响，未婚先孕，多次流产造成的妇科病以及性病、艾滋病等大大增加，这也使当今的妇科学增加了新的内容。

（二）老年疾病，迫在眉睫

我国已经进入老龄化社会，人均寿命已大大延长，男性已为69岁，女性已达73岁，而且将继续延长。面对这些老年人，功能衰退与功能障碍相结合的老年疾病，中医也要重新认识。中医学古代曾对老年病学做出过重大贡献，但在新的历史条件下，病种有所变化，需要发展老年病学。比如当今社会中的老年抑郁症、阿尔茨海默病、脑萎缩、老年退休后综合征、老干部退休后精神障碍，这些病种都值得重新认识，以往的老年病理论也有待于深化和发展。老年病也非仅凭医学所能解决，需要与社会学、心理学、伦理学等配合，进行综合防治。

（三）药源疾病，新兴课程

中国现在客观上存在西医和中医两个医学。众所周知，西医在疾病诊断方面利用先进的科学技术手段，在确定疾病的生理生化变化以及病变部位方面显示了巨大威力。然而，它在治疗方面重点使用化学药品以及手术治疗，造成了不少药源性疾病和医源性疾病。这给西医治疗学造成了巨大困难，国外医学专家把解决这个问题的希望寄托在中医身上。中医对此如何认识？用原有的理论？还是发展新理论？这是急待解决的问题。比如激素使用后的副作用问题，西医对很多种疾病都愿意使用激素，激素使用后产生的“满月脸”“水牛背”，中医对此如何认识？如何治疗？再者卵巢术后产生的人体性激素紊乱，求治中医者甚多，这些实践问题，在原有的教科书上还难找到答案，也需在实践中形成新的认识，发展中医理论。此外，还有一个最令人棘手的问题——中药、西药并用。中西药并用，作为医生的主观愿望是提高疗效，减少副作用。但究竟是减少了副作用，还是增加了副作用，是否这样又造成了药物浪费，至今还难以评价。在这个日常医疗中每天都碰到的问题，西医没有解释，中医如何解释和评价也是个非常复杂的问题，至今尚无一本研究这一问题的专著，也未发现一人研究这一课题。

（四）心身疾病，日渐增多

心身疾病是由社会心理因素为主要原因而引起的躯体性疾病，它的特点是随着社会心理因素的变化而变化。随着社会生产的发展和科学的进步，这类疾病与日俱增。自第二次世界大战以后，威胁人类健康的已不再是肺炎、结核等传染病，而是与社会心理因素密切相关的心血管病、脑血管病和恶性肿瘤等心身疾病。面对这种形势，中医也应发展自己的理论。比如对胸痹心痛的认识就有待于深化。《金匮要略》中认为胸痹心痛的病因为阳虚在上焦。而目前临床实践证明，这种胸痹心痛，多由社会心理因素引起，多源于肝的过郁和过亢影响及心，因此胸痹心痛的理论必须发展。要根据目前实践中的新问题，重新认识、发展、更新、完善中医理论，贯彻实践—认识—再实践—再认识，这一唯物主义认识论的观点，不断地发展中医学术思想。

（五）文明疾病，层出不穷

中医理论形成于中国古代封建社会，当时是以农业和手工业为主，生产力水平和科学技术水平都相当落后。当今则不然，随着我国四化进程，社会生产力水平发展,人们的物质生活水平日益提高,因此出现了一些古代不易见到的疾病,所谓富贵病或文明病。如饮食过于肥甘而致的肥胖病、高脂血症,看电视过久而致的“电视病”,使用空调不当而致的“空调病”,过服冷饮而致的“冷饮病”,酗酒过量而致的“酒精中毒性肝炎”,吸烟过多而致的“吸烟综合征”。这些疾病是社会生产力高度发展,人们生活改善的产物。

(六)国外疾病,有别国内

中医必须走向世界,随着改革开放,国际上掀起了“中医热”“针灸热”。国外求助于中医治病的友人越来越多。中医药能否在国外也有很好的疗效,这也是需要认真解决的问题。中医理论源于中国,为外国人治病,必须根据国外的具体情况。我应邀到泰国工作期间,就遇到了这一问题。泰国地处东南亚,天热雨多,气候潮湿,当地妇女出汗颇多,衣服需要经常换洗,因此患风湿病非常严重。我根据泰国的气候特点,当地人们的生活习惯和心理状态,结合中医理论,制定了一些治法和方药,取得了较好的疗效,受到了泰国人民的欢迎,并将治疗经验整理成文在泰国发表。

以上总结了中医学术应该发展的六个原因,如何发展,我认为应从以下几个方面着手。

二、中医学术如何发展

(一)中医发展,首要继承

科学必须永远是站在前人的肩膀上攀登高峰,中医更不例外,中医的学术发展,首先必须抓好继承。祖国医学源远流长,是我国劳动人民与疾病斗争的智慧结晶,不仅具有独特的理论体系,且有数以万计的中医药医籍,是取之不尽、用之不竭的宝贵财富。它始终随着社会的发展而发展,没有停留在一个水平上。随着世界疾病谱的转变,尽管一些疾病中医难于用现代科学阐述,然而在临床方面却有着无比的优势。只要遵循中医理论处理,现代出现的所谓难治病,多有较好的疗效。当前关键问题仍然首要是继承问题,只有继承得好,才能更好地发扬。因此,作为一名现代中医学者,要努力提高中医学术水平和业务能力,反复实践,刻苦研究,勇于创新,这样才有可能为发展中医做出贡献。

(二)中医发展,重在临床

实践是认识的源泉,实践是认识的动力,实践是检验认识正确的唯一标准。中医学术理论源于临床,中医学术发展也必须依靠临床。目前在中医界,临床门诊和病房第一线的优秀人才非常少,多数人忙于搞行政、出国或文献整理、著书立说。这种情况导致的结局，需引起领导的高度注意，也需在政策上加以调整。当前严重的问题是中医在病房的阵地越来越小，中医药在病房的使用率不高，“中药西药双保险”已成为普遍现象，能中不西的病种日渐减少。所以在病房中应开展“能中不西”病种研究课题，使中医能治的病种越来越多，起码不能减少。有鉴于此，应从中医药事业出发，提拔一批中医基础理论扎实，学有师承的中年骨干主管病房工作，生活上应给以保证，以发扬他们的聪明才智。

（三）中医发展，中药优先

中医中药本来就是一家，中医离开了中药就像丢了武器一样。当今西药发展迅速，品种齐全，特别是用于急救的药品较多，且疗效肯定。这方面中药就显得非常逊色，目前急待解决的是中药急救药品少和中药剂型不多，给药途径太局限。因此，需集中全国力量，选择一批较好的中药急救药品集中生产、集中使用，不要再搞化整为零，各自为政，低水平重复。

（四）中医发展，尊重人才

当今中医政策已经是历史上最好的时期。国家在物力财力给以大量投入，并成立了国家中医药管理局专门领导，可以说政策已经兑现了。当前问题是要发挥人才优势，避免人才内耗，人才浪费。应集中一大批优秀人才，共同攻关。我建议成立全国中医发展理论研究会。由官员、专家、学者组成以老中青之结合的临床第一线工作者为主体的学术组织。此组织的领导者应由国家中药管理局的局长担任，下设几个学组，可按中医发展遇到的问题分组，每年集中解决一两个问题，不能流于形式。在中医发展历史上每一个时期，都涌现了几个顺应潮流创立新说的中医大家，推动中医学术向前发展。当今条件下，作为国家中医药管理局要制定措施，敢于鼓励为发展中医药事业刻意创新的中医专家，使推动中医事业发展的优秀人才脱颖而出。

（编者注：1992 年完稿，赵志付整理）

中药新药科研思路

随着国际国内形势对中医发展的诸多有利因素，中药新药的研制与生产如雨后春笋般出现在中华大地上，并以其自身独特的优势迅猛地推向国内外市场。如何抓住并充分利用这千载难逢的机遇？如何使其长盛不衰永远立于不败之地？如何开发研制高品位、高档次、高疗效的中药新药？如何使其在发展过程中不偏离“中医药理论体系”的主航道？如何在保持、继承与发扬特色的基础上并具有时代先进性？余根据多年来参与卫生部中药新药审评经验，结合有关法规及全国中药新药研制现状，从中医理论联系临床实际，提出中医药理论体系是研制中药新药的圭臬。

一、中医基本理论是研制中药新药的源头活水

中华民族是世界最古老的民族之一，中国传统医学是华夏民族灿烂优秀文化核心的重要组成部分，博大精深，源远流长，璀璨多彩，是中国劳动人民长期与疾病作斗争的经验结晶，为我国民族繁衍昌盛做出了不朽的贡献。中医也是世界上传统医学中相对最完善的学术体系，历数千年而不衰，亘古常新。近几年在国内外掀起的中医热，进一步说明了在科学发展的当今社会，仍具有强大的生命力，其科学价值在于能够为人类医疗保健事业做出重大贡献。故中医药学不仅是中国的科学，也是世界的科学，不仅是古代的科学，更是现代的及未来的科学。

中医药学是研究人体生理、病理以及疾病的诊断和防治等的一门科学，它的独特理论体系是理、法、方、药的统一。以阴阳五行学说为辩证法，以整体恒动观为主导思想，以脏腑经络的生理和病理为基础，以辨证论治为诊疗特点，以中药为消除病因、祛除病邪、恢复脏腑功能、纠正阴阳偏盛偏衰的重要手段。其理论概念还包括表里、寒热、虚实、开合、出入、正邪、标本、奇偶、反正、顺逆……就其中药理论体系来看，又有中药的性能学理论，即性、味、归经、升

降浮沉、有毒无毒、产地、采集、加工炮制、制剂工艺、配伍禁忌、剂量、服法等。据《素问·至真要大论》云:“寒者热之,热者寒之”及《神农本草经》云:“疗寒以热药,疗热以寒药”的用药规律及原则,将药物分为寒凉与温热不同性质的两类,或寒、热、温、凉四种,也称为四气。五味即辛、甘、酸、苦、咸。辛有发散、行气、行血作用;甘有补益、和中、缓急作用;酸有收敛、固涩作用;苦有泄和燥的作用;咸有软坚散结、泻下的作用。由于每一种药物都具有性和味,也显示出其相同的共性和同中有异的特性。根据病势和药物作用趋向,又分为升浮、沉降两类。一般认为,具有升阳发表、祛风散寒、涌吐、开窍等功效的药物,都是上行向外,药性都是升浮的;具有泻下、清热、利尿渗湿、重镇安神、潜阳息风、消导积滞、降逆、收敛、止咳平喘等功效的药物,则能下行向内,药性都是沉降的。药物归经是以脏腑经络理论为基础,以所治具体病证为依据,药物对机体某部分的选择性作用。毒性有广义、狭义之分。凡药皆有毒,是广义的,如张景岳说:“药以治病,因毒为能,所谓毒药,是以气味之有偏也……”凡可辟邪安正者,均可称为毒药,故曰“毒药攻邪也”。狭义有毒,是指具有一定毒性或副作用的药物,应注意用药的安全性。关于药物的配伍应用,《本草纲目》记载《神农本草经》名例:“药有七情……有单行者,有相须者,有相使者,有相畏者,有相恶者,有相反者,有相杀者。”相须,即性能功效相类似的药物配合应用,能增强原有疗效。相使,即在性能功效方面有某种共性的药物配合应用,以一种药物为主,另一种药物为辅,能提高主药的疗效。相畏,即一种药物的毒性反应或副作用,能被另一种药物减轻或消除。相杀,即一种药物能减轻或消除另一种药物的毒性或副作用。相恶,即两种药物合用,一种药物与另一药物相互作用而致原有功效降低,甚至丧失药效。相反,即两种药物合用,能产生毒性反应或副作用,亦即“十八反”“十九畏”。用药禁忌主要是对“相反”“相畏”的药物应用要采取慎重态度,以及妊娠用药范围和服药忌口等问题。

随着中药新药实验研究、临床研究及医药工业的迅速发展,各种新药层出不穷,但也出现一些采用西医对号入座的办法,如治疗炎症纯用清热解毒药物组方等,这就背离了中医药理论,此种现象令人担忧,值得反思。所以,在研究制出中药新药时,中医药理论体系决不能被淡化、被扬弃、被取代,而应成为研制中新药的源头活水。

二、中医治疗大法是研制中药新药的准绳

治疗大法是根据临床证候,辨证求因基础上确定的,是指临床全面地、正确地组方遣药原则,故有“方从法立,以法统方”之说。《医学心悟·医门八

法》曰："论病之源，以内伤外寒四字括之，论病之情则以寒热、虚实、表里、阴阳八字统之，而论治病之方，则又以汗、吐、下、消、和、清、温、补八法尽之。"说明了中医药学理论体系理、法、方、药密切联系的完整性。

汗法，是解表发汗祛邪的一种治法，《儒门事亲》曰："风、寒、暑、湿之气，入于皮肤之间而未深，欲速去之，莫如发汗。"《圣济总录·治法》载：《经》曰："其有邪者，渍形以为汗；其在皮者，汗而发之。"又曰："体若燔炭，汗出而散。"又曰："未满三日，可汗而已。""举是四者，善其在表不可使之深入，要当以汗去之。"汗法分辛温、辛凉两类，如中成药"桑菊银翘散""金青感冒冲剂"等是辛凉；"桂枝合剂""川芎茶调口服液"等为辛温。

吐法，是通过涌吐排出病邪及毒物的治法。近年来由于洗胃机的应用，很少有人研究应用中药催吐疗法。

下法，是通过二便排泄积食、燥屎、实热、瘀血、痰饮的治法。《素问·至真要大论》曰："其下者，引而竭之；中满者，泻之于内。"由于病有寒、热、虚、实之不同，故又有寒下、温下、润下、逐水等。如中成药"调胃承气片"等为寒下剂，"五仁润肠丸"等为润下剂，"十枣丸"等为逐水剂。

和法，是通过和解或调和作用而消除病邪的一种治法。《景岳全书·古方八阵》曰："病有在虚实气血之间，补之不可，固之又不可者，欲得其平，须从缓治，故方有和阵。"《医学心悟·论和法》云："伤寒在表者可汗，在里者可下，其在半表半里者，惟有和之一法焉，仲景用小柴胡汤加减是也。"和法主要用于和解少阳、调和肝脾、调和肠胃等为主。如中成药"柴胡饮冲剂""生姜泻心片"等。

温法，是通过温里、祛寒、回阳等作用，治疗里虚寒证的一种方法。《景岳全书·热略》："热方之制，为除寒也。"《医学心悟·论温法》曰："温者，温其中也。脏受寒侵，必须温剂，《经》云：'寒者热脏受寒侵，必须温剂'，《经》云：'寒者热之'是也。"常用的有温中祛寒、回阳救逆、温经散寒等。虚与寒往往并存，故温补多配合应用。如中成药"桂附理中丸""四逆汤口服液"等。

清法，是通过清解热邪，治疗里热证的一种方法。《景岳全书·寒略》曰："寒方之制，为清火也，为除热也"。《医学心悟·论清法》曰："清者，清其热也。脏腑有热则清之，《经》云：'热者寒之'是也。"清法临床应用范围甚广，在治疗温热病中又有气、血、营、毒之分，同时还要注意到热邪伤阴的问题。如中成药"清热解毒丸""紫草丸""青蒿鳖甲片"等。

消法，是通过消导散结作用，用于消散气、血、痰、食、水、虫等结成的有形之邪。《医学心悟·论消法》曰："消者，去其壅也。脏腑筋络肌肉之间，本无此物而忽有之，必为消散，乃得其平。《经》云：‘坚者消之’是也。”《药治通义》曰：“消之为义广矣。凡病实于里者，攻而去之，此正治也。其兼虚，则补而引，此奇治也。然更成虚实相半，攻有所过，补有所壅者，于是有消法之设焉。”其类有四：“曰磨积、曰化食、曰豁痰、曰利水是也。”消法临床多用于治疗饮食积滞和气血积聚之癥瘕肿瘤痞块等。如中成药“消瘿丸”“珍珠丸”“顺气消食化痰丸”等。

补法，是用于治疗脏腑虚损及阴阳气血不足的一种方法。《圣济总录·补益》曰：“治疗之宜，损者益之；不足者补之，随其缓急而已。是故有平补，有峻补，或益其气，或益其精，或益其血脉，或壮其筋骨，以至益髭发，驻颜色，其治不一。要之，随宜适可，无过不及之患，斯为善矣。”补法临床运用非常普遍，此方面，中药新药开发研制的也最多。如“复方胎盘片”“参杞全鹿丸”“养血当归精”“扶正养阴丸”“茸血补心丸”“黄芪生脉饮”等。

中药新药的研究要求必须具备先进性、科学性、实用性、新颖性。强调科学与实用就必须遵循中医药理论，没有规矩不能成方圆，这个“规”与“矩”，就是中医治疗大法，乃处方遣药的原则。根据前段中药新药研究的情况看，相当一部分沿用西药药理学方法，提取中药有效成分，研究药理作用，然后根据药效学结果进行临床试验观察病种。这就违背了中医学理论的指导原则，缺乏中医临床基础。其结果是事与愿违，不可能取得好的临床疗效，即使通过了审批，也是没有生命力的。又如当前保健品充斥市场，几乎无一种不是补养之剂，有些配方纯属温燥，有些配方过于滋腻，由于铺天盖地的广告产生的效应，成人吃了蕴湿生热、倦怠困乏，儿童吃的肥胖早熟，已形成社会一大公害。更有甚者，一些根本没学过中医、对中医理论一窍不通的人，竟然靠中药保健品起家，成了巨富，也堂而皇之称之为中医专家、学者、教授。这是一种不正常时代现象。在临床辨证论治的过程中，方是从属法的，故任何方剂必须有法可依，才能正确全面地组合出有效的处方。所以，治疗大法是研制中药新药的准绳。

三、方剂组成原则是中药新药处方的定律

研制中药新药仍有一个组方问题，即在遵循辨证论治立法的同时，还要符合组方原则。通过药物的有机组合，增强或综合药物的作用，提高原有药物疗效，攻主证、治兼证、顾护正气，消除药物对人体的毒副作用，抑制某些药物的烈性。前人将“君、臣、佐”定为方剂组成原则，如《素问·至真要大论》曰：“主病之谓君，佐君之谓臣，应臣之为使。”李东垣说：“主病之谓君，兼见何病，则

以佐使药分别之,此制方之要也。”说明立法组方需要主病、兼病主次分明,配伍严谨,药味多而不杂,少而精要,方义明确透达,重点突出,疗效确切实用。

君药——是一方中的主药。针对疾病主证,起主要治疗作用。

臣药——是辅助君药和加强君药功效的药物。

佐药——①对主药有制约作用,适用于主药有毒或性味太偏。②能协助主药治疗此证,用于兼证较多的病例。③反佐作用,用于因病势拒药须少加从治药。

使药——用于引经或调和药性。

自《黄帝内经》以降两千年来,经历代医家的临床验证,并不断地丰富其内容,但始终将君、臣、佐、使视为组方原则,虽有一定的灵活范围,但大律不变,说明组方有着严密的科学性。此外,古人以病情轻重,病位上下,病势缓急,药味奇偶等将处方分为“七方”“十剂”。如《素问·至真要大论》说:“治有缓急,方有大小。补上治上制以缓,补下治下制以急。”“君一臣二,奇之制也,君二臣四偶之制也”。“奇之不去,则偶之,是谓重方。”成无己说:“制方之用,大、小、缓、急、奇、偶、复七方是也。”“制方之体,宣、通、补、泄、轻、重、涩、滑、燥、湿十剂是也。”都可以作为研究中药新药的参考与借鉴。

近代国际、国内注重了对中药有效成分的单体提取,如麻黄碱、人参皂苷、青蒿素等,促进了新药开发,临床针对性地运用治疗某些疾病有着特殊意义,按传统组方原则所处方药,大多为汤剂,在煎煮过程中由于煎煮时间与温度的原因,单味药中的成分和复方中各成分会发生变化,各成分间也会发生作用,各种物质发生的化学反应而出现的复合作用,在药效学上更引起高度重视。由于方剂组成的合理性带来了临床的高疗效,方剂中各药物间相互关系作用下的复杂性,是当今医药界研究的新课题。

张仲景首开专病专方的先河,迄今代有发展。成药的出现亦在此理论基础上研制而来,但临床使用中仍有一个辨证问题,亦即根据辨证论治需要,将两种或数种中成药配合应用,或将中成药配以汤剂冲服,以增强疗效,减少偏性及副作用,或弥补某成药对某病证治疗范围之不足。将功效相近的中成药合用,相辅相成,增加其疗效。如气血两虚合并中气下陷,用十全大补丸加补中益气丸;中焦虚寒伴见五更泄,用理中丸加四神丸等。将功效不同的中成药合用,以满足同时治疗不同性质的疾病,相须为用,如肝胃不和伴湿热下利,用逍遥丸加香连丸等。另外,中成药也存在引经问题。如脾胃虚弱证,用香砂六君子丸,伍以生姜、大枣煎汤冲服,既可做药引,又可健脾和胃温中止呕。这些无不与辨证施用中成药相关联。

针对疾病证候的治疗，古代即有系列中药处方。如古人根据肾虚证的病机演变及临床表现的不同证候，科学地设计并运用了地黄丸系列，如肾气丸（《金匮要略》），济生肾气丸（《济生方》），十补丸（《济生方》肾气丸加鹿茸、五味子），六味地黄丸（《小儿药证直诀》），知柏地黄丸（《医宗金鉴》），杞菊地黄丸（《医级》）等。还有四君子系列、四物汤系列等。这些系列中药，是若干医家千百年临床经验的结晶，它蕴含着博大精深的医学道理，并形成一定程度上的系列规范。近年来，全国中医药学会内科学会组织全国性协作，采用辨病论治与辨证论治相结合的办法，以中医病名或西医病名为对象，根据疾病发生发展的不同阶段，归纳证候、确定治则，固定方药，研制出新时代的系列方药，如尪痹冲剂、瘀血痹冲剂、寒湿痹冲剂、湿热痹冲剂，它标志着近代中医药结合研究开发新药的一个方向，拓宽了医生临床选择范围，方便了病人不同证候的需要。

四、千百年临床应用之经典效方是研制中药新药的宝库

据案头资料可查，我国可供药用的植物、动物、矿物已超过 8000 种，是全人类的宝贵财富。据有文字记载的史料：《山海经》载药 100 余种；帛书《五十二病方》载方约 300 个，涉及药物达 240 余种；《神农本草经》载药 365 种；《神农本草经集注》载药 730 种；《新修本草》载药共 844 种；《经史证类备急本草》载药达 1500 余种；《本草纲目》载药达 1892 种；附方 11 000 多个；《本草纲目拾遗》载药 921 种。方剂方面，汉代张仲景《伤寒论》载 133 方；西晋葛洪《肘后备急方》收载 100 余方；唐代王焘《外台秘要》收载 6000 余方；宋代《太平圣惠方》收载 16 834 方；《圣济总录》收载 2 万余方；《太平惠民和剂局方》收载 788 方；明代王肯堂《证治准绳》收载 5300 余方；《普济方》收载 6 万余方。以上洋洋巨著，可谓是汗牛充栋，门类齐全，内容浩博，记录了我国人民在医药方面的创造和伟大成就，包含着丰富的经验理论知识，是中华民族聪明睿智的结晶，是光辉灿烂的文化遗产，是研制中药新药的伟大宝库。

有许多方剂，经过几千年几百年临床验证，疗效卓著，至今仍然广泛用于临床各科。在近几年接触的新药评估中，多数新组合的方子疗效并不像宣传的那样确切，活跃一个周期（3～5 年），昙花一现很快就消失了。生命力不强的关键原因所在是疗效不好，医生不肯开，患者上当后不愿再接受。可以预言，下一步中药新药的研制开发仍然以古代经典效方占主导地位，且会长盛不衰。挖掘古代经典效方，充分利用现代科技方法去研究和应用，使取之不尽、

用之不竭的宝库中有效方，更好地为人类服务，是我们迫在眉睫、又义不容辞的使命。

五、名老中医宝贵经验以及民间效验方是开发中药新药的重要资源

地球上从有人类开始，就有了疾病的产生，人们本能地为了生存开始防御，并运用动物、植物等进行试探性治疗，如受伤后用泥土、树叶、草茎等涂裹伤口，逐渐形成了经验。人类经过数万年的进化，从有文字开始就记录了医疗活动，代代相传，形成了当今为世界医林所瞩目的中国医药学，是独特和完善的智慧结晶。特别是当代著名中医，他们从医数十年，学术以经典为宗，学兼各家，贯通中西，机圆法活，学验俱丰，有的著书甚宏，硕果累累。任何学科的发展都离不开继承和发扬的问题，研究名老中医的学术思想，整理、验证他们多年来应用于临床的效验方，使之在更大范围内推广应用，造福人民，也是继承和发扬中医学的一个重要方面。同时也应看到民间蕴藏着大量的丰富的效验方，有些视为传家宝面喻口授、秘而不宣，有些治疗疑难的单验方只在小范围内流传，且没上升到理论，用法亦很原始，故对民间搜集的有较好疗效的单方、偏方、验方，进行整理、验证、升华很有必要，不仅可以为疑难患者解除痛苦，且可丰富祖国医药学宝库。

中国卫生部《新药审批办法(有关中药部分的修订和补充规定)》中规定，名老中医验方与古方减免“与功能主治有关的主要药效学试验资料及文献资料”和“动物长期毒性试验资料及文献资料”。这有利于古代效方和名老中医经验方的开发利用。《书经》诰命上篇云：“若药弗瞑眩，厥疾弗瘳”。若选药不精，配方不周，用量不当，疗效不佳，疾病就难痊愈。有目的选择民间单验方和名老中医经验效方进行规范性科学验证，使之成为中药新药加以推广，无疑是件幸事。

六、充分利用现代科技方法是研制中药新药的保证

随着社会进步、科学发展，中药制剂已从传统的膏、丹、丸、散向更高层次发展，根据不同的给药途径，出现许多新的剂型。但仍应以中医药理论体系为指导，充分运用现代科学技术方法，加快中药新药的研制步伐。

(一) 地道药物的选择

中医很讲究用地道药材，如川黄连、怀山药、云茯苓等，现在借助现代设备如高压液相色谱、高效薄层层析等，进行药物有效成分分析。如黄芪，市场上

购买的有许多就检测不到其有效成分三贴皂苷;现在各地使用白头翁有10多个不同植物来源,毛茛科白头翁为正品,而有的用菊科“毛大丁”当白头翁,有的用蔷薇科植物“委陵菜”的全草当白头翁,有的用“祁州漏芦”的根当白头翁,有的以白头翁头部当白头翁而以根部当漏芦,还有用掌叶白头翁、黄花白头翁、野棉花白头翁、打破碗花花当白头翁等,这种混乱现象应鉴别澄清。

(二)药物质量与制剂工艺

现代新的制剂设备自动化程度较高,但中药的加工炮制特色不能丢,关键是能否按中医药理论要求,充分发挥该处方应有的临床疗效。无论什么先进设备,在制剂中将有效部分损失,或制作中变性变质,都是没意义的。因此,在保持原有功能作用的同时,还要注意产品质量的稳定性以及使用贮藏等。

(三)实验研究

中药新药的药理研究,应遵循中医药理论,运用现代科学方法,制定具有中医药特点的试验计划,根据新药的功用主治,选用或建立与中医“证”或“病”相符或相近似的动物模型和试验方法,对新药的有效性做出科学的评价。毒理研究的主要目的是对新药的安全性做出评价,为临床试验用药提供科学依据,保证临床用药安全。

(四)临床研究

以中医理论为指导,体现中医理、法、方、药的特点。其源于临床实践,验证于临床疗效,从而客观全面地判定其实际效果。

总之,新方的组合及新药的研究,历史上从没间断过,只不过在于采取的方法是否先进而已。鉴于中医中药是中国的特产,它有一套科学、独特的理论体系,故研制中药新药必须强调在中医药理论体系指导下,多学科联合,更加科学化、规范化地研制出高质量、高疗效、安全可靠的中药新药,为人类造福。

(编者注:1993年完稿)

中药新药处方论述与审评探讨

提要：主要针对当前中药新药处方申报及审评工作中较普遍存在的问题，提出一些初步意见与希望，旨在促成第3号申报资料内容的进一步规范化、科学化，使之更加符合新药审评的技术要求。中心思想是：中药新药的开发研究，必须以正确的中医理论为指导；处方组成要合理，书写要正规，功能主治应体现出明晰的治疗法则、并能瞄准所治病证之主要病机，方解在于阐明各药之配伍原理与治疗功用。审评时宜客观全面，并强调疗效，以充分发挥正确的导向作用。最后提出对第3号资料的撰写格式与内容要点的建议。

我国新药审批办法虽已实施10年，但对于中药新药的处方论述与审评，仍处于不断认识、不断探索的过程。目前一些申报资料中《处方组成和根据中医药理论及经验对处方的论述》存在不足，甚至影响了对整个品种的审评。为了逐步实现此项申报资料内容的规范化与评审尺度的一致性，以提高申报与审评质量，兹作如下初步探讨。

一、组方合理是论评的前提

就近数年来所见部分中药新制剂之处方情况看，有组方合理、有理有据者；也有其药味组合系拼凑而成者；有单纯依据实验药理学研究资料组方者；有由单味中药提取之有效部位或有效成分构成者；亦有中西药混合组方者。这些处方，有的由于缺乏应有的中医药学理论的指导，难以体现明确的中医治疗法则，方与证不能准确对应，或功用已不同于原生药饮片，又未能从理论上阐述清楚，审评自难通过。因所报品种既为中药，则方中之药味、组成与功能主治等，当置于中医药学理论指导之下，才能充分体现中药之固有特色，否则与一般天然药物将无甚轩轾，无中药优势可言。

当前受理申报之中药新药制剂，既是国家与省级药品标准均未收载而又欲获准上市之特殊商品，则其处方当属于正规的中医方剂。此须在中医药学

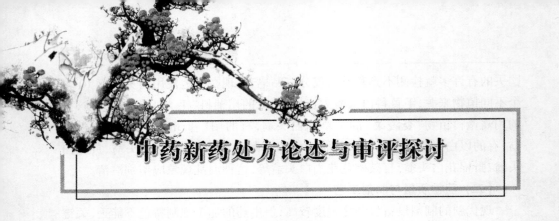

(特别是《中医方剂学》)理论的正确指导下,联系临床诊疗实际,依“法”制订而成。通常皆针对所治病证,审察病因,分析病机,明辨证候,从而确定合理的治疗法则,然后在“法”的指导下,精选相应的药物,有序配伍组合而成。其中,治法有着承上启下的作用,而具体药味的选用,则又渗透着前人的间接经验与拟方者自身的直接经验。所以,一个合理的中药处方,绝非若干中药的机械堆砌或功效相同药物的简单凑合。方中之“君药”(起领衔治疗作用的主要药物)、“臣药”(起重要辅助或协同治疗作用之药物)、“佐药”(包括起监制作用的药物、起兼治或次要辅助作用的药物等)、“使药”(起引经、协调缓冲作用的药物)等,它们相互之间的组合定然是主次分明、有机联系、用量精当、配伍和谐而完整,可以体现出明确的治疗法则与临床使用的针对性,即能够对“证”。凡纳入组方之药物均须符合法定药品标准,故方中各组分当来自《药典》收载之品种,也可是已有省级地方标准之药材。若欲选用尚无标准的,则应按有关规定制定相应的法定药材质量标准。至于方中各药之用量比例,亦须合理。因在一定范围内,方中药物配用剂量比例之变更,可导致功效的差异。且中药饮片的用量,《药典》和教科书所载的多为经验之常规剂量,有实验依据者甚少,又无不同年龄层次的有效剂量与极量限制,有的中医师按各自师承家传或个人经验行事,具体用量往往悬殊。所以对于某些中药或多或少易出经验掩盖下的剂量随意性,从而增加了论评的难度。因此,若无特殊需要与充分依据,方中各药之剂量不可标新立异。总之,中药新制剂之处方组成应符合中医学的方剂原理,药味配位必须得宜,剂量应准确精当,功能主治宜清楚确切,使方与论准确对应才有利于论述与审评。

二、处方书写要正规完整

新药处方是制备新药制剂的基础,是配制该新药的文字依据,通常具有法律、技术、经济等方面的重要意义。因此,处方的书写定要做到正规而完整,其正文即方中各组成药物的名称、规格、剂量等,务必缮写清楚。药物名称一律采用《药典》或正式法定标准所载之正规药名,忌用别名、地区俗名、缩写、并写或联开等非正规写法;对于事前须经炮制的饮片,应标明炮制要求;方中诸药之排列次序,宜按其不同之作用和地位,依“君、臣、佐、使”等先后写出;每味药物之剂量必须准确清楚,凡含小数点者,其小数点当正写并排对整齐。方末应简要标明该方一剂拟制成某种剂型若干、规格(如 1000 片、粒、毫升等),并说明具体用法、用量及疗程,指出有关注意事项。质量标准上的处方量,当按《药典》规定,以制剂 1000 为单位折算。作为新药开发研究归档重要材料之一的“原始处方”,尚须有处方设计人的亲笔签字,并注明拟方日期。若为名老中医验方,则须伴有临床总结资料与所在地区省卫生厅(局)的认证材料等。若为清代或更早之古方,则须有所据文献版本、年代及有关论述之复印件。

三、功能主治应体现明晰的治疗法则

中医学的自然观、人体观、病因病机理论以及治疗学原理与治则治法等,是指导中药和方剂学的圭臬,也是沟通中医学与中药学的理论桥梁。对于中药新药处方的论述,不可脱离中医学理论。在正确的中医药理论指导下认真论述组方原理,阐明其具体功能与主治范围,是准确进行临床试验设计、起草质量标准和正确拟订使用说明书的基础之一。金元四大家之一刘河间尝云:“方不对证、非力也,剂不蠲疾、非剂也”。中药新药处方欲达到对证与蠲疾的目的,必须遵循中医立法、组方、遣药的基本原则,注意辨证论治过程中理、法、方、药四个环节的一致和有机联系。所谓“理”,即紧密联系所治病证的实际,从中医学角度认真分析其病因、病机,明辨其证候,认清疾病规律,同时结合临床治疗的间接与直接经验,找出有效对策。而“法”则是在上述析理的基础上提出的治疗法则与具体的论治方案,其在辨证论治诸环节中发挥着承上启下的关键作用,直接指导着药物的选用与方剂的组合,所以古人曾称之为“制方绳墨”。若无亲身临证体验,治法未明便遣药组方,则不无前人所谓“有药无方”之虞。中医临床辨证治疗法则,总不外补法(扶正培本)、攻法(攻病逐邪)与调法(调理和解)等门类。补法大体包括补气、养血、滋阴、扶阳、益精等,主治各种虚损不足之证;攻法或称“泻法”包括祛风、散寒、除湿、清热、泻火、祛痰、化瘀、软坚、消积等法,系针对各种实证而设;调法包括调理、和解、调和等,用于邪踞半表半里、脏腑功能失和或失调等证。若虚实夹杂则补泻兼施,寒热混杂则温清并用,故凡配伍合理之中药处方,一方虽可兼容数法,但必主次分明,药量适度,“方”与“证”准确对应,能瞄准所治病证的病机关键,消除病变症结,体现出明晰的中医治疗法则,才能保持中药方剂的特色。

四、方义解析重在阐明配伍原理与治疗效用

前人认为:一切药物由于禀性不同总是“气味有厚薄,性用有静躁,治保有多少,力化有深浅”,而涉及的治疗对象则又“气有高下,病有远近,证有中外,治有轻重”,因此使用药物时必须要“谨候气宜,无失病机”(见《素问·至真要大论》)。所谓“气宜”包括大自然赋予各种中药的不同性味和功用等。

《神农本草经》进一步指出药物之间有相须、相使、相畏、相恶、相反、相杀，以及单行等“七情”关系和特点。李时珍解释云“相须者，同类不可离也，如人参、甘草，黄柏、知母之类；相使者，我之佐使也；相恶者，夺我之能也；相畏者，受彼之制也；相反者，两不相合也；相杀者，制彼之毒也”。所以，往昔医家一致主张通过恰当的配伍，使方中诸药“七情和合”，俾利于纠正或消除某些药物之非治疗需要的偏性，从而增强并扩大其治疗功用。中药复方的疗效常优于单味药物，其原因之一便是巧妙地利用了中药的配伍规律。中医学关于药物的配伍理论，是历代医家长期实践的重要认识成果。徐大椿曾总结说：“制方以调济之，或用以专攻，或用以兼治，或相辅者，或相反者，或相同者，或相制者。故方之既成，能使药各全其性，亦能使其各失其性，操纵之法有大权焉”。其所谓“大权”，即中药的配伍原理。具体而言，中药配伍原理总不外：性效相夹者，予“君臣”或辅“佐”配伍，俾其协同增效；性效相反者，予“反佐”配伍，使之相反相成，监制增效；具有引经作用者，可作“使”药配伍，以导向增效；凡作用相近但又参差不齐、各有所长者，经过恰当配伍，亦可取长补短、综合增效。因此，分析和论述中药新药处方，不可只从每味中药去孤立分散地考虑，应着眼于多种药物的有机组合与配伍之后，通过其升降浮沉、四气五味、君臣佐使、相生相须、归经入脏等相互作用所产生的综合功用、和整方的效应与特色。方中诸药，无论是消除病因的“治病”之药、辨证论治的“治证”之药、或是减轻或解除症状的“对症”之药，均须统筹兼顾、妥为安排，着重阐明其配伍原理、主要特色与治疗效用。

此外，凡由单独一味中药提取之有效部位（如总苷、总生物碱、总黄酮等）或有效成分（单体、纯品）构成之处方，其功用虽已不尽同于饮片，但既归入中药申报，则仍需按中医药理论正确论述，并指导临床应用。至于以中药为主，同时又掺入了西药的中西药结合的复方，则应根据方中之中药、西药和该制剂三者的药效、毒理、临床等对比研究资料与文献资料以及临床经验等，详尽地阐明其配伍原理与功用，从理论与实际两个方面说明该制剂优于单用中药或西药，确有开发之必要。

五、审评工作宜客观全面并强调疗效

对于中药新制剂处方之审评，首先宜分清是治病之方、对症之方、还是辨证论治之方，或是病证皆治者。其中专为某病而设者，前人称为“专方”，用于“专病”（即特定病种）之治疗，古已有之。今则常以西医病名为纲，以中医证型为目，这就涉及中医学关于西医病种的病因病机理论与辨证论治规律等问题。由于中西医学理论体系的不同，目前对于西医病种之中（医）基（础）理论研究尚不充分，处方论述难以由中医学角度对此做出深入全面的理论概括。因此，对于此类处方一般只宜要求其能达到可反映较明确的中医治疗法则，但对其疗效评价应与治疗该病的其他药物同等要求，不可降低标准。不少中药新药处方，皆从治疗西医学的某一种或几种疾病出发，忽视了中医学的辨证与证候疗效分析，只求通过用药前后某些实验检测指标的变化去说明疗效，这是研究一般天然药物的做法，不符合中医学传统的辨证论治精神，应当努力扭转这种局面。同时，也要看到中医学的辨证论治理论，也是随着诊疗实践的进展和认识的深化而处于逐渐更新和不断完善之中，且中医学术流派较多，辨治本身又具有一定程度的“多维性”（如多方法、多途径等）。因此，凡非重大的原则问题，只宜采取“求大同、存小异”的审评方针。至于方中各药味的用量问题，任何药物都存在着一定的量效关系，必须达到最低有效剂量，才能显示其治疗作用。而有的新药处方，其中“君药”的用量仅为《药典》治疗剂量的若干分之一（甚至更小），可是药效学实验报告与临床试验资料却又不同程度地表明其有效性，这就应给药物审评提出了新的课题，有待今后通过中药量效关系的研究去解决。同时，也提示有关的药学研究工作者，应积极探索中药复方制剂中是否形成了新的有效成分或产生了新的药理活性物质等问题。

总之，目前的中药新药制剂，多以西医病种为主治对象，其中有的拟方不明法度，遣药无特色，立方缺乏新意，组方原理与治疗法则常论述不清，“方”与“证”不能准确对应。这样的处方，即便获准上市也只适于病情较轻浅且中医证候亦不典型的患者，或仅能充当辅助治疗的“配角”，市场前景欠佳。所以对于中药新药处方的评估，除了从中医药学的角度严格审核外，还应仔细参阅其确能说明问题的药效学实验报告与规范化的临床试验等有关资料，全面衡量，同时要着重强调临床治疗的“实效”性。对于中药新药的开发研究应大力提倡达到“高效、速效、长效”，除了质量可控、使用安全外，应进一步提高疗效水平，以便充分发挥新药审评的正确导向作用，抑制低水平重复，使中药新药名副其实，逐步向高水平发展，最终与国际接轨。

六、《处方论述》撰写格式与要点

下述格式与内容要点供参考，可根据品种具体情况灵活撰写。

（一）处方组成

按《药典》或国家法定标谁的正名，书写各组成药物之名称、用量、炮制规格，拟制备之剂型、规格、数量，标明用法、用量、疗程及有关注意事项。

（二）功能主治

全方之功能应集中反映相应的中医学治疗法则；主治范围要明确，应突出中医的病名与证候；功能与主治必须协调一致。

（三）适应证病机与治则

用中医学理论阐明适应病证之病机，提出合理的治疗法则。着重说明本方所体现之治则与适应病症主要病机之间的关系。

（四）方义剖析

根据中医方剂学等有关理论，分析方中各药味之君臣佐使、配伍原理、特色与治疗功用。若属一、二类新药，须结合中医学理论与实验结果阐述本方治疗作用的依据。

（五）经验简述

多年使用的临床有效方，可简述该方之来源、临床使用历史（包括范围、规模）、实际疗效、安全性及应用体会等。

以上探讨意见，仅作处方论述与评价的参考，如有与现行新药（中药）审批及管理法规不一致之处，自当以法规为准，所述若有不妥之处，盼高明指正。

（编者注：本文作者张震、路志正、吉良晨等，刊载于《中药新药与临床药理》1995年第6卷第2期1~4页）

如何有效提高中医辨证论治水平

要想迅速提高中医辨证的临床水平，我认为对于具有一定功底的临床工作者来说，首先应当选择疑难病作为对象。大家知道，疑难病症本身没有一个绝对的范畴，随着时代的推移，疑难病谱也在发生相应的变化，然大致有三个方面的特点：一是疑，许多病症不循常规，有悖常理，使人疑惑不解；二是难，有些病症虽然诊断已经明确，但治疗却颇为棘手，甚至无法下手，如癌症、艾滋病等；三是新，某些疾病是新近发现的，古籍无记载，前人无认识，如莱姆病、药源性疾病等，皆为其例。

对于疑难病症的治疗，辨证时最应审慎周详，思路要灵活多变，同时应胆大心细，做到有的放矢。具体方法我认为至少包括以下七个方面：首先详细询问病史，务必认准疑难病症产生的缘由；辨别证候时，应周全详细，鉴别真伪，尽力抓住其中的主要矛盾；每遇一病，一定要独立思考，切忌套用前人传授的经验，善于知常达变以收功；对于中医、西医，因其各有优点和不足，所以应当中西合参，千万不可受西医病名和发病机制的影响而套用中药；在掌握了疑难病症的中医病机之后，要根据患者病情变化守方变通、灵活加减，当证候发生变更时，主方亦应随之而改，只能方随证变，不可令证应方；对于久治不愈的顽固性疾病，不妨从怪病多痰、久病多瘀入手，常可收到“柳暗花明又一村”的效果；至于那些错综复杂的病症，自当中西并举、食药并用、综合治疗，以求全功。以上这些认识，只能是有效提高中医辨证论治水平的粗线条，具体细节还需在实践中自己体会。

（编者注：本文刊载于《陕西中医药研究》1998 年第 4 期）

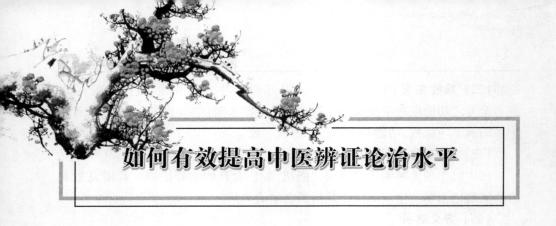

参加广东省中医院中医科研课题鉴定会有感

2004年11月10日赴粤，参加广东省中医院举行的“调脾护心法提高冠状动脉搭桥术患者生存质量的研究”课题鉴定会，感触颇多。我国20世纪中叶开创和兴起中西医结合研究，不仅架起了中西医互相学习、互相沟通之桥梁，促进了中西医学术交流、渗透与结合，促进了中医药走向世界。新中国成立以来，党中央和历届政府都十分重视中医药的发展，中医行业也有了高等教育乃至博士后流动站。但我国的中医科研和中西医结合医学却一直存在着众多问题，多年来走的都是“中体西用”的道路，正像洋务运动时的指导思想一样。中医如果长期沿此发展下去，将会产生“废医存药”的危险。

中西医各有所长，现代医学的发展，疾病谱的变化，都给中医提出了许多有关生存和发展的新问题。如西医消灭了天花，脊髓灰质炎也即将被消灭，接种疫苗降低了许多种传染病的发病率，中医在这些领域中所能发挥的作用越来越局限；对于高血压病、糖尿病的疗效中医也远较西药疗效为低。应该承认，随着西医的发展，中医失去了很多市场，这是严峻的现状；同时，西医的发展和疾病谱的变化又给中医带来了许多机会，诸如传染性非典型肺炎等新传染病的出现、抗生素耐药的解决、激素等药物的副作用问题等。如何解决这些问题都是发展中医新的契机。但是，解决这些问题的办法靠的是扎实的中医理论和临床观察，离不开熟练的辨证论治能力。

中西医结合工作进行了这么多年，花费了巨大的精力、物力，除活血化瘀治疗冠心病的成果外，还有多少成绩可言？目前的科研成果琳琅满目，但能有效地应用于临床者却寥寥无几；我国每年产生数以百计的中药新药，但能够像西药那样给临床带来巨大影响的屈指可数。这些事实都从侧面说明了现在的中医现代化道路存在着不少缺失。其问题之一，便是在中医研究或中西结合研究中，重西医、轻中医，重形式、轻本质，重辨病治疗、轻辨证论治。

吴咸中撰文("中西医结合发展前景的展望",《医学与哲学》2000 年 11 期)认为,中西结合存在交叉兼容、中西互补、结合创新三种层次。目前我国中医界最常见的就是第一种,即在临床诊治疾病时中西医两套办法同施并用,"一包汤药加三素(抗生素、维生素、激素)",成了应用最广泛的"中西医结合"形式。这种简单的中西结合现象在城市等较大的中医院中尤为突出。当然这种现象的出现有多种原因,其中为了生存是重要的一条:三个手指不如仪器检查的含金量高,造就了中医院必须靠西医检查来提高收入。但是,仪器检查化验并不是西医的专利,它同样可以为中医所用,作为对疾病检测和疗效评价的依据。我们须注意的是,千百年来中医存在的基础是它的疗效,现在中医发展的基础不仅在国内,即使在国外同样靠的是疗效,没有疗效,生存都将是问题,就更不要说发展了。提高疗效是我们进行中医现代化的目的,但如何提高中医疗效,关键还是靠中医自身,而不是西医。如何借鉴现代化的手段似乎很重要,我认为首先必须先把中医基础理论扎扎实实地学好,多临证、提高疗效才是务本之道。

中医与西医是两种完全不同的理论体系,其基础迥然有别,二者不可能彻底同化为一门学科;但二者都是研究病人这一共同对象的,这就决定了中西医之间既有区别,又有联系。中西医合作这一形式是值得肯定的,但中西医要相互尊重,摒弃"西医是科学"的这一唯科学主义思想,对中医应有正确的认识,才能坐面论道,相互配合,优势互补,做到真正中西并重,共同攻关,团结创新。要搞中西医结合,就要以中西医优势为主,临床上哪些是以西医为主、中医为辅?何者是以中医为主、西医为辅?绝不能像上面所说"一包汤药加三素"的结合。发挥各自的优势,才能分清主次,更好地协作。合作必须同时具有高水平的中医和高水平的西医,这样才会产生高水平的成果。

老中医谁也不反对中西医合作,相反,老中医同样可以做出高水平的科研课题研究。中西医合作可以多种多样:如一方一药的研究,一病数证的系列中成药的研发,对复方治疗某证的机制研究等。但最好能体现出中医的辨证论治,在中医理论指导下进行的系列研究。搞中西医结合,一个西医若不熟悉中医基本理论(知识),是无法承担这个工作的;没有高水平的中医,也无法进行这个工作。目前单纯靠中医则同样缺少产生高水平研究成果的条件,而西学中则通常难以对中医理论有全面深入的掌握。总之,一个人的精力和能力是有限的,尤其是要同时面对两个大相径庭的学科时,更需要多学科的专家协作攻关。吴仪副总理在今年的卫生工作会议中指出,要给中医创造适合发展的环境,说明目前中医和西学中的发展环境还不是很理想。在这方面,广东省为我们做出了典范：由广东省中医院吕玉波院长牵线搭桥，把西医专家和中医大家结合在一起，创造了一个好的中西合作环境，中西并重，相互学习，共同发展，使邓老铁涛教授仍能发挥所长。他们采用“调脾护心”的方法，提高冠状动脉搭桥术患者生存质量，缩短了疗程，康复周期加快。该课题成果属于中西医合作创新这一最高层次。对于重度冠心病患者而言，单用中医药起效不如搭桥快，疗效难以持久；而单用西医搭桥术则许多患者因自身状况而达不到手术前的一般水平，而且术后存在再狭窄等危险；中西医结合之后，相互取长补短，西医不落后，中医往前闯，产生了 1+1>2 的效果。

早在 1978 年邓小平同志就提出：“特别要为中医创造良好的发展与提高的物质条件”，中央书记处指示：“要把中医和西医摆在同等重要地位”。而中国中医科学院是全国最高科研基地，陈可冀院士早就研究搭桥术血管再狭窄的研究，希望到阜外医院去搞协作，说明中国中医科学院的条件还不如广东省中医院，还没有为陈院士创造适合发展的环境。

一个人的精力是有限的，现今西医院校的学生只需学习西医课程和医学外语，而中医学院的学生却要同时学习中医、中医外语、西医、西医外语，致使中医学生学习中医的精力大受限制。这和 50 年代时期我们走过的弯路十分相似。1951 年刘少奇副主席批示在全国各大军区考选 42 名调干生送到北京，他们都是各地开业的高水平中医师。先在北京大学补习数、理、化，翌年与当年高中毕业考进大学录取者，同在北京医学院接受 5 年正规教育。与此同时，又开办“北京中医进修学校”，生源也来源于各省市县，工作落实到“医务工作者协会”，推选开业较高水平中青年中医，脱产进修学习。可是这两个学习单位都成了把中医改造为西医的工厂。毛泽东主席发觉之后，并强调提出“西医学习中医”。并把这个方式方法作为错误路线来批判。1955 年，北京首届“在职西医学习中医研究班”开学，在开学典礼上传达了毛主席提出的“把中医中药的知识和西医西药的知识结合起来，创造中国统一的新医学、新药学”。1958 年，中共中央发出了对卫生部组织西医离职学习中医总结报告批示，明确指出“中国医药学是一个伟大的宝库，应当努力发掘，加以提高”。1970 年，周恩来总理亲自指示召开第一届全国中西医结合工作会议，开创了新的局面。

总之，中医医生或学生不能把主要精力放在中医学上，是导致临床疗效不理想的重要原因之一。有一种令人痛心的现象是：中医的振兴很可能在大中医院以外的环境中得以实现，比如基层和民间的中医生，他们走的是纯中医的道路，就像许多名老中医一样，把全部精力都集中读医籍、重临床，患者众多。

还有一些留学生，他们对中医文化完全陌生，只是通过几年学习，通过教师的课堂讲解和短时间的临床实习，开出来的中药也有板有眼。他们就是完全以中医的思维，按照中医理论四诊八钢、辨证论治，值得我们教育部门深思。不能只按照西医院校的教学模式学习，忽视了中医的特点即一门临证应用性很强的医学科学。

值得我们关注的是，中医在海外的发展有赶超国内的迹象，1994 年我们赴香港理工大学讲学，见到广州中医药大学首届毕业生梅岭昌教授在该校工作，问其中医在国内进步快、抑或香港快？梅教授答曰在香港快。因在国内看病，可以用西药，由于诊病无把握，就乱开中西药。中医在香港不准用西药，为提高疗效，逼着钻研中医、运用中药，使其走向去西医化，是提高中医水平的关键所在。相对于国内大中医院的日益西化，海内外的巨大反差令人对国内中医的发展现状进行反思。2005 年卫生部部长高强在全国中医药工作会议上指出“中医药服务领域在缩小，贡献率在降低，医疗服务功能在下降，中医药的特色和优势在淡化”。由此可见，我们在临床工作中，不能迷失自我，要以中医为本，突出其特色和优势。因为只有是民族的，才更是世界的。

（编者注：2004 年完稿）

用西医模式研究中医是缘木求鱼

应认识到中医可以治疗传染病，中医对于传染病的治疗有很好的效果。在2003年“非典”等重大传染疾病方面，中医表现出良好的疗效，而且后遗症少。20世纪60年代，在福建一带发生了大面积白喉病，中医采用养阴清肺汤进行治疗，同样取得了很好的效果。

中国中医科学院人才多、牌子响，但地方太小，投入经费太少，不利于发展。

目前好多院校的研究生都是用西医的模式方法来研究中医，这是缘木求鱼，怨不得学生。这跟我们教育部门和决策部门有关，应该居安思危，注重培养名中医和全科中医师。

另外，中西医应该加强团结，互相学习，互相尊重，共同提高。

（编者注：该文系路志正教授在“中国中医科学院2007年中医药发展论坛”发言摘要，收录在“中医欣逢盛世协力共谋发展”一文，周颖报道，刊载于《中国中医药报》2007年7月5日第3版）

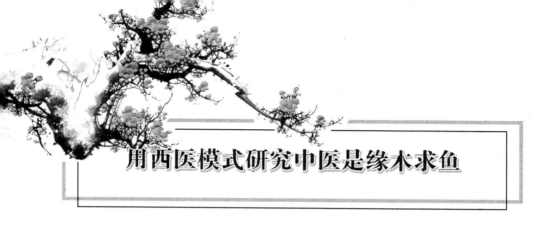

中医思维是保证临床疗效之关键

中医药学，是我国人民在长期生产实践与疾病作斗争中，经历代医家凝炼和不断充实完善而形成的具有独特理论体系、丰富医疗经验的生命科学，是中华民族智慧的结晶。她不仅为中华民族的繁衍做出了重大贡献，而且对世界文明的进步产生了积极影响。

中医学博大精深，以生命为研究对象，融天文地理（物候气象）、伦理道德、社会心理等学科为一体，用辩证的、动态的、发展的眼光看待疾病，其“整体恒动”“辨证论治”等学术思想，具有鲜明的特点，是迄今为止任何医学所不能替代的。

什么是“整体恒动”“辨证论治”呢？

一、整体观的思维模式

中医认为，局部病变是由整体失调引起的。所以在治病时，不仅注重局部症状，更关注局部与人体内、外因素的联系，即因人（不同的人）、因时（不同季节）、因地（不同地域）诊疗的个体化医疗理念。如对慢性疲劳综合征的治疗，这些患者都有类似的不适症，如易疲乏、头脑不清爽、注意力不集中、头面疼痛、眼睛疲劳、视物模糊、失眠多梦、心烦急躁、耳鸣健忘、腰背酸楚、头发脱落及须发早白等临床症状，但到医院进行各项检查，指标均在正常范围内，以致难以确诊，无法用药。

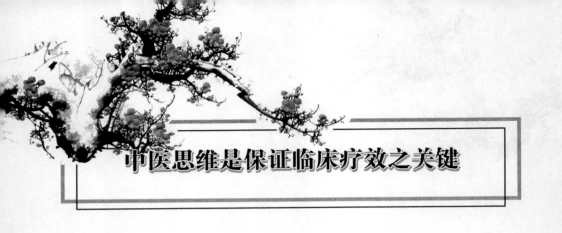

中医认为，人是一个有机整体，它以五脏为中心、由各组织器官的协调合作，共同完成人体的生命活动。因此，机体内环境的失衡，同样可造成各种不适症状表现。尤其是现代城市中的白领人群，由于生活节奏加快，工作压力大，出现以慢性疲劳为主的“亚健康”状态更为普遍。在临证中，我们在中医整体观、平衡观、形神一体等思想指导下研制的参葛胶囊，通过调整人体各脏腑间的协调平衡功能，改善气血运行，使气机调畅，气血得补，荣养筋脉，改善睡眠，从而达到缓解疲劳、强身祛病的目的。

二、辨证论治的思维模式

在认识和治疗疾病过程中，首先要辨证，即通过望、闻、问、切四诊，充分收集与疾病相关的资料，经综合分析，确定病因、病性、病位及发展的趋势等，然后给予论治，就是在上述综合分析的基础上，确定治则、治法，以进行处方用药。

例如，头痛又见胃肠不适的疾病，在治疗中如何看待这两组看似不相关的证候？近期的三联生活周刊（2008 年总 470 期 142 页）健康版中，有一则标题为“头痛医胃”的短文说：“在全世界，治疗头痛和肠胃不适（如恶心、胃酸反流、腹泻和便秘）的药都是药品市场上长盛不衰的销售明星。不过，挪威科学技术大学的一个研究小组最新的调查，经对 43 732 名参与北特伦德拉格健康调查的挪威人进行问卷访问后，发现在经常出现胃肠不适的人群中，头痛的发病率显著高于对照组。在目前阶段，这一研究结果有助于提醒医生，给病人开具药物时，考虑其整体不适，尽量避免给头痛患者，使用胃肠道副作用大的药物。而在未来，对胃肠不适与头痛之间作用机理的深入研究，有可能帮助找出新的更有效的治疗手段。从而提出：将这两种病综合看待处理，也许是最理想的解决之道。”

以中医的思维方式来看，头与脾胃是密切相关的。在成书于两千多年前的《黄帝内经》中《素问・腹中论》已有：“夫阳入于阴，故病在头与腹，乃䐜胀而头痛也”的记载了。那么胃与头是怎样联系的呢？中医经络学说认为：足阳明胃经经脉，起于鼻翼两侧，上行到鼻根部，与旁侧足太阳经交会……上行耳前，经上关穴寻发际到达前额……所以胃经的一些病变，可以出现头痛的症状。

随着历代医家的临床实践，到了隋、唐时期，对头痛与胃肠病合并的诊断、治疗原则及处方用药都有了确切的描述。现在用这一诊疗方法，不仅能治头痛，对西医确诊为美尼尔氏综合征，符合中医诊断标准的，同样有效，这叫异病同治。

当然，中医思维还有很多具体内涵，这里由于时间关系就不多谈了。有些人认为，中医落后不求进步，不愿意汲取现代的新技术等。这些看法都是片面的，中医在两千多年的历史长河中，从来都善于汲取外来文化的优点为我所用，关键是穿西装，思维方式是不是也要西化？这是个值得考虑的问题！

中医药学，以人类健康为主要的研究方向，其理论和思维方式是世界医学所独有的，是以人、自然、社会和谐共存为最高境界的生命科学。但目前，中医学的潜力远远没有发挥出来，正如科技部刘燕华副部长所说："中医药与西方医学采用不同的认识论和方法论来认识生命和疾病现象，是我国最具原始创新潜力和可能性的学科领域，有望成为我国科技走向世界的突破口"。

（编者注：2008 年完稿）

脉络学说构建及其指导血管病变防治研究高峰论坛暨《脉络论》首发式致辞

很高兴在人民大会堂参加本次由中华中医药学会主办的“脉络学说构建及其指导血管病变防治研究高峰论坛及《脉络论》首发式”，首先向出席本次会议的各位领导和来宾表示热烈的欢迎。

伴随着中华文明的发展，对血脉与脉络的认识经历了漫长的历史演变过程，远古先人“茹毛饮血”对血液有了直观认识，殷商甲骨文已有“脉”字的记载，江陵张家山出土的《脉书》载：“血者濡也，脉者渎也”，“濡”本指水的任养万物，“渎”系指流动的水道，可见古人对脉作为血液运行通道已有了较为明确的认识。《黄帝内经》首次明确提出“血脉”概念，并将“气”引入中医学建立起经络学说，从而构成了完整的经脉理论，形成以藏象为核心、以经脉为枢纽、以气血为基础的中医学术理论体系。春秋战国时期中医学第一部奠基之作《黄帝内经》初步论述了心痛、心痹、偏枯等病变，东汉张仲景《伤寒杂病论》首次提出“脉络”概念，承《黄帝内经》之论将经络与脉络并列论析发病，专论胸痹心痛、中风、惊悸、心水等血脉与脉络病变，秦汉时期已经奠定了脉络学说的理论与临床证治基础。《汉书·艺文志》载：“医经者，原人血脉、经落（络）、骨髓、阴阳、表里，以起百病之本，死生之分。”记载了汉代以前脉络与经络并列研究的繁荣学术景象。因此，可见中医脉络学说与经络学说共同构成了经脉理论，形成了既相互联系又相对独立的学说理论体系，具有同样重要的学术地位和学术价值。

由于中医发展史上经脉与经络的概念混淆，导致了脉络学说的历史缺位，致使这一对血管病变具有重要指导价值的理论未能发挥其应有作用。吴以岭教授自 20 世纪 80 年代初即致力于络病理论及其临床研究，其《络病学》专著在总结前人论述的基础上，首次建立“络病证治”体系，推动了当代络病学的研究与发展，创立了国家中医药管理局中医络病学重点学科。《脉络论》是继

《络病学》之后的又一力作，该书是吴以岭教授主持的国家“973”项目的理论结晶，反映了“973”研究的主要成果。该书提出的脉络学说系统探讨脉络病变发病、病机、辨证与治疗，形成了中医学指导血管病变防治研究的系统理论，脉络学说的核心理论“营卫承制调平”基于“气-阴阳-五行”哲学思想而提出，将“形而上”的气之研究与“形而下”的血之研究有机结合，揭示了脉络的生理、病理、治疗及转归的内在规律，体现了中医整体哲学思想、临床实践与实验研究相结合的创新模式，对中医药如何继承创新汲取现代科学技术，加快自身发展，提供了有益的启示。

《脉络论》的出版发行，使具有悠久历史的血脉理论得以传承与发扬，脉络学说的建立，对提高心脑血管病等严重危害人类健康的重大疾病的防治水平，具有重要指导意义。希望吴以岭教授及其科研团队，百尺竿头更进一步，在推动中医药学术发展及现代化进程中取得更大成就。

最后预祝本次会议圆满成功，祝各位来宾新春快乐，身体健康，万事如意！

（编者注：本文系 2011 年 2 月 13 日在“脉络学说构建及其指导血管病变防治研究高峰论坛暨《脉络论》首发式”致辞）

第四届珠江论坛讲演稿

今天第四届珠江论坛开幕，首先热烈祝贺大会顺利召开！我本想参加这次大会，因工作关系不能成行，在此向科技部的领导、国家中医药管理局的李大宁副局长、邓老（铁涛）、朱老（良春）、张老（琪）、周老（仲英）以及各位同道，致以诚挚的问候！

本届论坛的中心议题是关于中医基础理论研究的学术探讨，个人由于临床为主，自觉在此领域研究不多，且年已九秩，希望有更多的中青年专家学者发表高见，邓老（铁涛）和吕（玉波）院长要我讲一讲，只好谈谈个人的一些粗浅认识，欢迎大家指正！

第一个问题，谈谈如何应用中医基础理论指导、提高临床疗效。

中医药学博大精深、内容广博，既有系统理论，又有丰富多彩的治法和方药。而中医经典著作如《黄帝内经》《难经》《伤寒论》《金匮要略》《神农本草经》等，是我们先民及中医药学家长期与疾病斗争、用无数血的代价总结而成的。《黄帝内经》被称为“古代的百科全书”“登斯民于寿域的济世宝筏”。为此，国家中医药管理局根据当前中医界的实际情况，提出了“读经典、做临床”的指导方针。通过温故知新，以提高中医学术水平和临床业务能力，取得了不少成绩。疗效是中医赖以生存的基石，是获得广大人民信赖的前提。正因为中医在临床方面有其独特的优势，才能历经千年而不衰，几经摧折而不夭，特别是在党的中医政策光辉照耀下，使中医得到了很快的发展。正以雄健的步伐走向世界。近年来，个人有一些体会，拿出来供同道交流探讨。

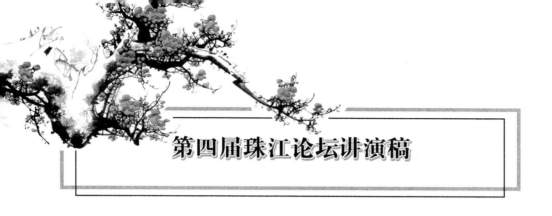

当前，国家提出“科教兴国”，要落实科学发展观，关键在于人才。因此，中共中央、国务院在《关于科学技术进步的决定》中说：“技术是人类进步的动力，是科技与经济发展源泉和后盾，是培养和造就科技人才的摇篮”。中医基础理论确能指导临床，具有“道经千载更辉煌”无可争辩的事实。如果没有基础理论，不把基本功打好，又不能和临床紧密结合，要想出成果，是无源之水、无本之木。正如王冰在《素问》序中说："将升岱岳，非径奚为？欲诣扶桑，无舟莫适。"这是中医基础理论指导临床的生动写照。

我认为，在研究理论方面，首先要与临床相结合。与临床常见病、多发病及疑难病结合。制定一些规范便于统一操作是必要的，但不应当忽略地域等因素。如广东、海南及长江以南的地区，与东北、西北地区，在气候、环境、生活风俗习惯、人的体质等方面不同，其发病和治疗迥异。也就是说，要因时、因地、因人制宜，这在《黄帝内经》中就提出来了，这个理论对临床有重要的指导意义。

再一个，对古籍如经典著作应用时，要对某一篇、某一章节深入地钻研，才能全面理解汲取精华。现在有些人往往摘取一些表面的话，却忽略了真正有效的作用。如《内经·素问》遗篇中有《刺法论》，有的研究者只取"五疫之至，皆相染易，无问大小，病状相似"以及"正气存内、邪不可干"，而把与临床有关之防治内容弃而不用，殊属可惜，这就给人一种印象：中医对传染病、流行病，只知"正气存内、邪不可干"。其实《刺法论》紧跟其后指出了要"避其毒气"，又举出防瘟疫方——小金丹，方中含有朱砂、雄黄、雌黄等多种解毒辟秽药物，其中的雄黄，在《千金要方》记载的多个预防瘟疫方中均有使用，另外诸葛行军散中也有雄黄。说明《黄帝内经》里不仅仅是要存正气，还要避毒气，只谈其中一个方面，都是不全面的。另外《刺法论》中还有存想暗示法、针刺、吐、汗、取嚏等多种治法，对此多忽略而不论，这就把很多有用的东西丢掉。2000年前古人就提出了这样全面的预防思想和多种治法、药物，而我们却弃而不顾，这是一部分研究者的通病。

另如，对于痛风的研究，这个病在元代的朱丹溪已经提出来，但有人不承认中医有真正的痛风病名，因为当时没有查血尿酸嘛。但通过细致的研究，我们复习了朱丹溪的著作，他写道："先有血热沸腾，污浊凝涩，再受风寒而发。"而且与脾经有关，指出节食可愈。再查阅《元史》和当地的县志，了解当时的生活习俗和饮食习惯，可以确认为西医所讲的痛风，而朱丹溪很早就提出了，比国外早很多年。在此基础上，我们在杭州开展合作搞痛风专科门诊，学习古人的理论和经验，扎扎实实地做研究。

第二个问题，中医基础理论研究与临床相结合以提高疗效问题。

我们国家底子薄，要用少量的钱，办更多的事，不能浪费。搞课题一定要有临床疗效，经过临床验证，在取得疗效前提下才能立项，不能随便凑几味药搞个方子就可以立项。要改变少数人做研究，发挥广大医务人员的积极性。在20世纪80年代，我和焦老组织中华中医学会内科分会在大同开会，搞系列方的科研。比如痹证学组，由老、中、青三代组成，提出方子，大家讨论修改，研究出痹证五方：风湿痹冲剂、寒湿痹冲剂、湿热痹冲剂、瘀血痹冲剂、尪痹冲剂。进行临床研究观察，并与辽宁本溪制药厂合作研发，这几个系列方救活了本溪制药厂。这样还不够，我们又在临床中发现尪痹冲剂服后较燥热，容易上火，又研究出尪痹二号。这样一步步深入、细化下去，才能达到辨证论治的要求，不能强调一病一方一药。

研究方法上，一是要从中医基础理论出发，是中医研究，而不是研究中医，不能脱离中医理论的指导搞科研。二是要允许探索，方法多样化，不能唯一，要解放思想。不能认为现代的研究方法就是绝对正确的、唯一的标准，应当鼓励中医传统的研究方法，承认其科学性，促进其发展。不能简单地按西医研究的标准套中医。还是那句话，实践是检验真理的唯一标准。

举一个妇产科方面的例子。今年 4 月底《健康时报》报道，国际母乳学会健康委员会成员、法国著名产科专家米歇尔·奥当博士提出了一个令人震惊的观点“女人不会生孩子了”！当然也包括中国在内。乍一听不可思议，十月怀胎、瓜熟蒂落，是自然的事，为什么不会生孩子倒成了国际问题呢？这是因为，催产素的过度应用、剖宫产的过多、丈夫陪产等，这些方法与中医传统的产育思想相左。中医认为生产时，“自己勿求速，旁人勿多言”，还有“睡、忍痛、慢临盆”的六字诀。现在则过度求快，甚至一剖了之，据统计上海市的剖宫产率高达 53.6%。中医认为产房应安静，不能“惊慌恐惧乱其心”，现在则让丈夫陪产，其丈夫没见过这种场面，他的紧张惊慌更加重产妇的心理压力，使产程变得困难。我们说妇女是半边天，违背了中医传统的产育理论，将影响中国人口的质量、先天禀赋的强弱。如何发挥中医的特色和优势，造福“半边天”，这不也是中医研究的一个好课题吗？所以说，一定不能脱离中医基础理论。从中医基础理论中发掘课题。不要片面追求随机、对照、回顾等形式，而忽视中医的内涵和实质。

有人说，中医古籍过时了，搞科研要跳出老古董，我不这样认为。中医古籍有强大的生命力，不会过时！比如《灵枢·师传》篇说：“入国问俗，入家问讳，上堂问礼，临病人问所便。”这对我们开展国际交流有指导作用。如泰国风俗不能摸小孩子的头，西欧等一些国家不能问女性的年纪等，古人提出这个理念，值得我们学习。还有如何针对不同病人进行语言开导？有些人或者是地位高，或者个性固执骄傲，难听进医生劝告，怎么办呢？岐伯就有法子：“人之情，莫不恶死而乐生，告之以其败，语之以其善，导之以其所便，开之以其所苦，虽有无道之人，恶有不听者乎？”告诉他疾病的后果，以及如何预防，通过调理，会有什么好的结果，这样他们就会听从劝告了。我在临床上劝病人日常生活调理注意事项，就是从这里学习的。

第三，创建突发病学的问题。

今年6月中旬，甘肃省原卫生厅副厅长石国壁同志给我来了一封信，并附了《甘肃中医》2011年第3期，他们在玉树地震和舟曲泥石流灾害中，充分发挥中医"简、便、验、廉"的长处。泥石流灾害发生后，他们调了160多吨大蒜，人均吃了3、4斤，效果非常好，没有发生疫情。并用大蒜烧熟内服或和少量花椒水治疗腹泻。有些脚压伤骨折者，采用中西结合保守治疗，内服中药、外敷药膏，并喝黄芪和猪蹄汤，避免了截肢。有的解放军战士和群众患了"烂裤裆、烂皮肤"，用苍术、黄柏煎液涂抹，撒上滑石粉，4天后皮肤就好了。这些生动鲜活的事例，雄辩地证明了中医药的科学有效，实践是检验真理的唯一标准，在实践中开展中医研究，这是一个正确的方向。

以上是个人的一点粗浅体会，一家之言，不够成熟，提出来供同道批评指正！中医药学是中华优秀文化的重要组成部分，希望大家在党中央的正确领导下，认真落实科学发展观，中西同道，同心同德，紧密合作，发挥各自特长，为国家争光，为中医事业增辉！加快步伐，多出成果！

最后祝大会圆满成功！祝各位领导、专家、与会代表身体健康、工作顺利！

（编者注：本文系路志正教授为2011年7月22日国家中医药发展论坛（珠江论坛）第四届学术研讨会而写的讲演稿）

第四章
学科建设与发展

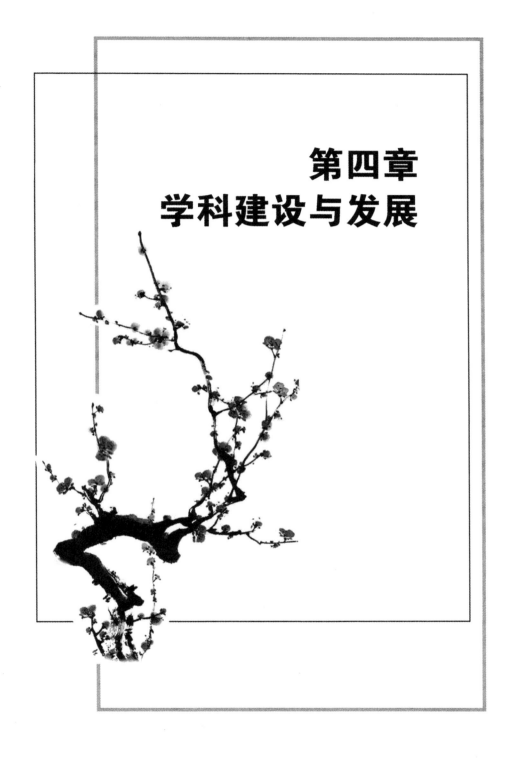

在湿热痹冲剂治疗风湿病展销会上讲话

各位朋友、同道、女士们、先生们：

请允许借"国家级新药——湿热痹冲剂"治疗风湿病展销会之际，向大家介绍一下我们中华中医药学会内科分会痹证专业委员会的工作和发展概况。

自中华全国中医内科学会成立之日起，即把防治常见病、多发病列为首要目标。建立了痹病在内12个专题学组（现已有14个），集中全国力量进行研究。1983年9月在山西雁北举行了第一次痹病专题学术讨论会，制定了诊断和疗效评定标准，拟订了统一科研方案，经全体代表智慧，制定了痹病系列新药（尪痹冲剂、湿热痹冲剂、寒湿痹冲剂、瘀血痹冲剂、寒热错杂痹冲剂）的处方，以期尽量符合辨证论治的实际。这是一个开创性尝试。特别是与本溪第三制药厂真诚合作，由他们生产这些系列新药，以供临床和研究应用，并提供初步的科研经费，这在20世纪80年代初期，内科学会与药厂进行医药结合，实开了中医药共同研究开发新药的先河，更具前瞻性大胆尝试，更符合当前国家改革开放医药结合的政策。

此外，我们于1984、1985、1987年在宁波、北京、兰州等地召开了第二、三、四次痹病学术会议，鉴于痹病研究队伍的初步形成，防治水平有了很大提高，遂之全国中医理论研究会及广安门医院组织全国力量，秉着"全面继承整理提高"和"双赢"方针，进行了《痹病论治学》的编写工作，并承人民卫生出版社的大力支持，已于1989年公开出版，发行全国。1989年在庐山召开第五次痹病学术会议，并成立了痹病专业委员会，研究制定了下一步痹病的科研规划和布置。随着我国改革开放，社会主义市场经济的迅速发展和转变，我们痹病专业委员会如何借深化改革东风，把学会工作推向前进，实是一个迫切问题。我们去年5月在芜湖召开了第六次学术研讨会，会议决定编写一本具有权威性、实用性的《痹病学（实用风湿病学）》，今后2～3年内筹办国际中医风湿病学术会议。

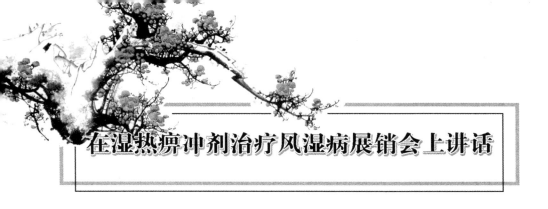

今年5月，为了贯彻去年大会决议，提高广大痹病队伍的学术和业务能力，我们在重庆召开了第三届痹病专业委员会全体委员暨《中医风湿病学》编委会议，研究布署了今后对痹病研究的方向和任务，并认真讨论了《中医风湿病学》的编写大纲、体例、样稿及分配了编写条目，藉以发皇古义、探求新知。

我们痹病专业委员会建立十几年来，在总会和内科学会以及各级的关怀、支持下，在全国有志于本病研究的同道们不懈的努力下，从无到有，从小到大，山东、河南、山西、甘肃、上海等省市，相继成立痹病学组和专业委员会（学会是群众性团体，也应放开搞活，不应管得太死，以充分发挥各省市的积极性、创造性，只要不违背大的方针政策），专业队伍壮大，学术上、业务上取得了较大的进展和可观的成绩，使痹病诊断、治疗范围、科研内容不断加深和扩大，如现代医学系统性红斑狼疮、白塞综合征、硬皮病等结缔组织病，已初步摸索出一套有效的治疗规律，科研工作逐步趋向规范化、标准化，向国际风湿病接轨，以发挥中医药“回归自然”有较好疗效的优势。

中华医学会风湿病专业委员会主任董怡教授，百忙之中出席了今天的会议，我代表痹病专业委员会和以我个人的名义，表示热烈的欢迎，并愿会后团结合作，为继承发扬中医药事业而努力。

朋友们，同道们，先生们，女士们，我们研制湿热痹冲剂，是在前人宝贵财富基础上，结合全国痹病专家长期经验结晶而成，通过临床和实验研究，临床上有较高疗效，又有充分的实验数据，符合安全、无毒、有效的药品管理法的要求，面对世界知识产权的挑战，我们中医药界、中西医界真诚合作，进一步深入研究，为振兴中医药事业走向世界而共同前进。

谢谢大家！

（编者注：本文系由1990年代初路志正教授在“国家级新药——湿热痹冲剂”治疗风湿病展销会上讲演稿整理）

《中国中医风湿病学杂志》（试刊）创刊词

《中国中医风湿病学杂志》(试刊)创刊号,今天与广大读者见面了,这是从事风湿病学工作者期盼已久的事,是值得庆幸的一件大事。

风湿病是临床最常见、多发的疑难病之一,对人类健康有着严重的危害,已引起国内外医学专家的高度重视。许多国家和世界卫生组织先后成立了风湿病的学术组织和研究机构,做了大量的工作,取得可喜的成绩。

中医药学对风湿病的研究源远流长,可追溯到远古时代,长沙马王堆3号汉墓出土的大批帛书及部分竹木简中就有“疾痹”记载。在浩瀚医籍中更有不少论述,既有系统理论,又有丰富医疗经验,特别是治疗方法更是丰富多彩,真是取之不尽、用之不竭的宝贵财富,有待我们认真的继承、整理与提高。

近十几年来,国内对风湿病的研究迅速崛起,1983年9月中国中医内科学会组建了痹证学组,继则成立了全国痹证专业委员会,1995年升格为中国中医药学会风湿病分会。本学会先后召开全国性中医风湿病学术会议8次,国际性中医风湿病学术会议一次,对提高专业水平,壮大风湿病临床和科研队伍,起到了较好的促进作用。为了加强自身的学术建设,经广大同仁的共同探讨,制定了风湿病中五体痹、燥痹、尪痹的诊断和疗效评定标准,率先研制开发风湿病系列中成药(湿热痹冲剂、尪痹冲剂等五种),既发挥了中医专家群体智慧,又突出了中医辨证论治特色,提高了疗效,方便了患者,产生了显著的社会效益和经济效益。走出了科研与生产相结合,医与药相结合的新路子。编写了《痹病论治学》《实用中医风湿病学》,国内一流风湿病学专家也纷纷著书立说,如李济仁教授《痹证通论》,朱良春教授《痹证诊疗系统的医学设计思想和方法》,娄多峰教授的《中国痹病大全》等专著文章,为繁荣中医风湿病学做出了积极的贡献。

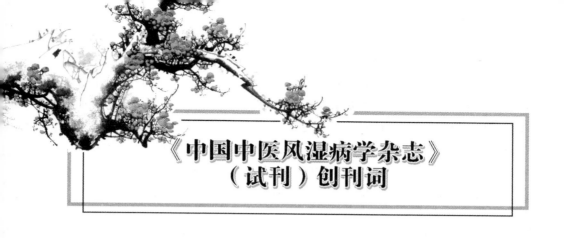

随着各省市自治区相继成立了中医风湿病专业委员会和风湿病学组,从

事风湿病临床和科研机构逐渐增多，研制开发风湿病的中新成药（包括单方、验方）不断涌现，迫切需要创办本专业的学术刊物，以适应客观形势的要求：①加强中医风湿病学的信息交流。②介绍中医风湿病的动态与科研成果。③中医风湿病中新成药的开发研究。④名老中医治疗风湿病的学术思想和医疗经验整理继承。⑤继承整理古籍中有关风湿病学的理论，用以指导临床实践。⑥普及中医防治风湿病的知识。⑦促进国际间风湿病的交流与合作。⑧提高专业人员的学术水平和临床疗效。

基于上述情况，本会在中国科学技术协会、国家中医药管理局、中国中医药学会的正确领导和支持下，河南风湿病医院的积极努力下，《中国中医风湿病学杂志》得以顺利创刊。我们竭诚欢迎从事风湿病的工作者多多爱护，踊跃投稿，使这一新生事物得以茁壮成长，百花齐放，春色满园，为繁荣中医风湿病学术，促进其不断发展，造福广大风湿病患者，加强我国四化建设步伐而奋勇前进。

路志正　焦树德

1998 年 5 月

（编者注：《中国中医风湿病学杂志》创刊号，于 1998 年 6 月 20 日第 1 卷第 1 期试刊）

团结起来，为繁荣中医心病学术而努力

各位领导,各位代表,各位同仁:

我受中国中医药学会内科分会心病专业委员会第二届委员会的委托,向大会做工作报告,请各位代表审议。

一、第二届委员会以来的工作回顾

心病专业委员会(前身为心病学组)于 1986 年 8 月在青岛成立,同时举行了第一次学术研讨会,在 1989 年洛阳第三次心病学术研讨会议期间进行了委员的增补改选,是为第二届委员会(以期与内科学会相一致)。9 年来,在总会特别是内科学会的领导下,做了多方面的工作。

(一)开展中医心病学术交流

心病专业是中医内科学的重要学科之一,作为三级学科的心病专业委员会,所承担的一项重要工作就是繁荣本专业学术,提高临床和科研水平,促进学科发展。为此,我们先后组织了一些国内外中医心病学术交流。特别是 1992 年 10 月间召开的国际中医心病学术会议,产生了较大的影响。这次会议共有来自国内的 329 余位代表和来自马来西亚、新加坡、加拿大、韩国、巴基斯坦、日本、法国等国家和我国台湾、香港等地区的 50 余位代表出席了会议。当时的全国政协副主席洪学智、中国中医药学会会长崔月梨、国家卫生部部长陈敏章、国家卫生部原中医局局长吕炳奎、解放军总后勤部卫生部部长张立平、国家卫生部副部长胡熙明、国家中医药管理局副局长朱杰等为会议题词或出席会议。出席会议的还有中国中医研究院、北京中医学院、中日友好医院等单位的领导和国内部分名老中医。出席会议的海外知名学者有韩国大韩医学会名誉会长裴元植,马来西亚中医师分会前会长饶师泉、现任会长黄叔平,加拿大中医针灸学会秘书长何锦添,中国台湾中医师分会会长郑岁宗等。会议收到海内外学术论文 800 余篇。内容包括中医药诊治胸痹(心痹)、心痛、惊悸、怔忡、不寐、脏躁、百合病、痫证、痴呆等心系病症的临床报告、理论探讨和实验研究等内容。在对现代医学视为急难重症的冠心病心绞痛、心肌梗死、心力衰竭、心律失常等疾患的治疗上，较好地体现了中医的特色和优势。论文中有一些属国家或省、地级科研攻关课题研究报告，还介绍了不少当代名医的宝贵经验。参加这次会议交流的论文总体水平较高。反映了1980年代至1990年代初国内外中医药研究、诊治心病的动态和水平。在举行会议的同时，还举办了反映中医药诊治心病科研成果的展览。这次会议由中国中医药学会内科学承办，并得到国家中医药管理局、中国科协和中国中医药学会的大力支持。会议获得圆满成功，反响较好。

（二）发挥专家群体的咨询作用

学会在专家群体和行政主管部门之间起到桥梁纽带作用，心病委员会在内科学会的领导下，发挥专家群体的咨询作用，参加了一些行业标准、规范的制定，还参加了《临床中医内科学》等书籍的编审工作。委员会各位成员作为各单位的学科带头人，在各地心病学科建设上均发挥了积极的作用。

（三）临床科研

本委员会成员在临床及科研工作中做了大量工作，并获得一批省、地、市级成果奖。我们于1989—1992年，组织了较大规模的“全国多地区急性心肌梗死发病和死亡时间的调查分析”。本次调查共收到8098份调查表，来自全国19个省、市、自治区的92所医院，有130多位同行参加了调查工作。这次调查活动充分发挥了专业委员会的组织协调优势，少花钱、多办事，分析总结了急性心肌梗死发病和死亡时间的一般规律，运用中医基础理论和运气学说加以阐释，并就某些相关因素进行分析，为防治急性心肌梗死提供了有价值的数据。调查分析结果在国际中医心病学术会议上发布，取得了广泛好评。此外，在治疗心病的中药新药研制开发方面，也取得可喜成绩。

（四）学科组织建设和人才培养

在学术建设中，我们注重人才培养，为基层单位提供较多的学习交流机会，把培养年轻一代作为重要任务。近年来，随着部分老专家的陆续退休，为了委员会的工作更好地开展，经内科学会批准，我们于去年对委员会做了一些调整，增补沈绍功教授为副主任委员兼秘书长，一方面使本专业委员会的工作得到加强，一方面也与国家中医药管理局胸痹急症协作组的工作结合起来，更有利于学科建设和发展。

当然，我们在工作中也存在一些不足，如近几年学术活动组织得较少，活动水平和质量还需要提高；专家群体的咨询作用还应进一步加强。我们相信，在上级学会的关怀支持下，在新一届委员会的领导下，大家团结努力，一定会使我们的工作再上一个新的台阶，使中医心病事业兴旺发达。

二、第三届委员会工作展望

遵照第三届内科学会“繁荣中医学术，提高临床水平”的要求，特提出以下工作计划。

（一）充实健全学术梯队

心病专业委员会应当有较广泛的代表性，包含三个方面：一是老一辈专家权威，提高学术知名度和水准；又有中年骨干，作为中坚力量，务实肯干；也要有青年苗子，传帮带教，使后继有人。二是地区分布，东南西北中都有代表，既可全面网络学术信息，也有利于交流推广。三是单位层次要有中央、省（市）、地县三个层次，开拓不同的学术层面，增强学术力度。本届委员会的组成即是本着广泛团结的原则，按照一定的程式，采取提名与各地推荐相结合的方式，报请上级学会认定后产生的。

（二）编著出版学术专著

以弘扬中医心病学理论，紧密指导临床实践，提高临床疗效为目的，通过系统整理古代心病文献，总结当代研究成果，荟萃近代名医经验，采用新颖独特、科学实用的体例，编写一部《实用中医心病学》，无论是对提高心病学术水平、指导心病临床实践，还是在继承发扬的基础上建立现代中医心病学都有重要的价值。按照制订编写大纲、纲目写出样稿→组织编写班子、筹集资金→初、中、终三审定稿程序，争取用 2 年左右时间完成，交出版社出版。

（三）筹备召开学术会议

1992 年心病专业委员会在上级学会大力支持下组织召开的第一届国际心病学术会议，无论在繁荣中医心病学术、提高心病疗效水平，还是增进学术交流、扩大影响，使中医走出国门等方面都起到了积极的推动作用。时隔 5 年，国内外诊治心病的水平不断提高，新思路、新方法不断涌现，在理论上也有所突破。为了总结 1990 年代中期以来中医诊治心病的新经验，活跃学术交流，以利于诊治水平进一步提高，在报请总会和科委批准后，拟经过 1 年左右的学术建设和资金筹备，在明年金秋时节召开第二届国际心病学术会议。

（四）验证评估心病新中成药

近几年来治疗心病的中成药发展迅猛，出现不少品种、剂型的新药。但缘于商业广告宣传和缺乏科学的横向疗效比较，其可信度、可重复性均很低，给医患双方面带来判断上的误区和心病医药市场的混乱，极大的妨碍中成药治疗心病的深化。亟须进行科学设计,采取横向疗效对比的临床再验证,以做出客观公正的疗效评估。心病专业委员会以其广泛的学术网络和较强的学术力度,完全有条件而且责无旁贷地承担此项调研任务,为上级有关职能部门当好参谋。但限于经费的不足,目前只能采取分期分批、由点到面、步步扩展、层层推广的原则。首先把市场现有的心病中成药整理归纳,按处方组成、功能主治、剂型制剂分门别类,然后重点选择常见类别中的几个品种,做临床疗效横向对比、再验证(三期临床试验)的试点。要求达到三个统一:一是疗效标准按规范统一;二是观察方法统一部署,强调盲法随机对照,病例数量要符合统计学要求,观察单位必须是有代表性的二甲级以上医院;三是统一总结,经统计学处理做出评估,择优推广。第一批拟对5~10个品种进行试点。此外,还拟采取专家和企业相结合的方式,研制开发心病新药,加快科研成果走向市场。

(五)组织开辟学术专栏

开展学术交流是活跃学术气氛、提高学术水平的有效方式。心病专业委员会应当利用自己的学术优势,组织稿源,联系期刊,如《中医杂志》《中国中医急症》《中国中医基础医学杂志》等,开辟学术专栏,以提高诊疗水平为目的,普及与提高相结合,采用多种形式,定期刊登专稿,特别是名医心法、学术争鸣、思路方法、经验介绍、进展综述等方面的内容。

新的世纪即将到来,这是中医全面振兴、走向世界的关键时期,既有很好的机遇,又面临着严峻的挑战,我们心病专业委员会决心在总会和内科分会的直接领导下,齐心协力,团结一致,奋发开拓,迈向21世纪,取得新的成绩。

(编者注:本文系路志正教授1998年在中国中医药学会内科分会心病专业委员会第三次全国代表大会上的工作报告)

《世界中西医结合杂志》创刊词与主编寄语

一、创刊词(2006年)

经过专家多年的酝酿和努力,《世界中西医结合杂志》终于和大家见面了！这是中医药领域的一件喜事,一件大事,一件盛事！

中医药学是中华民族在长期的生产生活实践和同疾病作斗争的实践中形成的,具有独特而系统的科学理论和诊疗方法,是中华民族智慧的结晶,是历代医家在医疗保健实践中不断总结、探索、发现、沉淀和积累的知识宝库。中医药学既是中华民族优秀文化遗产的重要组成部分,为中华民族的繁荣富强做出了卓越的贡献,又是世界医学的重要组成部分,对世界文明进步产生了积极影响。随着时代的发展,中医药学越来越受到人们的重视,正发挥着其他医学不可替代的作用。中医药学源远流长,博大精深,熔生命、天文、地理、物候、社会等学科于一体,以生命为载体,疾病为对象,用辩证的、动态的、发展的战略眼光看待疾病,其“天人合一”“自身统一”“整体观念”“三因制宜”等思想与现代医学模式相符合,充分体现了中医药学的科学性、先进性、人文性,向世界展示了中华民族的智慧。可以说,中医药学是中国古代四大发明之外的有一重大发明,至今仍在中国乃至世界人民的医疗保健事业中发挥重要作用。

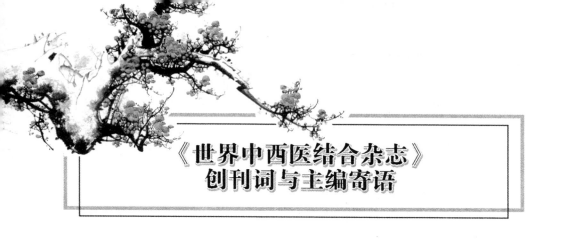

中外医学的交流源远流长,成书于汉代的《神农本草经》中的胡麻就是最早从国外引入的中药之一。陶弘景《神农本草经集注》收录了由百济、交州、波斯湾等国家与地区输入的众多药物。《隋书·经籍志》中收载了《龙树菩萨方》等印度医书。唐·孙思邈以“用夏变夷”的方法,融会贯通,将国外医药学吸收、转化、囊括到中医药宝库之中。明清时期的西学东渐,一些外国传教士在我国开设诊所、医院,受其影响,不少中医学家探索中西医汇通之路,如陈定泰、唐宗海、张锡纯等,并提出了“衷中不泥古,参西不盲从”的治学主张。这些皆是“西为中用”的典范，充分表明中医界历来即有善于融会新知、海纳百川的胸怀。新中国成立后，在党的中医政策指引下，中医药学得到了迅速发展。近年来，随着中国加入WTO（世界贸易组织），对外交流日益频繁，东西方文化相互借鉴，多种文化相互碰撞，中西文化交融，中西医相互学习、取长补短、共同提高，已成为医学发展的必然趋势。

历代医家在长期的中医药学理论研究和临床实践中，颇有创新，在晚年多以著述记载了自己的医学感悟和经验体会，为发展中医药学做出了很大贡献。医学期刊是传播医学创新和发展信息的重要途径，其传播的速度与质量在医学发展中具有重要的作用。《世界中西医结合杂志》将以“中医为本，西为中用”为宗旨，立足中国，面向世界，坚持“百家齐放、百家争鸣”的原则，及时报道各国、各阶层医生的临床、科研、教学中的最新研究进展、成果、体会，充分展示国内外中医药研究和现代医药学的最新进展、成果、思想和方法。

目前，中西医结合工作已取得了不少成绩，但在临床应用、成果推广、结合形势与方法，以及如何不迷失自我、突出中医特色和优势、提高临床疗效等方面，仍是探索的重点课题。面对形势，我们必须充分认识到越是民族的越是世界的，牢固树立科学发展观，坚持以我为主，自主创新，全力推动中医药的现代研究。发展中医药学，不仅是我国中西医学者的任务，而且也为国外医学界所关注和重视。让我们中西医同仁和衷共济、同心同德、不断创新，积极促进中医药和中西医结合医学的学术繁荣与发展，把中医、中西医结合研究的新成果奉献给全人类，济世界人民于仁寿。

（编者注：本文系路志正教授发表创刊词，刊载于《世界中西医结合杂志》2006年第1期）

二、主编寄语（2007年）

2007年6月10日，中国中医科学院召开了“2007中医药发展论坛”大会，我有幸参加。全国人大常委会许嘉璐副委员长在会上作了重要发言，对20世纪中医衰落，西医兴盛，中医与西医的比较，中医与西医差异的根源等问题做了寻根溯源的讲解。我抓住这一机会，利用间隙时间，将去年我为《世界中西医结合杂志》所写的创刊词呈请许副委员长斧正（此前曾请王国强副部长、于文明副局长批阅）。许副委员长在原文“中医药学……熔生命、天文、地理、物候、社会”基础上加“伦理、道德”四字，并且批注：《太素·顺养》云：“治民与治身……治国与治家，未有逆而能治者也，夫唯顺而已矣。”黄帝云：“上以治民，下以治身。”云云，皆与德有关，故建议加“伦理、道德”四字。许副委员长在运用中医经典理论之时，不假思索，信手拈来，足见其博闻强识、涉猎广泛，对中医药学深有研究。许副委员长引经据典，予以指正，不胜感激。

本刊主编　路志正

三、贺戊子新春　谱学术新篇——新年致辞（2008年）

又是一年报春时，万物复苏蕴生机。伴随着新年的钟声，我们满怀豪情地挥别承载着坚实足迹的金猪年，迎来了一个崭新、灿烂和充满希望的灵鼠年。在此，我谨代表《世界中西医结合杂志》社的全体同仁向广大作者、读者以及关注、关心、关爱《世界中西医结合杂志》的各级领导和各界朋友们致以诚挚的节日问候和美好的新年祝愿，恭祝大家鼠年吉祥如意，身体健康，工作顺利，事业有成！

过去的一年是极为不寻常的一年。党的十七大明确提出了坚持中西医并重，扶持中医药和民族医药事业发展的方针和要求，充分表明了中央高度重视和大力支持中医药事业的鲜明态度和坚定立场，为中医药事业的发展指明了方向，也为本刊的发展迎来了新的契机。刚刚过去的2007年是《世界中西医结合杂志》与时俱进、开拓创新的一年，是求真务实、真抓实干的一年，是立足当前、谋划长远的一年。我们认真贯彻"以中为本，西为中用"，"立足中国，面向世界"，"百花齐放，百家争鸣"的办刊宗旨，致力于抓质量、树品牌，在稿件的编排上严格执行国家规范和行业规范，其论文质量和编辑水平得到广大专家、学者的一致好评，迎来了大量优秀稿件，使得《世界中西医结合杂志》在内容报道上能够紧密跟踪中医药、中西医结合学科发展动态，更好地引领中医、中西医结合学科前沿。春华秋实、饮水思源，我们不会忘记那些为杂志创刊付出艰辛努力的开拓者，更由衷地感谢为杂志发展挥洒辛勤汗水的耕耘者。同时，要特别感谢长期以来对本刊给予厚爱的广大读者和作者。

求木之长，必固其根；欲流之远，必浚其源。在新的一年里，我们将秉承"一手抓质量，一手抓服务"的品牌战略，一切以读者、作者为中心，想读者、作者所想；我们将虚心学习国内外的先进办刊经验，不断提高论文质量和编辑水平，把《世界中西医结合杂志》办成名副其实的国际性医学杂志，为广大作者提供一个展示自己智慧的学术交流平台，为广大读者提供一个继承发展、开拓创新的学习空间。

回首过去，我们心潮澎湃；展望未来，我们信心百倍。真诚地希望各级领导、广大中医药、中西医结合工作者，能够一如既往的关注、关心、关爱本刊，让我们携手前进,为中医走向世界而自强不息、共创未来!

主编 路志正

2008年1月1日

(编者注:本文刊载于《世界中西医结合杂志》2008年第1期)

四、贺新年——主编寄语(2010年)

斗转星移,日月如梭。我们告别了丰硕的2009年,迎来了充满希望的2010年。我谨代表《世界中西医结合杂志》的全体编委和编辑部全体同仁,向广大的读者、作者和审稿人致以最诚挚的新年祝福与深切的谢意!

《世界中西医结合杂志》在创刊之初就得到广大领导、专家和学者的大力支持。全国著名中医学家邓铁涛教授、颜正华教授、朱良春教授、何任教授、李振华教授、张琪教授、张大宁教授、费开杨教授、颜德馨教授等,都纷纷热情洋溢地为该刊题词。创刊后,许多中医、中西医结合专家、学者主动为该刊撰稿,使得该刊在内容报道上能紧密跟踪中医药学科发展动态,引领中医、中西医结合学科前沿。

过去的一年,是《世界中西医结合杂志》硕果累累的一年,我们始终坚持"以中为本、西为中用"的原则,立足中国,面向世界。开设了专家论坛、名医经验、临床研究、思路与方法、医史文献、实验研究、药物研究、综述等栏目,主要报道中医及中西医结合在临床、科研等方面的经验和成果,突出中医特色,探讨中西医结合的思路与方法,介绍相关领域的国内外研究进展,开展学术讨论。

2009年,杂志被收录为科技部"中国科技论文统计源期刊"(中国科技核心期刊),从创刊时每期64页增加到每期80页。在2009年刊出的论文中,很多是出自国家"863""973"计划资助项目、国家自然科学基金项目、省部级基金资助项目。论文来源的地域分布和基金资助情况体现了杂志较高的学术水平。目前,《世界中西医结合杂志》已被《中国科技论文统计源期刊》《中国学术期刊综合评价数据库统计源期刊》《中国期刊全文数据库全文收录期刊》《中国科技期刊数据库收录期刊》、波兰《哥白尼索引》(IC)源期刊、美国《乌利希期刊指南》收录。

《世界中西医结合杂志》是大家进行学术交流、心灵交汇的平台。创刊4年来,她的成长、壮大,是广大读者关爱和帮助的结果。每一期杂志所刊登的文章,都是广大学者、专家智慧的结晶。一年四季,我们每天都会接到许许多多读者通过各种渠道反馈的意见,或肯定鼓励,或批评建议,没有哪一点变化不被读者发现，没有哪一处疏漏逃脱读者雪亮的眼睛。身为《世界中西医结合杂志》人，我们很幸运，有那么多的人在关注着我们，但越是这样，我们感到心头的压力越大，唯恐达不到读者的要求，辜负了大家的期望。我们有些编辑坦言，在签字付印时，握笔的手在颤动，签完字后常常又会破例再看一遍清样，只要能减少几处错误，即使彻夜不眠，也无怨无悔。的确，读者的关心、赞扬和批评，是对我们工作的极大鞭策，我们辛苦着、也快乐着。

办刊如"逆水行舟，不进则退"。在新的一年里，《世界中西医结合杂志》将认真贯彻党和国家的医疗卫生工作方针政策，继续坚持求新求实的精神，按照中医学自身发展的规律，汲取现代手段，加强学术交流，推进科技创新，及时反映我国中西结合医疗、科研工作的主要发展，报道中西医各学科的新成果，力求把最新的理论、信息和经验及时奉献给广大读者，以供在临床、教学与科研工作中参考和应用。殷切期望广大医学工作者继续关心，积极参与，将反映您的新成果与新经验的研究论文投寄本刊，并对如何进一步办好刊物提出宝贵的意见。

《世界中西医结合杂志》愿继续与各位专家、学者、朋友携手同行，共同成长、进步，不断创新的业绩！同时也衷心祝愿多年来关心支持《世界中西医结合杂志》的读者、作者，新年吉祥、阖家幸福、万事如意！

《世界中西医结合杂志》主编　路志正

2010年1月1日

（编者注：本文刊载于《世界中西医结合杂志》2010年第1期）

五、新春寄语(2011年)

日月开新元，天地又一春。我们告别成绩斐然的2010年，迎来了充满希望的2011年。在此，我谨代表《世界中西医结合杂志》社的全体同仁，向广大作者、读者以及关注、关心、关爱《世界中西医结合杂志》的各级领导和各界朋友们，致以诚挚的节日问候和美好的新年祝愿，祝大家新年愉快！在新的一年里工作顺利、万事如意、阖家幸福！

刚刚过去的2010年是硕果累累的一年，在这一年里，我刊来稿数量稳步增加，学术水平不断提高，编辑力量得到加强，期刊质量再上台阶，被引频次继续增加，影响因子稳步上升，在版式设计、内文质量、发行量等方面，也都取得了可喜的成绩。继2009年我刊被中国科技论文统计源期刊收录为中国科技核心期刊后，2010年我刊还被纳入中国科协精品期刊示范项目。面对丰硕成果，我们由衷地感谢主管与主办的领导单位、编委、作者与读者，是你们的热心

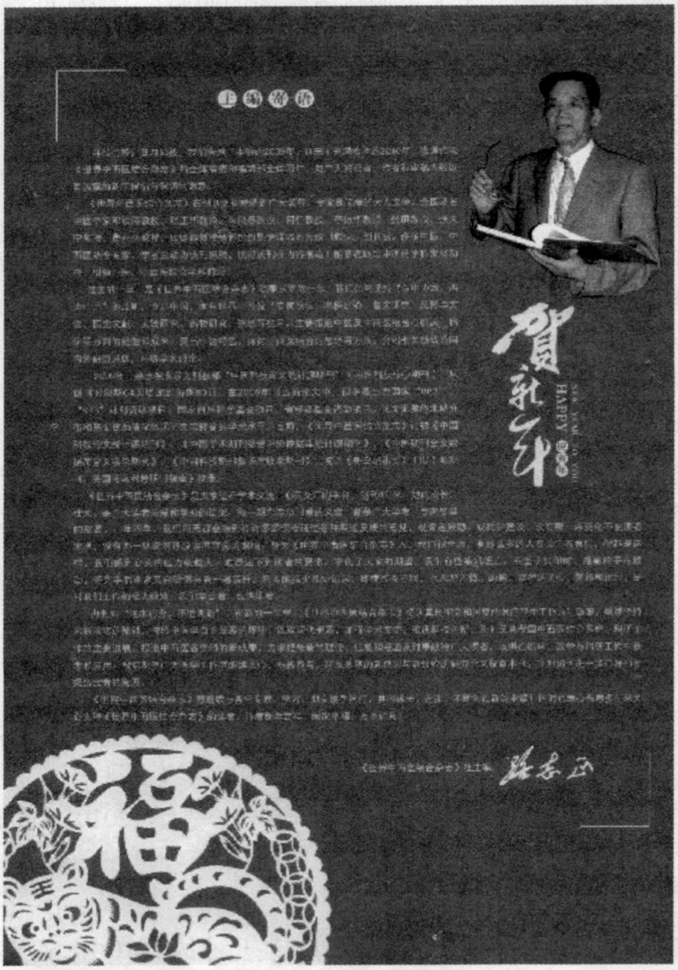

关注、大力支持，给了我们信心和力量，让我们从努力中收获喜悦，从奋斗中走向成功。作为主编，我谨代表编委会，感谢广大编委、编辑为本刊做出的努力，同时，要特别感谢长期以来对本刊寄与厚爱的广大读者和作者。

忆往昔之付出兮，为成功而欢欣；抚今日之使命兮，为发展而拼搏。在新的一年里，我们将继续认真贯彻“以中为本，西为中用”，“立足中国，面向世界”，“百花齐放，百家争鸣”的办刊思想，靠学术特色铸就品牌，靠质量优势扩大影响，致力提升期刊学术水平，努力提高编辑质量，积极拓宽稿源渠道，大力培养优质稿件，全力推动学术进步，争取在形式、内容和办刊质量上取得更大的突破和创新，把《世界中西医结合杂志》办成名副其实的国际性医学杂志，为中医药走向世界、为世界了解中医搭建一座沟通的桥梁。

主编　路志正

2011年1月1日

（编者注：本文刊载于《世界中西医结合杂志》2011年第1期）

六、新春寄语（2012年）

玉兔辞旧一元始，祥龙送喜万象新。值此新春佳节来临之际，我谨代表《世界中西医结合杂志》社的全体同仁，祝愿广大作者、读者以及关心和支持《世界中西医结合杂志》的各界朋友们在新的一年里工作顺利、阖家幸福、万事如意！

2011年是《世界中西医结合杂志》创刊的第六个年头。短短六年来，在各级领导的关心和支持下，在广大作者、读者的关注及关爱下，我们不断努力，科学发展，与时俱进，使杂志社从最初的开办逐渐走向成熟。

过去的一年是杂志社发展史上较快的一年，也是我社发展创新突破，取得重大成果的一年。杂志社更新域名网站，启用网上投稿系统，从最初接受电子邮件投稿，到启用远程采编系统，更快捷、更方便地为作者提供及时有效的信息服务；紧跟时代步伐，调整原有栏目，增加国医传承、海外中医药动态、教育学研究、政策研究等方向，多方为广大作者拓展了学术交流的空间，为广大读者提供了更广阔的学术视野；承办全国中医药博士、博士后科技创新与成果转化学术会及全国中医"脑心同治"理论与临床应用学术交流会等，为推进中医药创新提供平台，为促进中医药青年的成长创造机会；提高学术水平，扩大学术影响，被波兰《哥白尼索引》（IC）、美国《乌利希期刊指南》（Ulrich PD）等数据库及检索系统收录，真正为促进中医药学走向世界做出了积极的努力。

展望未来，我们任重而道远！新的一年是"十二五"的开局之年，是中医药发展的关键之年，也是我们开拓创新、锐意进取的关键年。我们将站在新的起点上，秉承"以中为本，西为中用""立足中国，面向世界""百花齐放，百家争鸣"的办刊方针，立足中医药事业发展，弘扬科学创新精神，倡导学术多元自由，创新工作，开拓发展，为促进中医药与世界的交流合作继续努力！

主编　路志正

2012年1月1日

（编者注：本文刊载于《世界中西医结合杂志》2012年第1期）

七、新春寄语(2013 年)

红梅吐香迎春喜,银雪携瑞兆丰年。在这冬去春来、雪瑞梅香之际,我谨代表《世界中西医结合》杂志社的全体同仁,祝愿广大作者、读者以及关心和支持我们的各界朋友们,在新的一年里身体健康、万事如意!

2012 年是不平凡的一年,中国中医科学院屠呦呦研究员获得美国拉斯克奖,体现了国际社会对中国科学家原创性科研成果的认同,也向世界充分展示了中医药学的科学价值。党的十八大顺利召开,突出强调"中西医并重""扶持中医药和民族医药事业发展"的政策方针,体现了党和国家对中医药和民族医药事业发展的高度重视和支持,为中医药的发展提供了更加有利的条件。

这一年,我刊发展也日趋成熟稳固。来稿数量稳步上升,论文质量大幅度提高;基金论文比、影响因子大幅提升。多次承办、协办国家级学术会议,为学术交流搭建服务平台。加强学习型团队建设,积极参加各类期刊编辑培训。荣获第四届全国中医药优秀期刊二等奖,中华中医药学会中医药标志性文化(徽标)一等奖,荣获中国科学技术协会精品科技期刊工程项目资助。这些成果,充分显示了杂志社近年来在提高期刊质量、文化建设、建设精品期刊方面做出的不懈努力,也为期刊的进一步发展创新奠定了更为坚实的基础。

作为主编,我满怀欣喜,在此,衷心感谢广大编委、编辑为本刊付出的辛勤努力,衷心感谢长期以来支持我们的广大读者、作者,衷心感谢给本刊提供学术指导的学术顾问和审稿专家们!谢谢你们的大力支持!

潮平两岸阔,风正一帆悬。新的一年,新的机遇,新的挑战!我们将认真贯彻党的十八大文化体制改革精神,继续落实科技期刊精品战略,围绕提高期刊出版质量这一工作重心,踏踏实实、勤勤恳恳,争取新的更加丰硕的成果!

主编　路志正

2013 年 1 月 1 日

(编者注:本文刊载于《世界中西医结合杂志》2013 年第 1 期)

八、新春寄语(2014 年)

一元复始,岁律更新。在这辞旧迎新的喜庆时刻,我谨代表世界中西医结合杂志社的全体同仁,向广大作者、读者以及关心和支持我们的各界朋友们致以节日的祝福!

人寰时序常易换，喜看今番多不凡。回望2013，我们满怀欣喜，良有收获。在上级部门的关心和支持下，全社上下同心同德，戮力进取，稿件的数量、质量均有大幅上升，杂志的整体学术水平不断提高，社会影响力与日俱增。

这一年，我们认真学习科协“精品期刊”项目的指导精神，多次组织专家围绕“如何提升杂志质量”进行深入探讨；同时，我们还积极组织编辑人员进行业务培训，以加强编辑队伍的专业素质；值得一提的是，杂志社还以地区、学科为基础，在上海、广州、西安等地召开编委会，引入了一大批副高以上职称且在各自所从事领域具有一定影响力的专家，使得编委队伍更加壮大，为杂志质量提供了学术保障。

这一年，杂志获得了中国知网“中国国际影响力优秀学术期刊”称号，并再次获得中国科协“精品期刊”项目的资助，且继续被评为“中国科技核心期刊”。这些荣誉，是对杂志社近年来在期刊质量、文化建设、精品建设等方面成绩的有力肯定，也为杂志的进一步发展奠定了良好的基础。

从创刊之初萌，至今日之茁壮，《世界中西医结合杂志》离不开各位专家编委的鼎力支持与无私奉献，离不开广大作者、读者的长期厚爱与充分信任！在此，作为主编，我谨代表杂志社的全体员工，对大家致以诚挚的感谢！

令人憧憬的新的一年已经到来，催人奋发的新的号角已经响起！有党的十八大、十八届三中全会精神的正确指引，有上级部门的悉心指导，有各位专家同仁和广大作者、读者的不断支持，杂志社的全体员工必将以更加饱满的热情，踏实工作、锐意进取，以提高杂志质量为工作重心，坚定不移地沿着“建设高水平、有特色的中西医结合精品学术期刊”目标迈进，继续为中医药的发展做出应有的贡献！

路志正

（编者注：本文刊载于《世界中西医结合杂志》2014年第1期）

九、新春寄语（2015年）

爆竹声中一岁除，春风送暖入屠苏。《世界中西医结合杂志》迎来了她正式出刊的第9个年头，在这9年里，虽然艰难，但脚步坚实；虽然坎坷，但步步前进。作为主编，我谨代表杂志编委会和编辑部的全体同仁向全体作者、外审专家和广大读者，向所有关心和支持本刊发展的各界人士致予我们诚挚的谢意，祝大家2015年新春快乐、工作顺利！

回首2014年，追逐中国梦的浪潮席卷全国。在习主席的领导下，全国人民在实现中国梦，创造更加美好生活的道路上迈出了坚定的步伐。2014年11

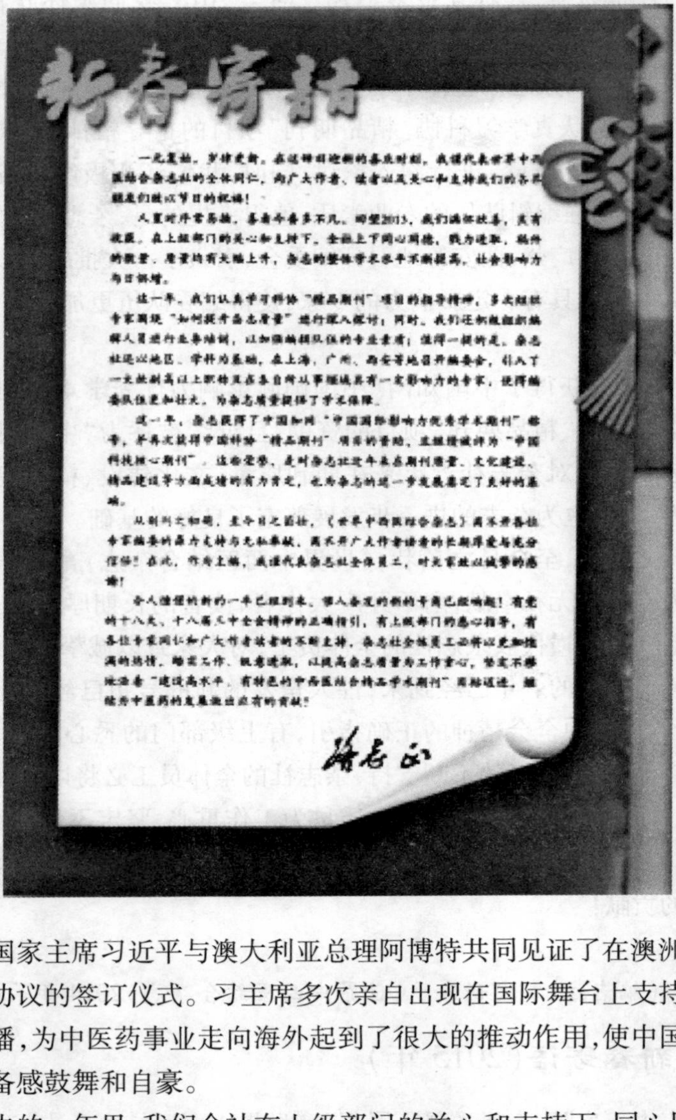

一元复始，万象更新。在这辞旧迎新的喜庆时刻，我谨代表世界中西医结合杂志社的全体同仁，向广大作者、读者以及关心和支持我们的各界朋友们致以节日的祝福！

人道时序常易换，喜看今春多不凡。回望2013，我们满怀欣喜，更有收获。在上级部门的关心和支持下，全社上下同心同德，积极进取，稿件的数量、质量均有大幅上升，杂志的整体学术水平不断提高，社会影响力与日俱增。

这一年，我们认真学习科协"精品期刊"项目的指导精神，多次组织专家围绕"如何提升杂志质量"进行深入探讨；同时，我们还积极组织编辑人员进行业务培训，以加强编辑队伍的专业素质；值得一提的是，杂志社还以地区、学科为基础，在上海、广州、西安等地召开编委会，引入了一大批副高以上职称且在各自研究领域具有一定影响力的专家，使得编委队伍更加壮大，为杂志质量提供了学术保障。

这一年，杂志获得了中国知网"中国国际影响力优秀学术期刊"称号，并再次获得中国科协"精品期刊"项目的资助，且继续被评为"中国科技核心期刊"。这些荣誉，是对杂志社近年来在期刊质量、文化建设、精品建设等方面成绩的有力肯定，也为杂志的进一步发展奠定了良好的基础。

从创刊之初始，至今日之茁壮，《世界中西医结合杂志》离不开各位专家编委的鼎力支持与无私奉献，离不开广大作者读者的长期厚爱与充分信任！在此，作为主编，我谨代表杂志社全体员工，对大家致以诚挚的感谢！

令人憧憬的新的一年已经到来，催人奋进的新的号角已经吹响！有党的十八大、十八届三中全会精神的正确指引，有上级部门的悉心指导，有各位专家同仁和广大作者读者的不断支持，杂志社全体员工必将以更加饱满的热情、踏实工作、锐意进取，以提高杂志质量为工作重心，坚定不移地沿着"建设高水平、有特色的中西医结合精品学术期刊"目标迈进，继续为中医药的发展做出应有的贡献！

月 17 日，国家主席习近平与澳大利亚总理阿博特共同见证了在澳洲建立中医中心合作协议的签订仪式。习主席多次亲自出现在国际舞台上支持中医药在海外的传播，为中医药事业走向海外起到了很大的推动作用，使中国人民和中医药人员备感鼓舞和自豪。

在过去的一年里，我们全社在上级部门的关心和支持下，同心同德，积极进取，认真开展中国科协"精品期刊"项目，以提高期刊质量，扩大期刊影响力为抓手；在引领中医、中西医结合学术发展方面继续贡献力量，并积极响应习主席促进中西医结合及中医药在海外发展的号召，视传承与发展中医药事业为己任，致力于为广大中医药学者提供与国际医学同行从语言到学术、从学术到思想的切磋机会，努力继续提升期刊的国际影响力。在过去的一年里，我们多次组织专家围绕"如何提高学术论文质量"进行探讨，并成功召开了许多高层次、多样化的学术会议，发挥了期刊学术窗口作用；坚持组织编辑人员进行业务培训，以加强杂志社编辑人员的业务素质；同时杂志社还深入到基层，在重庆、山东、江西等地召开编委会，壮大了编委队伍，并与当地基层中医院建立学术共建、人才培养合作单位，为优秀的中医药人才提供更广阔的平台。

天行健，君子以自强不息；地势坤，君子以厚德载物。在新的一年里，杂志社全体员工定不负领导的关怀和同仁的支持，锐意进取，开拓创新，为期刊的发展和中医药事业的发展进献力量！

主编：路志正

（编者注：本文刊载于《世界中西医结合杂志》2015 年第 1 期）

十、新春寄语(2016 年)

精健日月，星辰度理，阴阳五行，周而复始。在这有条不紊、循环往复的节奏中，《世界中西医结合杂志》迎来了创刊十周年。十年是一个里程，十年是一个节点，我们历经十年变迁，不断改革和奋进，见证中医药振兴发展迎来了天时地利人和的大好年头，在此我谨代表杂志编委会和编辑部全体同仁向广大作者、外审专家和读者，向所有关心和支持本刊发展的各界人士，致以诚挚的谢意，并祝大家新春快乐，阖家幸福！

2015 年可谓中医药界硕果累累的一年，在“一奖一法一普查”的全力带动下，整个中医界呈现利好势头。中国中医科学院屠呦呦研究员获得 2015 年诺贝尔生理学或医学奖，在中医界可谓是空前，但不绝后，我们鼓励任何形式的中医药创新，在深挖传统之精华的同时更要推进中医药现代化。所以，为加强中医药服务体系和能力建设、发展中医药服务、促进中医药为人民健康福祉和全面小康社会做出新贡献。十二届全国人大常委会第十八次会议于 2015 年 12 月 21 日首次审议中医药法草案，并于 27 日分组审议，中医药立法的基础和条件已经基本成熟。第四次全国中药资源普查工作更推动了中药材的保护和发展。

2015 年又值中国中医科学院成立 60 周年，习近平主席在表达祝贺之际更向全体中医药人致以诚挚的问候，鼓励我们要切实把中医药这一祖先留下的宝贵财富继承好、发展好和利用好，李克强总理也表示了祝贺，刘延东副总理在出席纪念大会时的讲话也十分振奋人心，希望借助国家政策的东风，我们会开创一个中医药事业发展的新局面！

2015 年，《世界中西医结合杂志》的发展也上了一个新的台阶。这一年我们又成功申报了中国科协精品科技期刊重点培育项目——学术质量提升项目。我们要创造条件,通过高起点约稿和高标准审稿来保证稿件的精品化。去年一年,我们在全国各地举办多次学术研讨会、杂志编委会,以扩展信息交流途径,创造并增加杂志和作者读者的合沟通、交流机会,发挥了杂志的桥梁纽带作用,人才队伍也不断精品化。同年,我们还成功创办了《世界中西医结合杂志》英文版期刊。

路漫漫其修远兮,吾将上下而求索。2016 对我们来说既是机遇又是挑战,我们会以一颗积极向上的心抓住机遇迎接挑战。在新的一年里,杂志社全体员工将与大家一起携手进取,共创佳绩!

主编 路志正

(编者注:本文刊载于《世界中西医结合杂志》2016 年第 1 期)

附:资料链接

中华全国中医学会内科专业委员会
第二次全国痹证专题学术讨论会纪要

中华全国中医学会内科专业委员会第二次痹证专题学术讨论会,于 1984 年 11 月 4 日至 6 日在浙江省宁波市召开。来自全国 27 个省、市自治区的 65 名代表参加了会议,浙江省卫生厅、宁波市人民政府等领导同志出席了会议。

会议期间,各位代表各抒己见,畅所欲言,交流了自 1983 年 9 月雁北会议之后 1 年多来贯彻雁北会议精神,执行全国痹证科研协作方案的体会,汇报了痹证科研协作中的情况,介绍了痹证治疗和研究的心得,一些名老中医毫无保留地介绍了宝贵的临床经验。一些单位在大会上做了痹证辨证论治总结,发言充分体现了党的双百方针,两次痹证学术讨论会的召开,对痹证的诊断、治疗、疗效评定标准的制定,无疑对痹证的临床治疗及科研工作向着广度和深度发展起到推动作用。

会议通过了 1984 年"全国痹证科研协作方案",决定对雁北会议拟定的痹证 5 种证候协定处方,继续进行观察。

全国痹证协作组正、副组长、学术秘书负责组织、协调、联系等事宜,初步决定下届会议于 1985 年 5 月召开,仍由辽宁省本溪市第三制药厂负责经费资助。

中华全国中医学会内科专业委员会 痹证学组

1984 年 11 月于宁波

附:中华全国中医学会内科学会

痹证诊断、治疗、疗效评定标准(1984修订稿)

一、诊断标准

(一) 概念

痹证,是指人体营卫气血失调,肌表、经络遭受风、寒、湿、热之邪侵袭,气血经络为病邪闭阻而引起经脉、肌肤、关节、筋骨疼痛、麻木、重着、屈伸不利或关节肿大、僵直、畸形、肌肉萎缩,严重者影响脏腑等为其临床特征的一类疾病。

(二) 诊断依据

1. 主要临床表现:关节、筋骨、肌肤等部位疼痛、或肿胀、麻木、重着、屈伸不利,病久畸形、肌肉萎缩等。

2. 发病特点:以外感为诱因,痹痛与气候变化有关。

3. 病因病机特点:正虚邪凑,风、寒、湿邪杂至或兼热邪或痰阻、血瘀或久病入络所致。

4. 性别年龄特点:好发于青壮年。

具备1、2、3三项,结合4项,即可确诊。

二、证候分类及诊断标准

(一) 证候诊断条件

1. 主症(能反映出该证候病位和病性的症状,也即是该证候的主要矛盾所在,可以是一个症状或二、三个症状。

2. 舌、脉特点。

3. 次症(多是补充说明该证候病性特点的症状)。

具备1、2两项,结合3项中1~2个症状,即可确定证候诊断。

(二) 证候分类及诊断标准

证候命名应具有病位、病因、病性的特点,依证候诊断条件确定证候之主症、兼证、舌象、脉象。

1. 湿热阻络证候:肌肉或关节红肿热痛,有沉重感、步履艰难,发热,口渴不欲饮,烦闷不安,溲黄浑,舌质红,苔黄腻,脉濡数或滑数。

(1)主症:肌肉或关节红肿热痛,有沉重感。

(2)舌脉:舌质偏红,苔黄腻;脉濡数或滑数。

(3)次症:(略)。

2. 寒湿阻络证候:肢体关节冷痛沉重,或肿胀,局部畏寒,皮色不红,遇寒痛增,得热痛减,舌体胖、舌质黯淡,舌苔白腻或白滑,脉象弦紧或弦缓。

(1)主症:关节冷痛沉重。

(2)舌脉:舌体胖,舌质黯淡,舌苔白腻或白滑,脉弦紧或弦缓或沉迟。

3. 寒热错杂证候:肌肉关节疼痛,局部触之发热,但自觉畏寒,或触之不热,但自觉发热,全身热象不显,舌苔或黄或白或黄白相兼,脉弦数。

(1)主症:肌肉关节疼痛,局部畏寒,触之发热,或触之不热,但自觉发热。

(2)舌脉:舌苔或黄或白或黄白相兼,脉弦数。

(3)次症:(略)。

4. 瘀血阻络证候:肌肉、关节疼痛剧烈,多呈刺痛感,部位固定不移,痛处拒按,局部肿胀可有硬结或瘀斑,或面色黯黧,肌肤干燥无光泽,口干不欲饮,舌质紫黯有瘀斑,脉沉细涩。

(1)主症:肌肉关节疼痛剧烈,多呈刺痛感,久痛不已。

(2)舌脉:舌质紫黯有瘀斑,脉弦细涩。

5. 肝肾两虚证候:肌肉、关节疼痛,局部肿大,僵硬畸形,肌肉瘦削,屈伸不利,畏寒喜暖,手足不温,或骨蒸潮热,自汗盗汗,腰膝痿软,脊以代头,尻以代踵,口渴欲饮或饮不多、舌质或红或淡,舌苔白或滑,或少津脉沉细弱或沉细数。

(1)主症;肌肉关节疼痛,局部肿大,僵硬畸形,肌肉瘦削。

(2)舌脉:(略)。

6. 痰湿阻络证候:关节肿胀,顽麻疼痛,或见痰核硬结,头晕目眩,首如裹,胸脘满闷,泛泛欲恶,饮食无味,痰多白粘,舌体胖,舌质偏黯,舌苔白滑黏腻,脉沉弦滑。

(1)主症:关节肿胀,顽麻疼痛。

(2)舌脉:(略)。

(3)次症:(略)。

7. 营卫不和证候:肌肉关节疼痛不甚,恶风,汗出,头痛,项背不舒,舌质淡,舌苔薄白,脉浮缓。

(1)主症:肌肉关节疼痛不甚,恶风汗出。

(2)舌脉:(略)。

8. 气阴(血)两虚证候:肌肉关节酸痛无力,活动后疼痛加重,或挛急,肌肤无泽,触之微热,或关节肿大、变形,或肌萎着骨,气短,困倦,口干不欲饮,低热,午后为著,舌质偏红或有裂纹,舌苔少或无,脉沉细无力。

(1)主症:肌肉关节酸痛无力,活动后疼痛加重。

(2)舌脉:(略)。

(3)次症:(略)。

(三) 协定处方及参考方

湿热阻络证候、寒湿阻络证候、寒热错杂证候、瘀血阻络证候、肝肾两虚证候(尪痹)分别制定出协定处方,其他证候拟出参考方。供全国参加协作单位统一观察,统一用药,并委托辽宁本溪第三制药厂生产。参考方暂不统一剂型,不列为1985年科研观察任务,仅供临床辨证用药参考。

1. 湿热痹冲剂

防风10g,防己15g,地龙10g,革薢15g,

苍术10g,黄柏10g,生薏苡仁20g,川牛膝15g,

威灵仙12g

2. 寒湿痹冲剂

附子15g,制川乌15g,生黄芪15g,桂枝10g,

麻黄10g,白术10g,蜈蚣3g,当归12g,

白芍12g,威灵仙10g,木瓜10g,细辛3g,

炙甘草6g

3. 寒热错杂痹冲剂

桂枝10g,白芍15g,知母15g,麻黄10g,

白术15g,附子10g,防风10g,生姜10g,

生甘草6g,地龙10g

4. 瘀血痹冲剂

当归15g,丹参20g,制乳香、没药各6g,

片姜黄10g,川牛膝15g,红花10g,威灵仙15g,

川芎10g,炙黄芪15g,制香附12g,生鹿角15g

5. 尪痹冲剂

生地、熟地各20g,附片15g,川续断15g,

骨碎补15g,淫羊藿15g,补骨脂15g,独活10g,

桂枝10g,防风10g,蜈蚣3g,知母15g,

皂刺10g,羊胫骨20g,白芍12g,红花10g,

威灵仙15g,伸筋草10g,狗脊15g

注:以上各处方均为1日量,分3次服。

6. 痰湿阻络:二陈汤、阳和汤加减。

7. 营卫不和;桂枝汤、玉屏风散加减。

8. 气阴(血)两虚:秦艽鳖甲汤、八珍汤加减。

以上1~5为全国科研协定处方,6~8为临床参考方。

三、疗效评定标准

1. 临床治愈

症状全部消失,功能活动恢复正常,主要参考指标(指血沉、抗“O”、类风湿因子等理化检查)结果正常。

2. 显效

全部症状消除或主要症状消除,关节功能基本恢复,能参加正常工作和劳动,主要参考指标(各项理化检查)结果基本正常。

3. 好转

主要症状基本消除,主要关节功能基本恢复或有明显进步,生活不能自理转为生活能够自理。或者失去工作和劳动能力转为劳动和工作能力有所恢复。

4. 无效

和治疗前相比较,各方面均无进步。

[附] 说明:有条件的可搞对照组。

1984年11月

附:中华全国中医学会内科专业委员会

痹证全国科研协作方案

一、要求

(一) 诊断明确,病名、证候诊断按全国痹证会议标准。

(二) 评价疗效的标准相同。

(三) 各证候组病例必须有足够的数量(300~500例)。

(四) 治疗方法统一,按协定处方统一供药,剂型相同、用量相同。

(五) 观察期间不得同时应用其他药物及方法。

二、方法

(一) 实行全国性多单位协作,用较短时间,拿出大系列病例总结,不断修改协作方法,更新协定处方。

(二) 门诊与病房相结合,以病房病例为主,以2个星期为1疗程,1~2个疗程可作总结。治疗不满1个疗程或中断治疗者,不作统计。

(三) 采用协定处方治疗无效病例,可采用多途径综合治疗。

(四) 五个证候组的科研观察要予以保证,在完成全国协作任务的前提下,可以自行设计处方进步观察,并写出总结。

三、进度

（一）每一协作单位在按时完成会议上承担的任务（病例数）于1985年4月30日前写出总结，寄往学术秘书组（中医研究院广安门医院内一科）。

（二）科研供药的协作药厂，将“全国痹证会议协定处方”药物，保证在12月底前供临床科研协作单位试用。

四、下届会议

（一）1985年5月召开全国痹证第三次专题学术讨论会。

（二）出席会议代表，根据承担全国协作任务及课题论文总结确定。

（三）本溪市第三制药厂负责全国痹证第三次会议经费资助。

五、说明

全国未参加“痹证科研协作组”的省、市、自治区、地、县各医疗（科研）单位，可随时与全国中医学会内科学会痹证学术秘书组联系，报名参加协作，并申领科研观察任务，按协作方案规定各项要求，按期完成科研总结，或撰写课题论文，皆可申请参加下届全国痹证学术讨论会。

痹证科研临床观察表另发。

全国中医学会内科学会痹证学组
1984年11月于宁波

全国中医学会内科分会
第三次痹证专题学术讨论会纪要

全国中医学会内科分会第三次痹证专题学术讨论会，于1985年5月28日至31日在北京召开，来自全国20个省、市、自治区的54名代表参加了会议，卫生部副部长胡熙明，人大常委会医药卫生组副组长董建华，中国残疾人福利基金会副理事长李正，中医研究院院长、中华全国中医学会常务理事陈绍武，以及北京空军后勤卫生部、空军466医院、辽宁省卫生厅等单位的领导出席了会议。胡熙明副部长做了关于中医工作的重要讲话。

大会收到全国痹证论文34篇，痹证全国科研协作观察总结材料22篇，自1983年9月雁北会议以后，经过同志们的共同努力，工作取得了较大的进展。

会议期间，交流论文17篇。代表们对痹证的病因病机病名和证候规范、痹证的范围、治疗方法以及痹证改为痹病等，提出了新的看法和补充意见。痹证学组的名老专家为中国残疾人福利基金会进行了募捐义诊活动。

会议期间，代表们对下一步如何开展痹证科研，提高痹证疗效，攻克痹证重点课题，畅所欲言，献计献策，提出了许多宝贵的意见和设想。经过代表们的充分讨论和磋商，决议如下：

1. 推选了参加全国中医学会内科分会1985年年会论文8篇。

2. 为了使痹证科研工作向纵深发展，为了更好地开展国内和国际学术交流，成立“全国痹病研究中心”，并对其组织机构提出初步意见，报请全国中医学会审批。

3. 组织全国力量编写痹证专书，书名待定，对其编写体例和要求提出了初步意见；为了及时掌握痹证方面的科研信息和动态，与有关杂志社联系，每年出1、2期痹证专刊，或每期设痹证专栏。

4. 修订了全国痹证科研协作方案。

5. 确定了全国今后痹证主攻课题为尪痹（以类风湿关节炎为主）。初步确定了系列处方的原则，并将组织全国继续协作。

通过这次会议的召开，将对痹证病因、病机、辨证、提高疗效及加速科研速度都有很大的推动作用。相信经过大家坚持不懈的共同努力，痹证的病名、证候逐步规范化，在短时期内攻克痹证难关是有希望的。

全国中医学会内科分会第三次痹证专题讨论会痹证学组

1985年5月31日于北京

中国中医药学会风湿病学会第四届委员会会议纪要

中国中医药学会风湿病学会第四届委员会会议于1997年10月9~12日在河南郑州召开，会议由河南风湿病医院承办，顾问及委员共34人出席了会议。国家中医药管理局港澳办李天秦主任和《中医正骨》杂志编辑部主任秦克枫教授也出席了会议。会议就以下内容进行了讨论：

一、五体痹的诊断及疗效评定标准

五体痹在《黄帝内经》（以下简称《内经》）中已形成了雏形和框架，但由于《内经》的文字古奥和历史所限，长期以来尚未认识到它的实质所在。近15年来，中医界有识之士，尤其是从事风湿病研究的学者，在从事风湿病研究的过程中，逐渐认识到《素问·痹论》的五体痹的广泛性、科学性。它包括了现代医学所指的相当一部分自身免疫性疾病、骨关节病变、周围血管病变等疾病。研究五体痹的诊疗标准及疗效评定标准，对进一步揭示《内经》五体痹的奥秘，指导五体痹的临床诊疗，具有十分重要的意义。基于以上认识，委员们就五体痹的诊断及疗效评定标准进行了热烈而认真的讨论。大家畅所欲言，各抒己见，百花齐放，最后由博返约、达成了共识。委员们认为：

1. 国家中医药管理局颁布的《中医病证诊断疗效标准》(以下简称《标准》)和卫生部发布的《中药新药临床研究指导原则》(以下简称《指导原则》)已收入了部分五体痹,但《标准》使用的中医病名,《指导原则》使用的是西医病名,为突出中医特色,应一律使用中医病名。通过这次会议,力求形成一套系统的具有中医特色的五体痹诊断及疗效评定标准,旨在实用、易于操作,给卫生部和国家中医药管理局在修订《指导原则》和《标准》时提供参考。

2. 为达到以上目的,每一病种的撰写内容分为概念、诊断依据、证候分类、疗效评定四个部分。概念部分要简单明了地概括出该病种的病因、病机、症状及范围,务求写出五体痹的原有概念,保持中医特色,尽量不用或少用西医术语。诊断依据部分分别写出该病种的主症、次症、舌脉象及西医辅助检查。证候分类部分要求每一证候写出主症和次症。疗效评定部分要求按临床治愈、显效、有效、无效四级标准进行撰写。

3. 撰写时既要注意体例统一、步调一致,又要体现出每病种的特异性,防止千篇一律。

经过讨论——修改——再讨论,原则上确定了皮痹、肌痹、筋痹、脉痹、骨痹五体痹及燥痹、周痹、尪痹的诊断、证候分类及疗效评定标准。

二、第二届国际中医风湿病学术会议问题

此次会议已初步定于1998年秋在马来西亚召开。委员会积极和马方协商并后筹备有关事宜。

三、创办《中国中医风湿病学杂志》

风湿病是世界性的多发病、常见病,也是疑难病。中医对此有着系统的经验和丰富多彩的疗法。创办此杂志对于进一步弘扬祖国医学,交流风湿病的研究动态,深入研究风湿病是非常必要的。鉴于目前中医刊物多是属于综合性刊物,专科化的刊物较少,风湿病杂志一定会有广泛的读者,创办此刊物是可行的。要组织编辑委员会和编辑室,由中国中医药学会主办,风湿病学会和河南风湿病医院承办,并及时向有关主管部门申报。与此同时,各位委员要积极撰稿,可先试创刊,内部发行。

四、设立风湿病科研基金

委员们经过讨论认为,为了进一步深入开展风湿病的科研工作,设立风湿病科研基金是很必要的,其作用一是作为某些有苗头的科研项目的启动基金;二是奖励在风湿病科研工作中做出突出成绩的研究人员。

为了发展壮大风湿病学会及科研队伍,使中医研究风湿病的事业后继有人,本次会议增补了4名委员。会议期间,正逢河南省风湿病肢体残疾康复技术指导中心成立,委员们参加了该中心的挂牌仪式,参观了医院,并为200余名风湿病患者义诊。

会议结束时,主任委员路志正教授、副主任委员焦树德分别做了总结发言。他们认为本次会议是高速度、高效率,委员们不辞长途辛劳,马不停蹄地工作,讨论中学术民主气氛较浓,真正做到了百花齐放,百家争鸣。会议开得圆满、成功,按期完成了会议的议事日程,达到了预期的目的,本次会议将对中医风湿病的临床和科研工作起着积极的推动作用。

河南风湿病医院承办了本次会议,河南省中医药管理局和河南省中医药学会的领导及娄多峰教授多次到会场看望委员们,娄玉钤院长在百忙中也挤出时间参加了会议,并慷慨解囊资助会议。路志正、焦树德教授代表全体委员向河南省中医药管理局、河南省中医药学会、河南风湿病医院致以衷心的感谢。

中国中医药学会风湿病分会秘书处

1997年10月

申请创办《中国中医风湿病学杂志》的报告

尊敬的领导:

您好!

风湿病是一大类病因不同、临床表现复杂、病种繁多的疾病群,属于临床常见、多发、疑难病,因与自身免疫有关,全身多系统损害是疾病特点之一,多数疾病缠绵难愈,有的患者需终身服药治疗。而目前尚无根治此类疾病的药物。风湿性疾病包括100余种疾病,每种疾病发病率不一,我国常见风湿病的患病率为:类风湿关节炎0.3%~0.4%;强直性脊柱炎0.3%;系统性红斑狼疮(75~115)人/10万人;骨性关节炎40岁人群中占10%~20%,60~70岁占75%;骨质疏松症的罹患人群更是一个庞大的群体,绝经后妇女约1/3~1/2罹患此病。我国人口众多,如果把每种疾病的发病率汇总,风湿病的患病人数当以千万至亿计。该类疾病对人类健康造成严重的危害,已引起国内外专家的高度重视,国外学者将该病概括为5D,即痛苦(discomfort)、死亡(death)、残疾(disability)、经济损失(dollar lost)、药物中毒(drug toxication)。中医药对风湿病的研究已有数千年的历史,历代医家多有创新的发挥,历史医籍皆有论述,且形成了系统、完整的理论体系。有效方剂500多种,有效中药1000多种,治疗方法丰富多彩,具有疗效高、副作用低的特点。中医中药在风湿病的治疗上日益显示出其独特的优势，许多疾病的早、中期无需任何西药即可控制病情；某些重症需联合西医用药时，中医药又起到了增效减毒的良好作用。中药在治疗患者疾病的同时，也提高了患者的生存质量。全世界对中医药的需求增温，许多国家对风湿病的治疗寄希望中医药。

中华中医药学会风湿病分会自1983年成立以来，历经20余年的努力，在路志正主任委员、焦树德副主任委员的带领下，在朱良春、谢海洲、王为兰、陈之才、张沛虬、李济仁、娄多峰等老专家的支持领导下，在全体常委、委员和风湿病同仁的共同努力下，学会从无到有、从小到大、从弱到强、逐步发展。无论在组织建设、学会研究、科研成果、人才培养、医药结合、对外交流等方面取得了显著的、可喜的成绩。专业委员会已遍布全国大部分地区，学会组织机构健全，规章制度完善，办事机构团结精干，学术水平发展迅速。积极主办国内外学术交流，已召开了十五届全国风湿病学术大会，举办了三届国际风湿病学术研讨会(1996年北京、1999年香港、2001年法国、2008年北京)，并于2004年2月份在台北与台湾中医药研究所联合举办了"首届海峡两岸风湿学术研讨会"，从而扩大了中医在国际上治疗风湿病的影响。在学术研究上，学会专家承担了从"七五"至"十一五"国家攻关和支撑计划项目、及国家中医药管理局和省市级研究课题等；在人才培养方面，已举办了12期全国学习班，各地举办学习班20余期，培养了大量风湿病专科人才。

1997年学会创办了内部刊物《中国中医风湿病学杂志》，主编为路志正教授，每季度出版一次(已七卷)，该刊物以广大中医风湿病医师为主要读者对象，及时向全国报道中医风湿病的临床研究及科研动态，报道风湿病的科研成果和临床诊疗经验，以及对风湿病学临床有指导作用、且与风湿病学临床密切结合的基础理论研究。在"贯彻党和国家的卫生工作方针政策，普及与提高中医风湿病知识，反映我国中医风湿病学临床科研工作的重大进展，促进国内外风湿病学术交流等方面，《中医中医风湿病学杂志》做出了一定的贡献。"

目前风湿病分会已成为一个在国内日趋具有影响的学会，如果能正式出版发行《中国中医风湿病学杂志》，将会大大推动中医风湿病的发展，提高中医诊治风湿病在国内乃至国际上的地位，为人类健康做出贡献。

中华中医药学会风湿病分会

2010年12月第2次申请

(编者注：本文系2010年12月第2次申请稿，在1998年11月第1次申请稿基础上增删)

国际中医心病学术会议在京召开
人类健康需要传统医药

本报讯 记者刘文静、邵建革报道：首届国际中医心病学术会议于10月22日在北京开幕。来自中国、韩国、马来西亚、新加坡、加拿大、日本、巴基斯坦和中国香港8个国家和地区的300多位专家、学者出席了大会。

这次大会是由中国、加拿大和新加坡三国的有关学者发起，经过3年多的努力，在中国中医药学会内科分会心病专业委员会以及各国同道们的热烈响应和支持下召开的。大会先后收到各国学术论文共800多篇，其中有心病理论和基础医学的研究，有名老中医诊治心病的宝贵经验，有大量的临床经验总结，有针灸、气功、外治疗法的新技术等；内容丰富，展示了当代中医诊断治疗心病的高水平。特别是在防治冠心病、心肌炎、心律失常等方面，显示出了中医药的独特疗效和优势。大会学术交流也将本着突出中医特色的原则，集中展示中医药在治疗心病方面的临床进展与学术科研水平，旨在进一步促进中医心病的学术交流与发展。适逢"世界传统医药日"之际，这次会议对于弘扬传统中医药、让中医药更快地走向世界无疑将起到积极的推动作用。

卫生部部长陈敏章为大会发来了祝辞。国家中医药管理局副局长朱杰出席大会开幕式并讲了话。出席开幕式的还有：全国政协副主席洪学智，中国中医药学会会长崔月犁，卫生部前中医司司长吕炳奎，全国人大常委、著名老中医董建华教授，国家中医药管理局局长诸国本、前副局长田景福，中国中医药学会内科心病专业委员会主任焦树德教授、副主任委员路志正教授，韩国大韩医学会会长裴元植、名誉会长安鹤洙，马来西亚中医师公会会长黄叔平、名誉会长饶师泉等也出席了开幕式。

（编者注：本文刊载于《中国中医药报》1992年11月6日第1版）

附：心痹诊断及疗效评定标准(1987)

此标准由中国中医药学会内科学会心病学组筹备组邀请在京部分中医心病专家于1987年6月在京草拟，同年8月在青岛市召开的全国中医内科学会心病学组成立暨首届心病学术讨论会上经全体与会代表讨论、修改而成。

一、心痹诊断标准

（一）病名

统一病名为心痹。轻者命名为厥心痛，重者命名为真心痛。厥心痛又分肾心痛、胃心痛、脾心痛、肝心痛、肺心痛五种。

古籍中本病的名称甚多。目前叫法也很繁杂，为了逐步规范化，本标准的命名采取了以病因病机为主、症状为辅的原则。《黄帝内经》云："心痹者，脉不通，烦则心不鼓。""赤脉之至也，喘而坚……名曰心痹。"据此本病统称为心痹，因其主症为心痛，根据疼痛的部位、性质、程度不同而又分为各种心痛。

（二）定义

心痹是由于内伤七情、外感六淫、饮食不节致使脏腑阴阳失调，气血两亏，痰浊内生，阻滞络脉，心脉蜷缩，痹阻不通，而卒然发生心痛的一种疾病。本病有轻重之别，轻者称为厥心痛，时作时休，久治不愈；重者称为真心痛，剧痛不止，失治可致卒死，亦有突然胸闷，气结而死者。

（三）诊断依据

1. 主症：心胸疼痛，与背相控，疼痛如割、如刺、如绞，痛在膻中、虚里，或沿心经、心包经脉窜痛，或卒然剧痛，昏厥而死。

2. 次症：心悸、胸闷、心烦、气短，心前压抑感，或有恐惧感，或有心痛史。

3. 舌诊、脉象：舌苔多为薄白或厚腻，舌质多见淡红或黯红、瘀斑。脉象多为阳微阴弦，或弦紧、滑、数，或见沉涩、微细涩、结代，或微弱欲绝。

具有上述主症，或主症兼有次症者，参以舌诊、脉象即可确诊。

4. 参考指标：

(1)心电图检测；

(2)红外图像；

(3)微循环检查；

(4)有关化验检查。

（四）分类

1. 厥心痛：心痛为主，经久不瘥，《黄帝内经》分为五类：

(1)肾心痛：证见心痛彻背，背痛彻心，胸背拘急，畏寒肢冷，腰膝酸软，佝偻不伸，足跗下肿；舌体胖，质淡，或紫黯有瘀斑，苔白滑润；脉沉涩、细弱、弦紧、结代无力。或兼见口渴咽干，五心烦热，夜热盗汗，舌红少苔，或有裂纹，脉沉细小数，或虚大无力。

(2)胃心痛：证见胸腹胀满，心尤痛甚，食后加重，恶心欲呕，嗳气吞酸；舌质淡或晦滞；脉沉细小滑或沉迟。或胃中灼热隐痛，知饥纳少，舌红少津，脉细数无力。

(3)脾心痛：心痛剧烈，如刀割锥刺，胸闷气短，心中动悸，纳后脘胀，头晕恶心，倦怠乏力，肠鸣泄泻，素盛今瘦；舌淡而胖，苔白滑或厚腻；脉濡缓、细弱、结代无力，或沉伏、弦滑。或兼见知饥不食，食后腹胀，消瘦乏力，唇干口燥，尿黄便结；舌红少苔或无苔，脉细数、结代。

(4)肝心痛：证见心痛面青，两胁胀满，不得太息，情志不遂则心痛加重；脉弦、涩、结代，或滑数。或兼见头晕目涩，虚烦不寐，多梦易惊，爪甲不荣，月经不调。舌红少苔或无苔，弦细小数或结代。

(5)肺心痛：心痛喜卧，时轻时重，劳作痛甚，胸闷气急，咳喘时作，汗出恶风，甚至咳逆倚息不得卧；舌体胖大有齿痕，或舌质紫黯有瘀斑；脉细、滑、结代或浮大无力。或兼见干咳少痰，咯血失音，潮热盗汗；舌红少苔或无苔，脉细数结代。

2. 真心痛：真心痛是心痹的危急重症。心痛剧烈，面色苍白，冷汗淋漓，手足逆冷、凉至肘膝，脉微欲绝，可旦发夕死，夕发旦死，甚或卒死。

二、心痹疗效评定标准

(一) 临床治愈

心痛及其他症状全部消失，精神体力完全康复，舌苔脉象正常，心电图恢复正常，停药随访2个月无复发者。

(二) 显效

心痛及其他症状全部消失，精神体力基本康复，舌苔脉象正常，心电图显著改善，停药随访1个月无复发者。

(三) 有效

心痛及其他症状发作次数较前减少大半，心痛程度和持续时间减半，舌脉亦见好转，精神体力有所恢复，心电图有改善，尚需药物维持治疗者。

(四) 无效

经治疗1个月，心痛及其他症状、舌脉、心电图均无改善。

中国中医药学会内科心病专业委员会

1987年8月

(编者注：本文摘录于《国际中医心病学术会议论文集》，中国中医药学会内科心病专业委员会，北京，1992年10月)

第五章
科研评审与意见

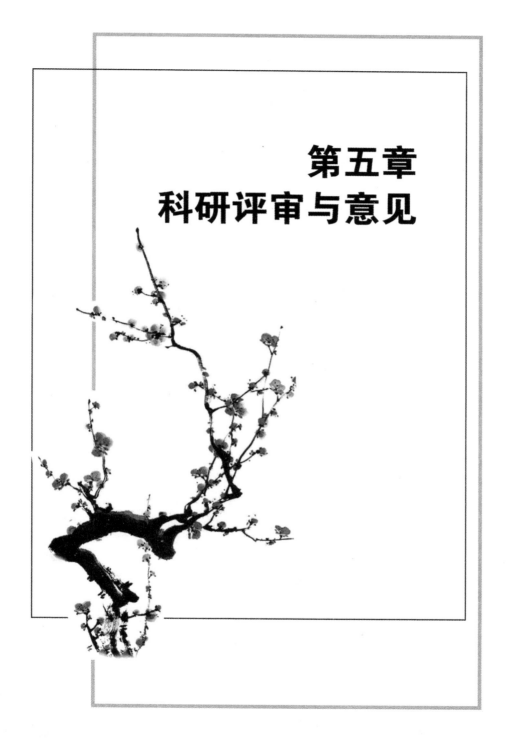

《中医病名诊断规范》评审意见

1. 以欧阳琦教授为主的课题组，运用中医理论体系的思维，从医史角度首先阐明其历代沿革，再明确其概念，设计合理，科学性强，虽是初稿，但很有说服力。

2. 中医病名繁多，证、症名称混杂，医籍浩瀚，涉及多个学科，而作者能从杂乱纷纷病名中，以有限的文字，精炼升华，重点突出，简练扼要，使人阅后一目了然，便于掌握。足见作者岐黄根底深厚，古典文学有素，具有渊博的多学科知识（包括西医学识），特别是要具有辩证唯物主义思想和历史唯物主义观点，始能命名确切，公允平正。从全书内容看，具有较高技术水平，而臻于成熟。

3. 每一疾病在发生发展的不同阶段，其临床表现各异，故又列“分证”一项，确从临床实践中来。全国中医如能人手一册，对其学术水平和诊断、治疗水平将大大提高，在解除患者痛苦，促进四化建设，深入改革方面，其社会效益，是无法用经济效益来衡量的。

本课题的难度很大，可作为阶段性成果，建议继续组织人力，把本课题长期搞下去，以便逐步充实和完善。

路志正

1989 年 3 月 26 日

“方药中教授诊治慢性肾衰的经验研究”评阅意见

慢性肾衰时危害人民健康的常见病，亦属疑难危急重病。为此，认真继承名老中医对本病之学术思想和医疗经验，就有着十分重要的意义。从本文整个研究资料来看，已经胜利地完成了这一课题的研究任务，且有以下特点。

1. 本课题整个研究过程，是遵循了中医学术自身发展规律和中医科研思路与方法，亦即按照方教授之学术思想，对本病的认识、诊疗经验而来，具有理论联系实际、学用一致的特点。所举 18 个典型病例，都是危重患者，经过辨治，均化险为夷、转危为安，很有说服力。我们绝不应忽视个案病例，从个案中才能看出其因时、因地、因人治宜等真实功夫。现在的医案与过去不同，大多利用现代检测诊断，前后对比。

2. 慢性肾衰之病机虽繁，病情复杂多变，但经方教授之潜心研究，仍然摸出了诊治规律，订出本病的治疗体系，通过研究生部、病房(西苑医院)等 3 个单位试行，不但简便易行，示人以辨证规律，且有灵活性，是一个行之有效的较好规范、新的模式，值得进一步研究，予以推广。

3. 所订之诊治体系，经西苑医院和外院验证 107 例，大多为危重病人，其总有效率为 75. 56%，显效率 47. 78%，已暂居国内先进水平，充分说明临床疗效较高，经得起验证的。

总之，本课题设计合理，很有中医特色，如实全面地继承了方教授对本病的理论认识和宝贵的医疗经验，且输入了计算机，完成了专家系统，验证 27 例。在极端困难情况下，能够完成这一艰巨而光荣的任务，是难能可贵的，值得鼓励。

1990 年 12 月 26 日

（编者注：课题完成单位系中国中医研究院研究生部、西苑医院等）

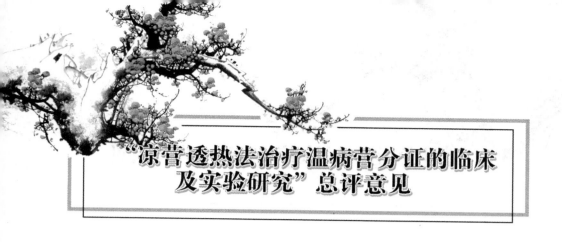

“凉营透热法治疗温病营分证的临床及实验研究”总评意见

本课题选题明确、新颖，思路清晰，创新性强，既有继承、又有发扬，从临床实际入手，结合实验研究，难度较大，在国内外居领先地位。具体成绩是：

1. 董老（建华）凉营透热法有继承、有发扬，使本法不拘清宣一途，举凡消食、通腑、化湿、行瘀等均可做透邪之用，从而扩大了本法的使用范围。

2. 首次提出年老、阴虚、宿疾和热盛伤阴是温热传营的因素，并客观地论证了温病营分证实质与血液黏度增高、内毒素血症及免疫功能失调有关，大大丰富了温病营分证的内涵及客观依据，表明中医学之理论有着科学的精髓，经得起检验。

3. 从临床和实验论证了本法是治疗营分证的有效疗法，具有降温快、无反跳、疗程短等优点，总有效率达96.15%，并部分阐明了疗效机制。

此项研究与前贤学术思想及证治经验、与西医疗效相比较“高出一筹”，具有较强的科学性、先进性、实用性和创新性，是进行中医科研的有效方法，有着重要的推广和应用价值，将对中医药学的科学研究起到很好的推动作用。

鉴定委员：刘渡舟、步玉如、巫君玉、余瀛鳌、焦树德、路志正。

鉴定技术负责人　路志正

1992年10月17日

（编者注：本文系为北京中医学院东直门医院课题鉴定意见，主要研究人员为董建华教授等）

"常见急症中医诊疗方案"评审意见

一、以症带病，体裁新颖

临床所见每个急症，可见于多种西医疾病之中，故将常见病之急性临床特征，主要伴发症以及鉴别诊断分别列出，再根据这些病症给以不同急救措施；待病情稳定，继则辨证论治，既突出中医理论，符合标本缓急治则，又融西医诊断于一炉，起到互补作用。

二、急症目录，有创造性

中医病、症、证名繁多，目前尚未统一，如何归纳综合，难度很大。本目录敢于不用前人"真心痛"等急症名称，将其归入"剧烈胸痛"之中，不无创新精神，余如"阴道流血"，不再枚举。

三、综合治法，易收良效

急症多具急、危、重特点，单靠一法收效较慢。本书采用中医合作疗法，内服外用、针灸按摩、丸、散（吹喉、嗅、敷）、锭、灌肠、心理、耳针、放血、单方验方、肌注、静滴等多种制剂；对保守无效者，提出手术等中西结合措施，是难能可贵的。特别是单方验方、针灸具有简、便、廉、验等优点，收效较捷。

本方案编写，层次清晰，文字简明，重点突出，涉及中西医学，说理清楚，症状明确，易于鉴别，具有先进性、科学性、新颖性、实用性。据本人所掌握不完整资料，在国内同样急症书籍中居领先水平。建议报国家中医药局科技进步一等奖。当然，本方案收录目录尚少，尚应继续进行临床验证与科研工作。

路志正

1993年3月28日

（编者注：本课题完成单位系湖南省中医药研究院，主要研究人员为欧阳锜教授等）

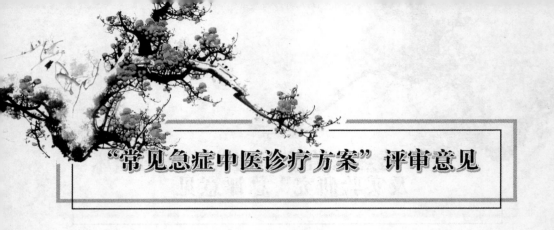

“邓铁涛中医诊疗经验及学术思想整理研究”课题函审意见

课题组所报6份鉴定资料，内容非常丰富，既全面、又有重点，邓（铁涛）教授无论医、教、研均强调从中医理论出发，突出辨证论治特色，以接力赛方式，从临床实践入手，取得疗效后，再进行实验研究。课题坚持这一意见，系统而有重点地进行临床观察和实验研究，如对冠心病从血流动力学和血液流变学探讨益气除痰法的治疗机理，从亚细胞水平探讨中医“脾”之本质，进行胃超微结构研究等，获得实事求是的客观数据。有力表明，中医证候不同，其病理形态学基础也不同，为中医辨证论治提供了依据。这种研究方法，既符合前人传统科研方法，又有所创新，与时代同步，且具有易出成果，少走弯路等特点。

中医内科号称大方脉，从整理邓氏学术思想和经验看，病种甚为广泛，涉及现代医学循环、消化、内分泌、泌尿、神经等8个系统，尚有急腹症（外科）、寄生虫、妇、儿科等，充分说明邓老堪称全科医生，当代著名中医学家、临床家、教育家。通过长期临证、教学相长，逐渐形成“五脏相关”“痰瘀相联”等独到见解的学术思想，扎实的理论基础，精细之辨证论治。对重症肌无力的辨治，既有主方，又有兼治加减达14处之多，已达到了炉火纯青地步，既有继承，又有发展。他的学术思想来源于坚实的临床基础，对当前中医药界有启迪作用，其办中医学院校的教育思想又有针砭作用，如能照其意见办校，定能培养出高水平人才。

在开发研制新药方面，课题组协助开发出五灵止痛散、强肌健力饮等4种，医院制剂8种，计算机软件系统，已在国内外应用，已获得较好社会效益和经济效益，有广阔的应用价值和推广前景。

总之，继承工作投入大量人力，先后带硕士生27名、博士生4名、高徒2名和助手，课题组经过5年努力，课题设计合理、资料齐备、病例翔实、实验数据可靠，具有科学性、先进性，已按计划完成各项指标，符合规定。

存在问题:①邓教授学验俱丰,尚不能满足这次总结,内科病种繁多,应有重点之重点,此次内容过多,未及深透之感。②有的缺乏中医诊断和疗效评定标准,如报送材料(十一)眩晕治验,邓氏分3型,而总结全按西医内耳性眩晕等分类,未能反映出邓氏经验,又未突出中医特色。

建议:一个病一个病地系统按照邓氏辨治经验和规律进行研究,逐步摸索出其防治规律,继续进行继承。建议授予科技进步一等奖。

路志正

1996年11月7日

(编者注:本文系为广东中医药大学承担国家中医药管理局课题鉴定意见)

“欧阳锜病证结合学术经验研究”鉴定意见

本课题创造性地采用理论—临床—新药开发相结合的思路，对欧阳锜研究员病证结合的学术思想和经验进行了全面深入的研究。追溯其病证结合学术思想之源流，阐明病证结合学术思想之基本内涵、科研思路，从临床思维探讨病证结合的临证思路，概括为以病为主，病证结合；以证为主，病证结合；以症带病，病证结合三种模式，并总结出其对高血压病、肺癌、风湿病、慢性肾炎以及风湿相搏证、痰浊上逆证、咳嗽等病症的独特见解和临床经验，融继承与创新于一体。按照新药审批办法的要求，对其经验方进行开发，研制出两个中药新药品种批量生产，获得了十分显著的社会效益和经济效益。

本课题选题新颖，设计严谨，具有很强的创新性，对国内名老中医继承研究有非常重要的借鉴作用。研究论文资料丰富，概念明确，逻辑严谨，完整而又深刻地阐明了欧阳锜研究员病证学术思想和临床诊疗模式，具有鲜明的中医特色，很高的学术价值和临床推广应用价值。并发表论文10余篇，参与两部专著的编著，对于欧阳锜研究员病证结合的学术经验的继承和发扬，从而显著提高中医药理论水平和临床辨治能力发挥了非常重要的作用，实现了社会效益和经济效益的同步增长，7位评审专家一致认为居同类研究的领先水平。

建议对欧阳锜研究员辨证论治等方面的学术思想分步骤、分阶段进行深入研究，并加强其经验方的开发力度。

函审鉴定组长：路志正

1998年12月23日

“运用多元分析方法对柴胡类方证的研究”评审意见

1. 本文为运用现代数理学中多元分析方法，并利用计算机，对《伤寒杂病论》中之柴胡汤类方、药物组成、方与方之间的关系，结合512例验案客观分析，从一个新的角度阐明了各方证之内部结构和相互异同，进而为临床运用本方证提供了客观依据，为逐步实现规范化奠定了良好的基础，具有科学性强等优点。

2. 运用多元分析方法对《伤寒杂病论》中之柴胡汤类方进行研究，在国内当属首先移用。对各方证内在和临床应用等方面，均取得了较好的客观数据，有一定的创新。日本曾借用，但不符合辨证论治规律。

3.《伤寒论》为中医重点课程，素有“六经诊万病”“方剂之祖”之称，其中包括了六经与脏腑辨证，理论深邃，方简效宏。本文对本学科的发展有着举足轻重的作用，势将起一定的推动作用。

4. 本文如能发表，广大中医同道若能认真阅读，吸取其中精华，势必提高其临床正确运用柴胡类方，从而提高辨证论治水平，拯危救困难以数计，其社会效益和经济价值难以衡量。

5. 记得1960年代曾有《小柴胡汤方证之研究》一书出版(也可能记错)。本文虽采用多元分析方法，但有的不无过繁，不易推广。且柴胡类方在临床中运用甚广，仅根据别人验案进行分析，固是研究方法之一，但作者在临证时如何确切地运用，再整理成文，更有说服力。今后应继续研究。

中国中医研究院广安门医院主任医师　路志正

1990年10月10日

(编者注：课题完成单位系解放军304医院中医科、北京中医学院伤寒教研室、北京医科大学生物数学教研室、济军卫校中医教研室)

“复方锁阳冲剂研究”审评意见

湖南中医学院临床研究所病证研究室的同志，以弘扬中医药为己任，围绕萧佐桃教授之学术思想和医疗经验，对复方锁阳冲剂进行了长达6年之久的临床和实验研究，工作深入细致，具有中医特色，取得了阶段性科研成果，兹提出以下意见：

一、符合中医科研思路和方法

本课题先从原发性血小板减少性紫癜开始，在取得临床疗效的基础上，又扩大到难治性哮喘、性功能低下、不育症、高脂血症、抗衰老等方面，而以寻找类糖皮质激素作用样的药物为主要内容之一。这种科研方法符合中医传统的研究思路和方法，即从临床开始，只有从老中医学术思想和宝贵医疗经验开始，在取得较好的临床疗效之后，再进一步一系列的实验研究，才能少走弯路，有的放矢，易出成果。

二、既突出中医理论，又有异病同治的特点

每一病证前后，均对该病之病因病机、证候、治则等进行阐述，而在讨论中，既有中医理论探讨，又有现代研究论述。从所治病种来看，锁阳冲剂同样具有异病同治的效果。经72例原发性血小板减少性紫癜、70例哮喘的患者临床观察，前者总有效率为88.9%，远期追踪1年，绝大部分痊愈或基本稳定，无出血现象；后者总有效率为85.7%。余如性功能低下、不育症等均有很好疗效，特别是一些长期反复服用强的松等激素药物，经锁阳冲剂治疗后，大多数已无需再用激素，充分说明本冲剂确有类糖皮质激素作用，且毒副作用小，在替代糖皮质激素方面有着广阔的前景，在辨证论治上本冲剂同样具有异病同治的功效。

三、临床病例翔实，理、法、方、药一致

在临证观察之病种中，均参考有关方面制定的诊断及疗效评定标准，便于统一；病例翔实，说理细致，前后呼应，融为一体，很有中医特色；病种虽异，而理论则一，只要具有脾肾阳虚者，即可用本冲剂治之。

四、实验数据可靠，实事求是

在实验研究方面，做了大量深入细致的工作，方法较为新颖，数据可靠，科学性强，很有说服力。特别是实事求是的精神，更属难能可贵，如对本冲剂“所表现的双向作用，目前尚难做出满意的解释，有待更深入地研究”；对于“急性炎症反应，如蛋清性跖肿，复方锁阳冲剂则无效”等，难以枚举。

总之，本课题研究组6年来，从临床到实验做了大量的研究工作，即充分体现了中医研究思想与方法，又充分运用现代科研手段和方法，为本冲剂防治难治之哮喘病等方面提供了大量的客观理论依据，为继承弘扬祖国医药学做出了丰硕的成果，这种研究方法值得提倡和推广。

从227页的全部研究资料看，课题设计合理，先临床后实验，层次清晰，资料完备，工作细致深入，已达到了预期的目的。对防治疑难疾病，抗衰防老等方面，将有很好的社会效益和经济效益。

建议：

1. 作为科技进步奖，上报国家中医药管理局。

2. 复方锁阳冲剂可作为3类新药，上报卫生部药品审评委员会，早日批量生产，扩大验证。

3. 或先报省药政部门审批，在当地批量生产，扩大临证使用范围。

中国中医研究院广安门医院　路志正

1991年1月6日于北京

“中医药治疗骨质增生症临床研究”评阅意见

本课题设计合理，订有统一之诊断和疗效评定标准，既突出中医辨证论治特色，又充分利用现代检测手段，随机分为治疗组与对照组，采取内服外敷、局部与整体治疗方案，经治 507 例，总有效率 98.62%；对照组 138 例，总有效率为 64.49%，说明两组患者近期疗效，经统计学处理，有非常显著性差异。同时对一些患者进行了半年至 2 年的跟踪随访，以判定其远期疗效，治疗组随访 168 例，随访对照组 45 例，2 年后疗效对比，经统计学处理，$x^2 = 89.23$，$P < 0.01$，有非常显著性意义。

本文层次井然，重点突出，资料充实，分析细致，病例翔实，数据可靠，科学性强，实事求是，很有说服力。如通过临床观察发现，症状消失，疗效稳定，但 X 线片显示骨赘并无明显变化，从而得出产生症状的原因大多是软组织变化的意见，非常可贵；对部分患者血液流变测定结果，治疗前后对照表明：效灵丹系列方药具有明显而迅速的解痉、镇痛、消肿、散瘀、改善功能等作用，具有降低血液黏滞性、稀释血液的作用。且服药安全，无一例发生不良反应。

本文在诊断标准与研究方法上，建议扣得再紧一些，便于一目了然。本课题已达到预期结果，在国内处于领先地位，建议授予科技进步二等奖。

中国中医研究院　路志正

1991 年 8 月 7 日于北京

（编者注：本课题完成单位系河北滦县脉管炎医院）

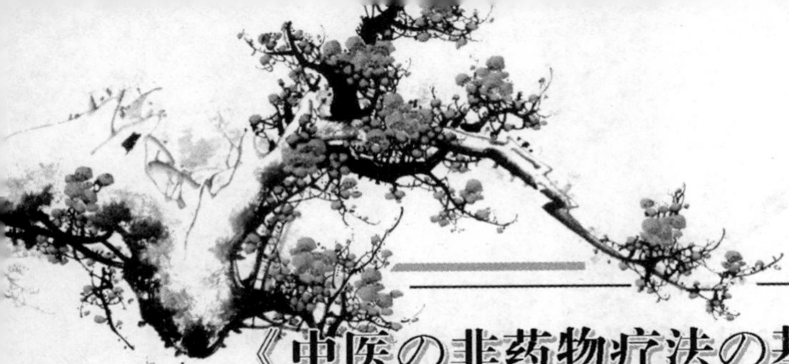

《中医の非药物疗法の基础と临床》一书的成果审评

近年来,随着医学模式的改变,疾病谱之转移,一些难治病和药源性疾病大有日渐增多之势。故许多国家的医药学家纷纷提出“回归自然”,转向天然药物和非药物疗法上来,因而出现了学习“中医热”的高潮。国内虽出版过一些自然疗法书籍问世,但很不系统、完整(据我所了解到的片面信息)。孙启凤同志有鉴及此,组织青壮年中医人员,参阅了古今大量的有关文献,结合个人之临证经验,编写成《中医の非药物疗法の基础と临床》一书,经审阅后,本书有下列特点:

1. 填补了国内这一空白　近年虽有一些“中医自然疗法”问世,但以中医非药物疗法命名的专著当首推本书,在国内外占有领先地位。

2. 突出了中医特色　本书将中医基础理论、诊断概要、八纲辨证等冠于篇首,又将整体观念、辨证论治作为非药物疗法特征。特别是对辨证论治与对病治疗之不同作了扼要的区别,便于国外学者了解中医学之真髓,确属难能可贵!

3. 理论紧密结合临床,强调中医综合疗法　在二、三篇中分别论述了针灸、拔罐等6种疗法之理论、应用、禁忌等内容。在19种病证中,除诊断、辨证外,还分别叙述了6种不同治法,既可单独选用,又可综合运用,这对理论指导实践,提高疗效,有着巨大的作用。

4. 弘扬中医非药物疗法,促进国际学术交流推向世界,有着积极的作用　过去我们曾将《中国针灸学概要》译成日、俄、英文本,但由于翻译人员多不懂中医学而译错甚多。今孙启凤同志组织既有中医学基础理论造诣,又有临证经验而通晓日语的中壮年中医,以日语编成书是保证图书质量的有效措施,值得重视和提倡。建议给予科研成果1~2等奖。

中国中医研究院广安门医院　路志正

1992年1月26日

(编者注:本文系辽宁省卫生厅成果鉴定意见)

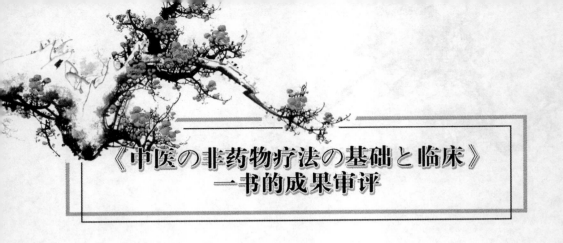

《金蟾定痛丸》评阅意见

1. 蟾酥为较常用中药，内服、外敷均可使用。但因其有毒性反应，用量较小。我们临床治疗心衰，多用干蟾皮，而不用蟾酥。据本草记载：本药味甘、辛，性温有毒，具有开窍、解毒、消肿止痛之功；适于痈疽恶疮、疔毒、牙痛、咽喉肿痛等症。故古方中和近代多为使用，如明《外科正宗》一书中，即有“外科蟾酥丸”，雷允上之“六神丸”中，均有蟾酥。现代药理研究，本品有强心和止痛效果。

2. 蟾酥和东莨菪碱、罗通定配合，对提高止痛作用、能得到加强，这种中西药合用，有无拮抗和毒副反应以及服用时间过长有无蓄积中毒作用，值得进行长期慢毒观察，提出确切的服药量和时间期限。最好由医院临床医生亲自掌握使用，或并提出明确禁忌证。

3. 本品作为晚期肿瘤持续性疼痛或术后伤口疼痛是适宜的。但对一般性疼痛（所报资料适应证中所列之“其他各种疼痛”）则值得考虑，因除蟾酥有毒外，东莨菪碱亦有毒性。作为商品，一般患者不易掌握按规定服用，往往因愈病止痛心切，而自行加大服药量，进而出现不良毒副反应，影响本成品信誉！

以上意见，仅供参考！

路志正

1992年9月7日于商务会馆

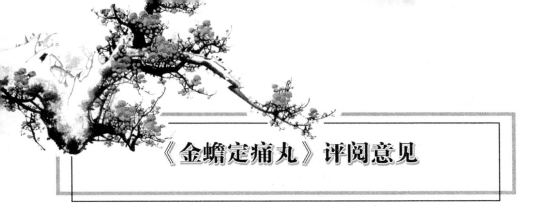

“中医药治疗艾滋病临床研究”审评意见

艾滋病是近年开始传播的一种新型传染病，严重危害着人类健康和生命，已遍及全球五大洲。本课题迎难而上，与美国纽约等医疗部门协作，通过临床观察，不仅从中医理论上对本病病因病机、症状、治疗等方面做了详尽的论述，并摸索出其治疗规律，研制出抗正袋泡剂治疗 103 例，总有效率为 66.99%，明显优于对照组。其中对部分病例进行了 6~12 个月远期疗效观察，中医袋泡剂治疗 78 例，总有效率为 55.13%；对照组 26 例，有效率 30.77%，两者有显著差异。但在治疗过程中，西药组（AZT）部分病例出现恶心、呕吐等肠胃道反应及贫血、中性白细胞减少等骨髓抑现象，而中药未出现任何毒副反应，表明安全有效。

本课题选题明确，设计合理，从临床入手的研究方法符合中医科研规律，并充分利用现代科技手段，对抗正袋泡剂进行了急性及亚急性毒性实验，免疫调节、质量控制等实验，研究表明：本制剂工艺合理，服用方便，有缓解病情、改善症状、提高免疫功能等作用。本资料较完整，病例翔实，科学性强，很有说服力。如能进一步研究，打入国际市场，其经济效益将难以估计。建议给予阶段性科技进步奖。

路志正

1992 年 10 月 31 日于北京

附录：

1. 本课题作者系黑龙江中医学院艾滋病临床研究课题组。

2. 本课题研究重点：①艾滋病抗病毒中药制剂；②对艾滋病调节、增强或重建免疫功能的制剂；③对机会性感染及卡波济肉瘤的治疗，但真正理想药物尚未发现。

3. 用氢化可的松制成免疫低下模型。

4. AZT 为 20 世纪 80 年代至 90 年代初美国批准临床使用，并在全世界推广的唯一抗病毒药物，虽不能杀灭艾病毒、治愈本病，但能较好地缓解症状，延长寿命，提高免疫能力。

“通脉活络饮配方及临床实验研究”评审意见

本课题选题符合当前多发病、常见病的防治形势，设计合理，制有统一之中风诊断和疗效评定标准，参阅了大量古今文献，通过长期临床观察，总结升华，优化筛选而制定出“通脉活络饮”。经对中风病患者77例的治疗，总有效率达94.0%以上；对照组30例，总有效率33.3%，两者对比有着显著的差异。有力表明本方组方合理、制剂工艺可靠，既保持了传统服法，制剂上又有创新，疗效高、安全无毒副作用等优点，很有中医特色。

本课题属于第一阶段的科研总结，有理论有临床，两者紧密结合，更有说服力。病例翔实，观察细致，随着近年生活水平的提高，中风病发病有提高趋势。建议在此基础上继续深入临床和实验研究（结合本院仪器设备、条件），将对社会产生良好的效益和经济效益，建议授予科技进步二等奖。在适应证上进一步明确其范围，以保证其疗效，而不宜过宽。

路志正

1992年12月6日

（编者注：本文为北京市护国寺中医院课题评审意见）

《颐神养脑复聪胶囊》阅后意见

老年期痴呆，属世界性难治疾病。为此，充分发挥中医药学的优势，填补这方面的空白，就有着重要的现实意义。

本胶囊处方来源于名老中医经验，有着长期临床应用的基础，符合中医从临床入手的科研方法，经过制剂工艺改进而成。具有服用方便、安全、有效、无毒副作用等优点。

为进一步验证胶囊疗效，参考国内外有关资料，制定了统一的诊断和疗效评定标准，所治120例痴呆患者全部经CT确诊。通过系统临床观察，综合疗效表明：总有效率85.83%，有力说明本品对肝肾亏虚、髓海不足所致者，治前疗后有明显差异，且未现毒副作用。药学药理实验研究方面，亦做了大量的工作，取得了客观的数据，病例翔实，数据可信，基本上符合中新药管理办法中有关中新药制剂的规定。

值得商榷和建议：

1. 名称太长，不利于传播推广。正如文中所说："脑为元神之府"，养脑则神自复，神是脑之用，复脑即包括"神"在内，建议前二字可否割爱。

2. 由于保密原因，未将全方列出，特别是未按中医方剂学组方规律进行方解，而是将其他有关治疗本病的方药药理作用作为解释，如报准字建议增补。一是与本方药味是否一致，二是13味复方经过制工艺炮制，能否产生新的化合物质，也就是说高级生化物质，值得考虑。单味药有效部分作为质控，在单味药尚可，如作为复方的药学药理，尚欠不足，亦不符合中新药方解的要求。为作三类新药上报，建议按规定补写，否则将增加评审通过困难。

3. 功能中开心利窍，"开心"二字如开心窍则符合中医术语，只"开心"则不妥，语病，值得推敲。

4. 文中错字较多，可能是打字人员对中医术语不熟悉所致。如第2页9行"怠惰思卧"中的"惰"字，误以为"情"字；"骨软痿弱"中的"痿"字，误以为

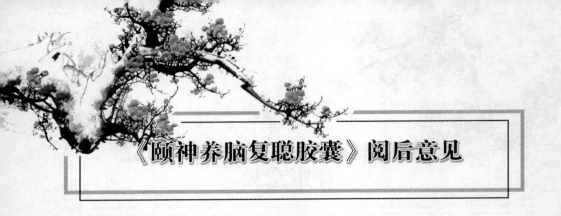

“瘘”字；第 9 页倒数 3 行“邪祟病”，系“祟”字之误，建议认真核对。

以上尽管有所不足，但瑕不掩瑜，建议在健字基础上，进一步进行修改补充，按三类新药申请，尽快投入市场，此药是我国已进入老龄化和国际上老年痴呆患者的客观需要。

当否？仅供参考！

路志正

1996 年 10 月 6 日

"慢支固本冲剂抗呼吸道感染的研究"评阅意见

本冲剂由古代名方玉屏风散加当归,其中黄芪与当归合又变为补血汤而成。来源清楚,药少效宏,既有益气固表、健脾和中之功能,又有补气生血、和血之用。通过近年来的实验研究,确有提高机体防御能力,预防感冒,达到"扶正祛邪"的作用。

1. 在实验研究方面,课题组根据中医"扶正固本"的理论,精心设计,充分利用现代实验方法,从病理、超微结构,细菌黏附分子的角度,遵照卫生部《新药审批办法》的要求,对药效、药理、制剂工艺、质量控制等均进行了深入研究,结果提示:本冲剂具有抑制绿脓杆菌对慢性支气管炎模型鼠呼吸道黏膜组织的黏附作用。

2. 在临床观察上,由卫生部药政局批准,上海中医药大学作为牵头单位,共7个单位,订有统一的诊断和疗效评定标准,随机分组双盲对照和开放组的治疗观察,治疗组115例,有效率88.69%;开放组204例,有效率90.19%;对照组103例,有效率66.99%,经统计学分析,慢支固本冲剂疗效明显高于固本咳喘片组,$P<0.001$。除15例患者有恶心症状反应外,未见有其他不良反应,不停药即可自行消失。

3. 课题组在疗程结束后1年进行随访263例患者,表明慢支固本冲剂总有效率34.13%,对照组有效率为12.73%,证明本冲剂在提高慢性支气管炎病人的免疫功能和肺功能的作用方面,均有一定的改善和稳定作用,并能明显地降低急性发作次数。

上述情况说明,本课题设计合理、观察细微、资料齐全、数据可靠(见实验部分扫描电镜下观察的治疗前后图片),特别是疗程完后1年,又进行追访,表明本冲剂有较好的固本作用,更加强了严谨求实科学的作风,具有应用价值和良好的社会效益和经济效益,对广大慢性支气管炎(肺脾气虚)患者无疑是一大福音,建议给予科技进步三等奖。

当否?供参考。

路志正

1996年11月30日于广安门医院

“伤寒论六经理论研究”审阅意见

1. 认真继承导师的学术思想和医疗经验。刘渡舟教授以毕生精力治伤寒之学，在前人气化学说基础上，又有了新的发展。本文即是在《黄帝内经》:“天地合气，命之曰人”的天人沟通气化理论上，从九个方面进行多层次、多角度的阐释，指出:“经络、脏腑气化的系统体系”的六经认识方法，既概括面广，又有提纲挈领之优点。只有以气化的观点作为研究《伤寒论》的理论依据，才真正符合仲景原著的精神实质，还庐山真面目。

2. 理论紧密结合临床是本文一大特点。在论理篇中，作者以大量的客观资料进行深入细致的阐述，特别对六经标本中气、从化、开阖枢、气立与神机、传经等理论做了充分的论证。资料翔实，立论有据，但理论能否指导临床是一关键问题。为此，作者在论证篇中，对《伤寒论》六经原文中的标本中气、开阖枢等分别进行了理论的论证，紧密结合临床。如少阴篇中论心肾相交与少阴为枢在《伤寒论》中的体现，即指出:“心阳下交于肾，肾阴上济于心，是通过手足少阴二经的输导，使寒热二气相互会通，形成了热入阴中，枢转阴血的能力”，对提高临床运用经方提供了充分的理论依据。

3.《伤寒论》的气化学说，是伤寒学派之高深理论者、由明末清初张志聪等人开创于前，陈修园等克治在后，这种据证论理的方法在历代研究伤寒论的四五百家人中，具有高深境界，对后世影响甚巨。惜近年来一般偏于方证的研究，而对理论研究者较少，特别是气化学说在《伤寒论》中的研究，除刘老渡舟外，寥若晨星，大有后继乏人失传之虞，今读本文感到后继有人，甚为高兴。

文中有些提法，如“以西医学的思想方法改变中医……”的观点，值得中医界深思。总之，本文选题明确，有抢救性质，说理清楚，理论有据，资料翔实，学用一致，已达到博士生论文水平。建议予以博士生论文答辩，并建议授予博士生学位。

路志正

1994年6月3日

（编者注：本文系北京中医药大学博士学位论文评阅意见）

“《伤寒论》气化理论研究”审阅意见

本文是博士生在导师（刘渡舟）的指导下、对《伤寒论》气化理论进行了深入的系统研究，指出导师“经络、脏腑、气化的系统体系”的六经认识方法“具有概括面广、又能提纲挈领等优点，为众多六经实质学说的佼佼者，应为后人所借鉴”。过去曾拜读过刘老（渡舟）主编之《伤寒论校注》和《诠解》，今读本文，确有同感。

《伤寒论》是部具有高深理论和丰富临床经验、实用性强的伟大著作，历代著（注）家不下五六百家，而以张志聪为代表的学派，认为运气学说是《伤寒论》的重要理论依据，阐幽发微，独树一帜，具有高深之境界。惜近年来对此研究者寥若晨星，大有失传之虞！今看到这一课题，表明后继有人，不胜欣慰。表现在：

1. 认真继承导师对《伤寒论》多年治学之学术思想。广搜博览，引经据典，在《论理篇》中对“天地合气，命之曰人”的天人沟通气化理论，从九个方面进行了多层次、多角度的深入细微的阐述，对六经标本中气、开阖枢、传经等气化学说的理论做了大量的论证，资料翔实，说理细微，很有说服力。

2. 理论结合临床是本文一大特点，理论上尽管做了大量阐述，但能否指导临床，提高疗效，乃至关重要问题。作者在论证篇中，对《伤寒论》六经中的标本中气、开阖枢、传经等分别从理论结合临证条文进行了论证，如阳明经本燥标阳，中见太阴，提出阳明燥热内盛腑实证；若中见燥气不足，则太阴本湿不能燥化，而湿浊壅积于腹甚或下利证。在少阴病中，又有火热之气太过，而膀胱寒水之气不足，热伤膀胱血络，举原文 293 条“少阴病，八九日，一身手足尽热者，以热在膀胱，必便血也”，而成热伤阴血证。这对提高临床辨证论治水平，理、法、方、药紧密结合，具有重要的实际运用价值。

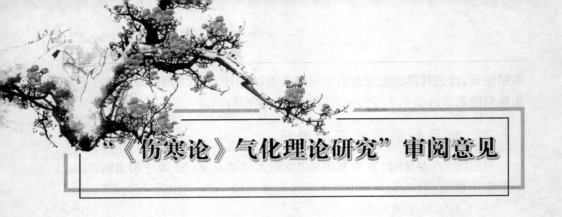

3. 基于上述，气化学说在《伤寒论》研究中，具有深邃的理论和实用价值，

但难度较大，非浅尝者可以问津。建议在继承导师学术思想和经验的基础上，继续努力、再攀高峰，把这份宝贵财富认真继承下来，并向前发展。

本文已达到博士生论文水平，建议进行博士生论文答辩，并建议授予博士生学位。

路志正

1994 年 6 月 4 日

（编者注：本文系北京中医药大学博士学位论文评阅意见）

"桂枝汤调和营卫的研究" 审评意见

桂枝汤为《伤寒论》中群方之冠，为滋阴和阳、解肌发汗、调和营卫之总方。组方严谨，药少力专效宏，加减变化无穷，适于多种病证，而形成类方。为此，在继承前人研究基础上，利用现代实验研究，揭示其科学内涵、客观依据，为现代四化建设服务，就有着重要的现实意义。

1. 本文首先从临床医案入手，制订出严格的整理医案标准，分为20项内容；共收集《伤寒论》《金匮要略》等19种专著，及新中国成立以来至1993年公开发行之中医刊物47种中，1128例个案，进行了认真的统计分析。从出现神疲肢倦频率较高的特点，明确指出本方宜治虚弱病证为主，进而提出调补脾胃是桂枝汤调和营卫的根本药效机制，对阐明本方作用机制上有创新。尽管成无己曾提出："桂枝同姜枣，不特专于发散，以脾为胃行其津液，姜枣之用，专行脾胃津液，而和营卫者也"的见解，但欠确切。同时对18个类方、1128例的临床医案分析和桂枝加葛根汤等95方剂临床运用的特点，既揭示了其类方在临床运用上的共性和个性，又为同类方证之间的相互关系提供了新的思路与研究方法。

2. 在医案理论研究基础上，对大鼠胃(H+K)-ATP酶活力影响，大鼠实验性胃溃疡的治疗及肝、肾、胃组织化学定量四个方面进行了实验研究，结果表明：桂枝汤能大大激活胃(H+K)-ATP酶的活力，并对消炎痛引起的胃(H+K)-ATP酶降低具有良好的保护作用，为深入研究桂枝汤治疗以胃酸障碍为主的胃病提供了客观依据。对实验性大鼠胃溃疡期间肝、胃、肾等脏器酶活性影响的组织化学之定量分析，进一步明确了桂枝汤确以调节脾胃功能作用为中心。

总之，本课题设计合理，在方法上有所创新，内容丰富，资料翔实可靠，为揭示桂枝汤作用机制有重要之学术价值，并具有很好的应用和推广前景。

路志正

1995年5月10日

（编者注：本文系北京中医药大学博士学位论文评阅意见）

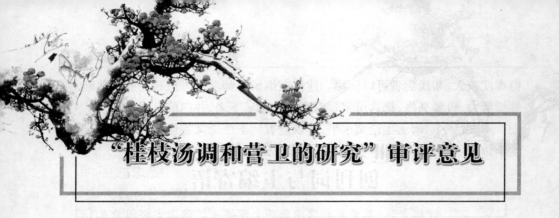

“论《本草纲目》对方剂学的贡献”评审意见

本文是在导师王绵之教授的指导下，以中医药理论为基础，设计培养方剂学博士生的又一模式，从本博士生所撰写的论文来看，已经达到了预期的效果，符合继承发扬中医药学规律，值得重视和提倡。

历代不少医药学家对《本草纲目》进行了大量的研究，但从方剂学角度入手者尚属寥寥，本研究属于开创性工作，难度较大，而本博士生却能从其学术思想作为突破口，确属难能可贵。理出东璧（李时珍）先生，学宗《黄帝内经》《难经》，推崇仲景学说，运用药性特点来阐明其选药组方之理论依据。如提出麻黄泄内阳，过用伤人真气，结合《黄帝内经》“阳加于阴为之汗”的观点，揭示了《伤寒论》有汗不能用麻黄，这一千古禁例的真正原理，使其更加充实和完善，不仅羽翼了伤寒，而且对方剂学做出了新贡献。

本研究主题明确，层次有序，从澄清药物的渊源，到强调炮制用药所集附方等方面，探微索隐，并予以说明；内容丰富，资料翔实，言之有据，科学性强，具有很好的说服力，对《本草纲目》的研究增添了新的内容，为方剂学研究开创出一个新的途径，对当前新药开发亦有着重要的现实意义。根据上述意见，同意本博士生论文答辩，并建议授予博士学位。

路志正

1993 年 6 月 6 日

（编者注：本文系北京中医药大学博士学位论文评阅意见）

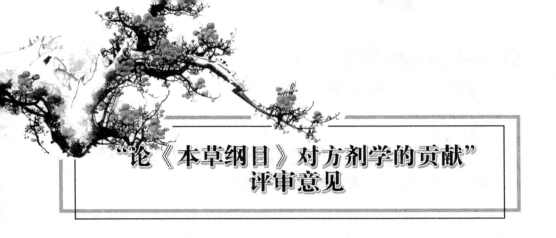

“中医对快速心律失常的临床治疗研究”评阅意见

为揭示快速心律失常的临床发生机制，探讨和寻求有效的治疗途径和方药，继承整理导师（周次清）治疗本病的学术思想和经验，以导师“清心火、养心阴、安心神”治则组成快律宁验方，对阴虚火旺性阵发性心动过速、房扑、房颤74例患者，进行了系统的临床归纳。并对其中38例进行了临床系统观察（快律宁验方），根据临床证候特点，提出了阴虚火旺性快速心律失常临床有“实在心肝、虚在心肾”的病证规律，对中医学术的发展有着重要意义。

1. 本课题选题准确，符合当前临床客观实际，设计合理，按照全国中西医结合防治冠心病、心绞痛、心律失常座谈会修订的《常见心律失常病因、严重程度及疗效参考标准》，制订了统一的诊断和疗效评定标准；症状疗效按照卫生部药政局“新药（中药）治疗老年病临床研究指导原则”中的规定进行评定。

2. 通过38例用导师验方快律宁的治疗观察表明：显效率为38%，总有效率为82%；症状显效率为42%，总有效率为94%，对心火实证效果较好。通过治疗前后检查，心阴虚型心功能A/E-O、PEP/LVET、血脂、血糖、血黏度均显著降低，ST-T异常得到明显恢复；心火实证的O-Tc轻度延长。从而使中医整体观角度把握阴虚火旺快速心律失常的理论上，得到了客观的科学依据，探明了阴虚火旺快速心律失常症与证之间的某些客观联系，肯定了快律宁立法处方的正确性、有效性，经得起临床实践的检验。

3. 本文层次清晰，资料齐备，分析详明，数据可信，文字简洁，说理透彻，既突出中医理论，辨证论治（分三证），又充分利用现代检测手段。表明作者既有继承，又有发展和创新，有扎实的基础理论和独立从事科研工作的能力。表现在较全面了解本课题国内外的研究动态，对阴虚火旺性快速心律失常已摸索出主要病因是由情志刺激、精神紧张和失眠诱发为多；发病年龄多在30~50岁，40岁以后女性以心阴虚患者为多；心律失常严重程度以偶发和多发为主；从心火实证到心阴虚证的演变过程中，年龄越大，器质性病态增多，其心律失常严重程度亦相应增加，更易诱发，特别是心阴虚心律失常的发作有凌晨增多的趋势，这对及早防治提供了客观依据和讯息。

4. 心律失常患者的发病年龄，近年来有提前发生的趋势，因此，积极研治本病，就有重要的社会效益和经济效益，建议进一步按照《新药审评办法》继续研究，为开发新的有效中成药，更有广阔前景。本文已达到博士生论文水平，建议安排答辩，并授予博士生学位。本文惜未查新，否则将更全面，在国内处于领先水平。

路志正

1995 年 5 月 26 日

（编者注：本文系山东中医学院博士学位论文评审意见）

“益气温阳通络法治疗缓慢性心律失常的研究”评阅意见

选题新颖，立论正确，很有中医特色。慢性心律失常，是当前常见病、难治病之一，近年其发病率有上升趋势。因此，积极研制防治本病的中新药，以发挥中医药的优势，就有着十分重要的现实意义。本课题选题新颖，知难而上，符合临床客观要求，特别是在继承导师学术思想和宝贵医疗经验方面，提出了“气阳虚衰，络脉瘀阻”是缓慢性心律失常的主要病机，从而确立了“益气温阳通络法”的治疗原则，以周次清教授多年经验方制成“治律流浸膏”，符合中医“补气以化精，补精以化气”“扶阳配阴”等组方理论和规律，表明理论紧密指导临床，学用一致的重要作用。

设计合理，制定有中西双重诊断和疗效评定标准，层次井然，说理细微，观察详尽，病例翔实，实验数据可靠，科学性强，很有说服力。经治50例症状疗效总有效率为100%，与阿托品对照组相比，不论显效率及总有效率均有显著性差异，经统计学处理，$P<0.001$；治疗组与心宝对照组相比，显效率及总有效率也有显著性差异，$P<0.05$。实验结果显示，“治律流浸膏”有明显提高心率作用，并能改善房室传导，降低房室传导阻滞发生率等作用。

上述情况表明，本博士生对国内外缓慢性心律失常的发展情况，一些重要文献资料有所较全面的了解，已具有独立从事本学科的科研工作能力，宽广的理论基础和临证工作能力，立论正确，治学严谨，实事求是的科学作风，已达到博士生论文水平，拟建议其答辩。

缓慢性心律失常是当代难治病之一，特别是病态窦房结更为难治，如能在本研究的基础上，继续对某一种心律失常深入研究，按照卫生部《药政管理法》研制新中药的要求，研制出新的中成药，对社会效益和经济效益将产生不可估量的作用，即对世界亦将产生很大的影响。当否？供参考！

路志正

1996年5月20日

（编者注：本文系山东中医学院博士学位论文评阅意见）

“寿心康治疗老年冠心病心绞痛的研究”评阅意见

我国已进入老龄化社会，而心系疾病是老年人常见病、多发病之一。因此，本课题以老年冠心病心绞痛作为临床和实验研究，就有着非常重要的意义。

作者在导师（周次清）指导下，查阅了国内外有关的文献资料达137篇，充分了解和掌握了本课题的发展和学术动态，中、西医学的优势与不足。在此前提下，继承导师学术思想和经验，根据老年人生理退化和脏气虚衰的特点，提出“宗气下陷，升举无力，失于温煦推动，血滞心脉”的主要病机，立论正确，独辟蹊径。有力表明，一般中、青年人冠心病心绞痛确与老年明显不同，其治亦非单纯活血化瘀所能奏功。通过这两篇文章，使人深深感到抢救名老中医经验和学术思想的紧迫性和必要性，否则将给党和人民造成很大的损失，值得重视。

1. 本课题设计合理，制定了中、西医双重诊断和疗效评定标准，随机分为治疗和对照组，所治40例，以寿心康作为观察用药。结果表明，症状总疗效（改善率）100%，其中显效率为57.5%；心电图总有效率为72.5%，显效率为35%。同时，对降脂、降压、改善血液流变学（八项指标有六项显著改善），治疗心律失常，改善心功能，提高生活质量，经统计学表明：各方面的疗效均优于对照组。在治疗过程中，于治疗前后观察三大常规、肝、肾功能和血生化等变化，未发现毒副作用。

2. 在实验研究上，分为生理盐水对照组、寿心康高、低剂量组和地奥心血康对照组共四组。结果显示：寿心康能明显对抗垂体后叶素引起之心肌缺血，提高心肌耐缺氧能力；清除氧自由基，抑制脂质过氧化，保护心肌细胞，减轻心肌损害；能抑制血小板活性异常增高，降低TXβ2（血栓素β2），提高6-Keto-PGF1α（6-酮-前列腺素F1α）/TXβ2比值，阻止血栓形成；能增强体力，提高机体的抗应激能力。表明寿心康能从多环节上治疗老年冠心病心绞痛。

上述资料表明，本博士生对国内、外有关老年冠心病心绞痛的主要文献资料、发展情况，有较全面的了解和掌握，已有了坚实宽广的理论基础和较深入系统的专门知识，治学态度严谨，学风朴实，工作细微；已具有独立从事科研工作的能力，既继承了导师的学术思想和宝贵经验，又有所创新，已达到博士生论文水平，建议安排其答辩，并予通过论文答辩，授予博士生学位。

在取得临床和研究寿心康成果基础上，建议进一步按照《药政管理法》深入研究，使本课题早日成为中新药面世，其社会效益和经济效益是巨大的。

路志正

1996 年 5 月 21 日

（编者注：本文系山东中医学院送审博士学位论文评阅意见。文中所指两篇文章含本文及“益气温阳通络法治疗缓慢性心律失常的研究”）

“中风病系列方药的临床与实验研究”评阅意见

中风病早已列为中医内科四大危重病之首，也是当前人类三大死亡原因之一。董老（建华）在防治本病上，有独到见解和丰富经验，王永炎教授在继承董老学术思想和经验的基础上，经长期系统研究，探讨其证候演变规律，根据辨证论治原则，将董老经验总结出针对性强的中风病系列方药，这是对中成药改革的新途径、新模式的尝试。

本博士生在导师指导下，博览了古今文献，对中医、中西医结合近10余年中风病临床研究进展做了较详的综述，包括病因病机、辨证论治等各个方面，进而对（本病）系列方药进行了临床和方药的作用机理实验研究。所治128例中风病人（缺血性115人，出血性13例）总有效率84.2%，与对照组所治的69例比较（总有效率71%），P值0.01，有着显著差异，而缺血性中风的疗效更优于低分子右旋糖酐。观察结果表明，系统方药适用于无严重意识障碍的中风轻型病人，无论缺血或出血性中风均可使用，且未发现明显毒副作用。系列方药作用机理的实验研究结果说明，各个方药从不同环节起到了防止血栓形成的作用，为导师研制系列方药的科学性、实用性提供了客观的依据，值得进一步研究和推广。

本文主题明确，设计合理，病例翔实，数据可靠，逻辑性强，很有说服力。特别是摸索出急性期以风、火、痰、瘀等标实证多突出，恢复期多由实转虚或虚实夹杂的证候演变规律，是难能可贵的。今后应向危重症进行研究。同意答辩，并建议授予博士学位。

中国中医研究院广安门医院　路志正

1992年6月7日

（编者注：本文系北京中医药大学博士学位论文评阅意见）

"北京地区六气/六淫对中风发病影响的研究"评审意见

1. 本课题立题新颖，设计严密，运用现代数理统计方法，依据北京市气象局提供的1992—1993年的逐日气象资料，对中医学中的六气和致病的六淫邪气所致之中风病人1590例（从性别、年龄、证候、中风定性分布等诸方面），进行了深入的探讨与深研，资料翔实，观察细微，论证充分，逻辑性强，很有说服力，充分显示其科学性。

2. 采用多元逐步回归方法，对六气/六淫消长变化与中风病的风、火、痰、虚、瘀等证候之间的关系进行了分析，从而揭示出六气/六淫的消长变化确与中风证候之间有着密切的联系。其中尤以寒热异常、燥湿异常等三类综合状况下，中风病人（1590例）占了全部病例的90%以上，初步摸索出这一诱发中风病的规律。对提高医、教、研的学术水平有着十分重要现实意义，在国内外已处于领先水平。

3. 运用现代数理统计方法和气象资料，来研究验证中医中风病因学和发病学的研究，据本人所掌握的不全面信息，还是首次，因此具有创新性。同时，研究这样的课题，涉及多学科、多层次，难度较大，非常复杂。为此，如能将此课题的经验推广，必将取得更好的社会效益和经济效益。

路志正

1994年11月8日

（编者注：本文系北京中医药大学博士学位论文评阅意见）

“类中风病的临床诊断及类中风病风眩辨治规律的初步研究”评阅意见

本硕士研究生查阅了大量古今医家对类中风病认识的文献资料，其发病原因以内因发病已形成共识。它虽属于中风病的范畴，但又不同于中风病，因此，对此进行深入的临床和实验研究，为类中风的诊断、鉴别标准化，探讨其辨证论治规律，就有着重要学术建设意义。

本文从症状学出发，把不以偏枯为主症的中风称为类中风病，并提出风眩、风痱等六种常见证候和临床诊断的初步四项内容，为进一步制订诊断标准打下了良好的基础。

通过266例回顾性病案的验证、分析与归纳，得出“类中风病是一种相对立的中风病”结论，具有创新见解。在266例中，风眩证患者123例，是类中风病中最常见的一种。进而对本证的证候学特点、辨证论治规律进行了探讨，对提高辨证论治水平和疗效有很好的参考、借鉴作用。

实验研究方面，对257例患者中，计血糖升高者60例，血脂升高者97例，表明类中风病人与血糖、血脂升高有关。其次还对心电图、头颅CT等进行了检查。充分表明工作细微，资料翔实，数据可信，科学性强，很有说服力。

本文已达到硕士研究生论文水平，建议进行论文答辩。

评阅人：路志正

1995年6月2日

（编者注：本文系北京中医药大学硕士学位论文评阅意见）

“醒脑健神丹、豨莶抵挡冲剂合清开灵注射液治疗急性出血性中风病的临床与实验研究”评阅意见

出血性中风是中医内科四大危、急、重症之一，也是影响病死率和致残率的最主要疾病。因此，运用中医药对本病进行深入地临床和实验研究，就有着重要的现实意义。

1. 本博士生通过广搜博览近10年来有关本病的文献，复习与整理，对本领域国内研究动态及方向有了较明确的了解，强调活血化瘀、通腑泄浊等法为治疗本病急性期关键措施，从而为本课题的立论奠定了理论基础。

2. 在临床观察研究中，重视本病临床证候表现，通过观察，提出了痰瘀热结、蒙闭心神是出血性中风急性期基本病机的认识；据证立法，认为破血逐瘀、熄风化痰、泄热醒神是本病的有效治法。在本法理论指导下，辨证与辨病相结合，遵照老中医专家经验，组成醒脑健神丹、豨莶抵挡冲剂新制剂，按照统一的诊断和疗效评定标准，随机对照，严格选择病例，单用中新药系列制剂治疗44例急性出血性中风病人，并设立32例西药治疗对照组，结果显示：中新药治疗14天、28天，总有效率分别为63.64%、81.82%，对照组分别为34.38%、和40.63%，两组比较有显著性差异（$P<0.05$和$P<0.001$），提高了中医药疗效，降低了本病的病死率与致残率。在中医脑病急症学的研究方面，有所创新和一定程度的突破。

3. 在实验研究方面，充分采用先进指标，研究本新药的疗效机制等方面，均取得了较满意的客观数据，科学性强，具有较好的说服力。在其论文中论述较详，兹不重复。

总之，本课题选题明确，符合当前临床客观实际，设计合理，结构清晰，文笔流畅，资料翔实，数据可信，临床科研与开发新药相结合，无疑对社会和

经济效益都有重要的实用价值。本论文确能反映出该研究生已具有独立的科研能力，已达到了临床医学博士学位的论文水平，同意学位委员会组织论文答辩。

路志正

1995 年 5 月 29 日

（编者注：本文系北京中医药大学博士学位论文评阅意见）

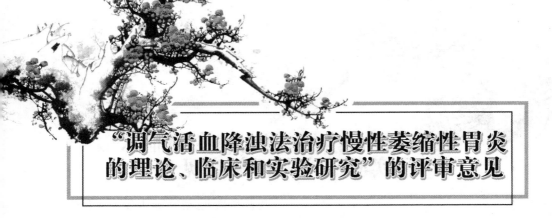

“调气活血降浊法治疗慢性萎缩性胃炎的理论、临床和实验研究”的评审意见

本研究者首先涉猎了古今有关“胃痞”的文献资料，以及近10余年来对慢性萎缩性胃炎的临床治疗与研究成果，进而对董老（建华）治疗本病的通降论学术思想，做了归纳整理，总结出以调理气血为中心，恢复胃通降功能为宗旨的立法，并以此确立了“调胃煎”基本方和加减法，对组方遣药特点以及用药规律作了进一步的阐述，制定了统一的诊断和疗效评定标准，这种严肃认真的科研精神，值得赞赏。

在临床研究方面，通过对54例中度以上的CaC或多发CaG伴中度以上的肠化生、不典型增生患者，充分利用现代检测手段胃镜、病理、症状疗效以及有关生化检查，清楚地表明以调气活血和胃通降法的组方指导思想，对本病有良好的治疗作用。临床观察总有效率为88.9%，且无不良反应出现。

在实验研究上本课题还做了预防实验研究，结果表明，“调胃煎”具有多途径改善和治疗本病的综合作用。

本课题选择临床常见病、多发病的慢性萎缩性胃炎为研究对象，立项明确，设计合理，层次清晰，观察细致，病例翔实，说理充分，数据可靠，科学性强，很有说服力，有较高的学术价值和实用价值。同意本博士生论文答辩，并建议授予博士学位。

路志正

1993年6月7日

（编者注：本文系北京中医药大学博士学位论文评阅意见）

“消痞灵治疗胃癌前期病变的临床和实验研究”评阅意见

本论文对古代中医医籍中有关“痞满”的病因病机、诊断、鉴别诊断、治法、方药等方面，进行了较系统地整理和分析，并查阅大量国内外文献资料，对胃癌前期病变做了评述，提出了研究思路与对策。在总结导师董建华教授学术思想和临床经验基础上，结合自己的临床实践，着重论述了胃癌前期病变辨证用药的一般规律。进而以“通补兼施、调理气血、清热解毒”为法，研制成消痞灵冲剂，通过临床对42例胃癌前期病变进行系统的临床观察，结果表明：消痞灵冲剂对胃癌前期病变有良好的治疗作用，总有效率达89.5%，与阳性对照药维酶素相比有显著性差异。说明消痞灵冲剂是治胃癌前期病变较为理想的药物，开发新药，将具有良好的社会效益和经济效益。文中对消痞灵冲剂的作用机理做了较详的阐述，为今后开发研究打下了扎实的基础。

在实验研究方面，采用图像分析仪、电子显微镜、免疫化学等先进的科学技术，从多方面对消痞灵冲剂治疗人胃癌前期的作用，显示其良好的效果，为临床研究提供了科学依据。目前国内尚未见到中医药治疗人胃癌前期病变的实验研究报导，表明此项研究已处于国内领先水平，为今后深入研究本病提供了理论依据。

从文中可以看出，作者较全面而系统地掌握古代和国内外有关文献资料，对本课题范围内的国内外发展动态有了深入了解。作者治学严谨，课题设计合理，资料齐备，已具有独立从事科研工作的能力，有着坚实的理论基础和系统深入的专业知识。建议学位委员会同意其论文答辩。

路志正

1995年5月27日

（编者注：本文系北京中医药大学博士学位论文评阅意见）

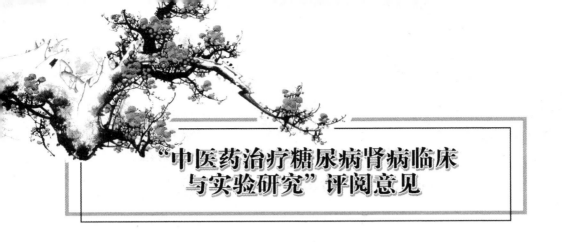

“中医药治疗糖尿病肾病临床与实验研究”评阅意见

本学位论文在复习文献基础上，学习导师（吕仁和教授）和当代中医经验，对临床常见的糖尿病肾病中医药治疗，进行了系统的临床和实验研究，具有较高的理论价值和实践价值。对国内外、中西医有关糖尿病肾病的病因病机、治法方药、研究现状、治疗标准等方面进行了述评，对糖尿病肾病国内外发展动态亦有较深的了解。反映出该生具有较强的文献整理能力，熟练掌握国内外有关本病进展的动态和讯息。

临床上，包括临床证候学的研究，回顾与前瞻性研究，提出的糖尿病肾病分期辨证方案，具有一定的科学性和临床实用价值。

实验研究方面，研制出糖尿病合并肾小球硬化症病理学模型、组织形态学改变，接近人类糖尿病肾病表现，从而为利用该模型探讨止消通脉饮的作用机制创造了有利的条件。通过观察，发现止消通脉饮有降糖、减轻糖尿病非酶性糖基化作用，并能调节脂质代谢。这在方法上有一定创新意义，所得结论客观而可信。表明该生在本门学科上已掌握了较为扎实宽广的基础理论和系统的专门知识，已具有独立从事科研工作的能力，严谨的治学态度。

本学位论文立论公允，观点无明显错误，实验研究应在病证结合的基础上继续深入下功夫，突出中医辨证论治特色。已达到博士研究生论文水平，建议学位委员会给予论文答辩。

路志正

1995 年 6 月 2 日

（编者注：本文系北京中医药大学送审博士学位论文评阅意见）

"中医药防治消渴病脑病的理论、临床与实验研究"评阅意见

本文在学习古今医籍和继承导师(吕仁和教授)学术思想的基础上,对消渴病脑病的中医防治,从理论、临床和实验方面进行了较为系统的研究,建立了消渴病脑病的概念,阐述了消渴病脑病的基本病机是气阴两虚、痰瘀互结、阻于脑络,神机受累,使本病的病机理论得以充实丰富。

临床上,通过对消渴病脑病临床证候学的研究,揭示了本病证候学特点及演变规律,为本病今后的临床研究奠定了基础;并进行了对照性的中医治疗消渴病脑病早期性的前瞻性研究,表明益气养阴、活血化瘀,止消通脉饮在改善临床症状、降低血糖、调整血脂和改善血液高凝状态方面,明显优于西药对照组,提示中医药在本病治疗方面具有很大的优势。

通过实验研究表明:益气养阴、活血化瘀,止消通脉饮对动物高血糖、高血脂动物模型有明显的降糖、调脂、改善血流变,抑制血小板聚集的作用,从生化角度探讨了中医药治疗糖尿病,延缓动脉硬化的作用机制。

本课题选题新颖,符合当前临床实际,设计合理,层次清晰,资料完备,数据可靠,说理透晰,文字晓畅,既有继承,又有创新,既有重要的理论意义,又有重要的应用价值,对防治糖尿病并发症方面,具有世界糖尿病研究的重要意义。

本论文已达到临床医学博士论文水平,建议学位委员会给予论文答辩。

路志正

1995 年 6 月 2 日

(编者注:本文系北京中医药大学博士学位论文评阅意见)

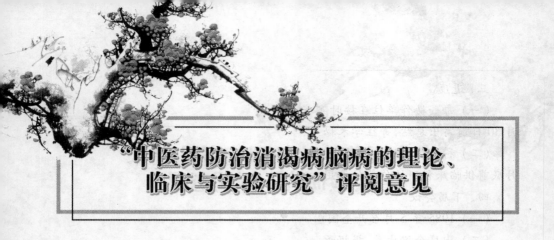

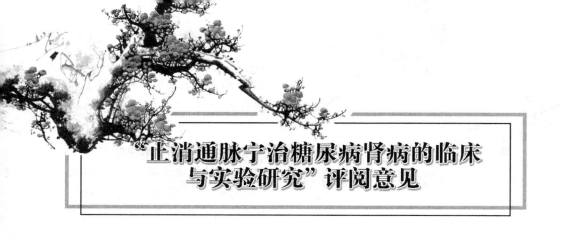

"止消通脉宁治糖尿病肾病的临床与实验研究"评阅意见

1. 糖尿病肾病是糖尿病三大合并症之一，属于常见病、多发病。一旦进入晚期，生存率极低。因而早期预防与治疗，具有重要意义。本课题运用"益气养阴，行气化痰，活血化瘀"的止消通脉宁通过对糖尿病肾病的临床和实验两方面的观察，从较高层次探讨了止消通脉宁的疗效作用机制。为进一步应用中医药防治糖尿病肾病打下了良好基础，具有重要的实用价值和理论意义。

2. 该生论文内容丰富，对古今中外有关糖尿病肾病的文献资料进行全面的了解和述评。及时重点地掌握了糖尿病肾病的国内外发展动态。总结了吕仁和教授分期分型辨证论治的学术思想，及强调邪正兼顾和重视调理气血的用药经验。说明该生较高的综合、分析能力。

3. 该课题运用了3/4肾切除与STI叠加的方法成功的复制出了糖尿病肾病动物模型，并以观察了肾组织的Ⅵ型胶原以及运用图像分析对肾小球硬化程度，直径，周长，基底膜厚度进行了定量分析，具有一定的创新性，为利用动物模型观察药物的治疗作用机制，提供了新的途径。

4. 从论文涉及的知识领域看，该生在本学科方面，已经掌握了坚实宽广的理论基础和系统深入的专门知识，表明作者已具备独立从事科学研究工作的作为。

5. 从论文工作看，该生治学态度严谨，科学作风端正，课题完成满意。

综合全文，已达到博士学位水平，可以进行论文答辩。

路志正

1996年6月7日

（编者注：本文系北京中医药大学博士学位论文评阅意见）

"止消通脉宁治疗糖尿病脑血管病变的临床与实验研究"评阅意见

1. 该论文课题运用整体观念剖析糖尿病性脑动脉硬化症病理生理及改变特点,以现代科学方法从中医药中寻找有效的防治糖尿病性脑血管病变的药物,及早地通过中医药治疗措施,阻止糖尿病性脑血管病变的发生与发展,具有迫切的现实意义。

2. 论文作者述评了《黄帝内经》及后世医家对消渴病概念、病因病机、辨证论治、预后的认识及对消渴病脑病的认识。并对中医药防治糖尿病性脑血管病变研究状况进行了述评。从论文内容来看,作者对糖尿病血管并发症国内外发展动态已有全面的了解。

3. 目前,国内对糖尿病血管并发症的基础实验研究相对较少,特别是糖尿病性脑血管病变病理形态学方面的研究在我国迄今尚未见到有关报道。作者所复制的糖尿病高脂血症大鼠模型,通过光镜和电镜观察,发现模型大鼠存在着不同程度的脑血管病变、脑组织、脑神经细胞的损伤及其他脏器的微血管病变。研究结果证实糖尿病性脑血管病变的发生、发展与血浆内皮素升高、自由基、脂质过氧化损伤及 Ca^{2+} 平衡失调等因素密切相关。在临床研究方面,研究结果表明止消通脉宁在改善临床症状、调节脂质代谢、降低血清内皮素及改善大脑中动脉血流状态方面优于西药对照组。

4. 本论文已反映出作者在本门学科上掌握了坚实宽广的基础理论和系统深入的专门知识,已具有独立从事科学研究工作的能力,治学态度严谨。论文立论正确,选题新颖,设计合理,具有创新性。论文中未发现有错误之处。

该论文作为博士学位论文,同意安排答辩。

路志正

1996 年 6 月 7 日

(编者注:本文系北京中医药大学博士学位论文评阅意见)

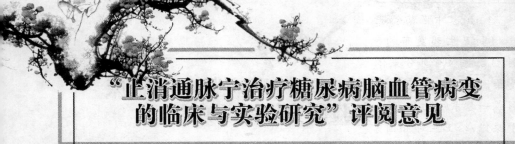

“前列舒通治疗前列腺增生症的临床观察及其作用机理的研究”评阅意见

1. 前列腺增生是中老年常见病、多发病、难治病之一。认真继承老中医的学术思想和宝贵医疗经验，以发挥中医治疗本病的优势，就有着重要的实际意义。

该博士生在导师陆德铭、谭新华教授指导下，以其多年验方，采用现代制剂工艺，制成前列舒通颗粒，具有体积小、药力大、便于携带、服用方便等特点，经制定统一的诊断和疗效评定(中西两套，双重要求)标准，供临床观察、随机分组，其中治疗组 40 例，结果表明：在改善生活质量、缩小前列腺体积、最大尿流量、减少膀胱残余尿量等方面，均有显著的疗效，总有效率为 92.5%，疗效优于对照组前列康。同时，通过本品治疗后，发现 BPH 患者血浆 TXβ2、LPO 值增高，血浆 6-keto-PGF1α 值和红细胞 SOD 水平上升，因而推测 BPH 的发病以及前列舒通的作用机理与前列腺素、自由基变化有关。

2. 通过实验研究表明：可明显抑制大鼠前列腺的增生，具有明显减小前列腺体积，降低其湿重和缩小前列腺腺腔的直径，在组织形态学方面的影响类似于前列康。并能明显改善丙酸睾丸素所模拟的 BPH 大鼠模型，血浆 TXβ2、6-keto-PGF1α、LPO 和红细胞 SOD 活力等指标，进而证实前列舒通临床取效的作用机理与其改善前列腺素和自由基的作用有关。

3. 在中医理论研究方面，对“癃闭”病名概念、内涵和外延提出了质疑，认为不利于把握 BPH 的发病和规律，拟以“精癃”名之，是否确切姑置不论，但这种创见精神值得赞赏，应敢于在临床和实验基础上，对中医病名进行探索，不断及时发展更符合临床实际。在病因病机上，认为“肾虚血瘀”是 BPH 的基本病机，根据“虚补实泄”的基本原则，提出“补肾活血”是治疗 BPH 的基本大法。同时，对补肾、活血及其他治法的辨证关系做了很深入地探讨，说理细微，逻辑性强，符合中医辨证论治的规律。

4. 通过补肾活血方——前列舒通治疗 BPH 的作用机理初步研究结果看，其作用机理与其抑制前列腺体增生、调节性激素、调节前列腺及膀胱 α、M 受体平滑肌的功能和调节血浆 TXA2-PGI2 与血浆 LPO-红细胞 SOD 之间的平衡失调等多种因素有关。而不宜用单一的因素去解释。此外，发现本方对一些衰老征象有一定的作用，从而提出以前列舒通作为抗衰老方面的开发构想，表明作者思路活跃，具有开拓进取精神。

总之，本课题符合当前客观临床要求，设计合理，资料丰富，说理细微，病例翔实，实验数据可信，科学性强，很有说服力。表明作者学风朴实，具有独立进行科研的能力，已达到博士生论文水平，建议同意其进行答辩和通过，并建议授予博士生学位。若能在此基础上，按照卫生部《药政管理法》，进一步开发为中新药，势将对广大患者带来福音，其社会效益和经济效益是难以估计的。当否？供参考！

路志正

1996 年 5 月 21 日

（编者注：本文系上海中医院博士学位论文评阅意见）

稳斑护脉方对动脉粥样硬化斑块稳定性影响的临床和实验研究

急性冠状动脉综合征(ASS)是一类严重危害人们生命与健康的急性血管疾病,具有高发、危重特点。该博士生在继承颜德馨教授对心血管病等疑难疾病丰富的医疗经验基础上,从急性冠状动脉综合征发病基础——斑块破裂角度,展开中医药治疗的临床研究和机理探讨,具有临床实用价值和意义。

本文反映了该生较全面掌握了该领域国内外研究进展资料。论文从学术渊源探讨、中医证候研究、临床随机对照观察及动物实验研究四个部分逐步展开,验证了颜德馨教授认为 ASS 主要病机乃阳虚血瘀的学术观点,采用温阳化瘀法和颜氏稳斑护脉方进行了临床疗效观察和稳定斑块靶点机理研究,揭示了颜德馨教授在该领域独特的学术思想和临床经验。论文立论正确,层次清晰,临床、实验数据可靠,达到博士生论文水平,建议同意其进行答辩和通过,并建议授予博士生学位。

路志正

2003 年 5 月 15 日

(编者注:本文系上海中医院博士学位论文评阅意见)